健康中国 2030 · 专科护理健康教育系列丛书

骨科护理健康教育

主　编　赵志荣　全小明　陈　捷
副主编　包良笑　冯　岚　邓宝贵　戴雪梅
编　者　（按姓氏汉语拼音排序）
　　　　包良笑　陈　昊　陈　捷　戴雪梅
　　　　邓宝贵　冯　岚　甘　红　李　婧
　　　　李秋红　李笑银　全小明　杨俊兴
　　　　杨晓燕　张雪梅　赵志荣

U0228140

科学出版社

北京

内 容 简 介

本书采用问答形式，从骨科疾病的基本概念、发病原因、临床表现、相关检查、治疗原则、护理原则、预防保健等方面，对患者在运动、心理、社会、日常保健、调养、康复等方面的护理要点进行解答，旨在帮助临床骨科年轻护士在短时间内掌握疾病的基础知识及护理要点，指导护理人员为患者及家属提供更加专业、全面的个性化护理指导，涉及大众关心的热点、难点问题及常见的认识误区。

本书分六十六章，包含大部分骨科疾病的防治知识。全书注重图文并茂、深入浅出、简明扼要、通俗易懂，适合骨科临床护士阅读，突出了骨科专科性，抓住关键问题，通过开放性问题，带领护士进行全方位的思考，培养临床护士的思维模式。本书也可以作为骨科护理管理者培训新护士的专科教材，规范骨科护士的操作，保证护理质量，确保护理安全。

图书在版编目（CIP）数据

骨科护理健康教育 / 赵志荣，全小明，陈捷主编. —北京：科学出版社，2018.5

（健康中国 2030·专科护理健康教育系列丛书）

ISBN 978-7-03-057153-3

Ⅰ. ①骨… Ⅱ. ①赵… ②全… ③陈… Ⅲ. ①骨科学—护理学 Ⅳ. ①R473.6

中国版本图书馆 CIP 数据核字(2018)第 077112 号

责任编辑：张天佐 胡治国 / 责任校对：郭瑞芝
责任印制：赵 博 / 封面设计：陈 敬

科学出版社 出版
北京东黄城根北街 16 号
邮政编码：100717
http://www.sciencep.com
天津市新科印刷有限公司印刷
科学出版社发行 各地新华书店经销
*
2018 年 5 月第 一 版 开本：787×1092 1/16
2025 年 3 月第四次印刷 印张：15
字数：360 000
定价：98.00 元
（如有印装质量问题，我社负责调换）

健康中国 2030·专科护理健康教育系列丛书 丛书编委会

主 编 周宏珍 张广清

副主编 王莉慧 覃惠英 陈佩娟

编 者 （按姓氏汉语拼音排序）

陈佩娟 邓瑛瑛 古成璠

何景萍 何利君 黄 莉

李海兰 缪景霞 覃惠英

申海燕 屠 燕 王莉慧

王 颖 谢婉花 姚 琳

张广清 张 军 张晓梅

赵志荣 甄 莉 周宏珍

周 霞

丛 书 前 言

随着社会的进步，生活水平和文化生活的不断提高，人们对疾病护理和健康知识的需求越来越高，给护理工作提出了新的要求。同时，随着医学模式由生物学向生物-心理-社会医学的转变，护理模式也由单纯的疾病护理向以患者为中心的整体护理转变。健康教育则是整体护理中的一个重要环节，护士在健康服务体系中不仅仅是一个照护者、治疗者，而且是健康的维护者、教育者。它要求护士不仅为患者提供适当的治疗和护理，还要针对不同的患者、不同的人群开展相关疾病的健康教育，以提高患者的自控行为能力，减轻或消除患者的心理负担，促进疾病的治疗和康复。不仅有利于提高患者对医护人员的信任感，同时有利于增强患者的自我保健意识，防止疾病的复发，而且对患者在住院期间的不同阶段也会产生不同的促进作用。

目前我国护理队伍普遍存在学历偏低、年轻化、经验不足、资源分配不均等特点，如何帮助这支年轻的护理队伍在短时间内掌握疾病的基础知识及新技术的护理要点，使临床护理人员更加专业、全面地给患者或家属提供专业个性的指导。正是在这样的背景下，科学出版社及时组织临床护理专家出版了"健康中国2030·专科护理健康教育系列丛书"，该系列丛书的出版对于推进我国当前护理工作的开展具有现实意义。第一辑共有20个分册，各分册间相互独立又彼此关联，涵盖了内科、外科、妇科、产科、儿科等多个学科。归纳起来，本系列专科指引具有以下特色。

1. 内容丰富、涵盖面广。

2. 注重讲解各专科疾病的基本概念、发病病因、临床表现、相关检查、治疗原则、护理要点、预防保健等，对于各专科患者关心的运动、心理、社会、日常保健、调养、康复等相关的健康教育，以及大众所关心的热点问题、难点问题、常见的认识误区，容易混淆的概念做了明确的解答。

3. 全书采用问答形式，便于查阅。

4. 编写队伍由活跃在临床一线的经验丰富的护理业务骨干组成，具有较高水准，对于实际工作的指导性很强。

我们真诚地希望护理同仁们通过阅读本书，能提高自己的专业知识和自身素质，在实践中为患者提供优质、安全、贴心的护理。

本系列丛书的编写，我们力求准确全面，但由于水平有限，不足之处在所难免，我们真诚地希望广大读者和护理同仁批评指正，以便我们今后不断修正。

周宏珍

2017 年 6 月

前　言

　　信息时代让世界变得越来越小，也使我们这个社会变得丰富多彩，我们每天都要面临变幻无穷的挑战和多种机遇的诱惑。因此，需要不断地汲取知识的营养，以丰富我们的智慧，扩展我们的视野，提高我们的才干。但是，这一切的前提是，您必须有一个健康的身体。每一个中国人都知道一句先贤的话——"身体是革命的本钱"。拥有健康的人对此并不在意。然而，只有那些正在或曾经被疾病折磨的人才会有刻骨铭心的感受。失去了健康的身体，理想的大厦将轰然倒下。从这个角度来说，任何知识都比不上拥有健康重要。早在两千多年前，我们的祖先就提出"上工治未病，不治已病"，高明的医生更重视疾病的预防，直到今天，预防仍是卫生工作的基本方针。护理健康指导作为医疗保健服务的重要组成部分，是提高医疗质量和人们健康的重要手段。

　　《骨科护理健康教育》正是基于上述认识而编撰的一本普及型读物，它为广大医务工作者和人民群众提供了健康的生活常识和指导疾病防治的大量骨科专科医学知识。本书涵盖了大部分骨科疾病的防治知识，从解剖特点、生理作用、病因病机、临床表现、临床检查、诊断、康复治疗、临床护理、家居护理、饮食指导、功能指导、并发症的预防等不同角度进行讲解。本书作者为长期工作在临床一线的护理专家、赴港专科护士，并有数十位一流专家进行指导，保证了本书的准确性、专业性、权威性。编撰时采用问答的形式，图文并茂，深入浅出，简明扼要，通俗易懂。本书所提供的医学知识能够让您对骨科相关疾病有深入的了解，引起您足够的重视，以防患于未然，同时指导您如何治疗、护理疾病，获得康复。

　　本书也是一本真正适合骨科临床护士阅读的书，书中的每一个问题都是为了解决临床问题而设计的，以问题为本，通过建立问题、回答问题，培养护士临床思维，通过开放性的问题带领护士进行思考，通过问题带给临床护士一种思维方式。帮助进入临床的护士系统、深入、灵活地学习理论知识并应用于实践；帮助高层级护士不断细化专科特点，抓住关键问题；同时可以作为护理管理者进行骨科管理的专科教材。

　　非常感谢本书的所有编者，他们渊博的学识和真诚的付出使本书成为适应专业发展、体现专业特色、可读性和实用性极强的参考书。在内容上，本书汲取了国内外许多专家、学者的研究成果，引用的著作、论文、资料等参考文献，已在文后列出，并在此表示诚挚的谢意。

　　本书涉及内容广泛，由于编写时间及编者能力所限，书中不足之处在所难免，敬请各位读者批评指正。

编　者

2017 年 10 月 18 日

目　　录

第一章　上肢骨与关节的基础

一、上肢骨的解剖特点和生理作用是什么？

答：上肢骨的解剖特点：运动灵活，骨骼轻巧，关节囊薄而松弛，无坚韧的侧副韧带，肌肉数多，肌形较小而细长。上肢骨的生理作用：肩关节为全身最灵活的关节，可做屈伸、收展、旋内、旋外及环转运动；肘关节主要进行屈伸运动和前臂的旋前、旋后运动；腕关节、掌关节可进行屈伸、收展和环转运动；指骨间关节主要进行屈伸运动。以上各关节共同协调完成上肢的运动。

二、上肢主要神经有哪些？其作用是什么？

答：分布于上肢的神经主要支配上肢肌肉的运动，传导上肢的感觉。上肢的神经主要起自脊髓并受大脑所支配。丛脊髓颈膨大，即第5、6、7、8颈椎和第1胸椎节段的神经发出的前支重新编织成丛，自丛上再发出分支分布于上肢。分布于上肢的长神经主要有正中神经、尺神经、桡神经、肌皮神经、腋神经等（图1-1）。

（1）正中神经起自臂丛的外侧束和内侧束。然后合成一个主干，沿着肱二头肌内侧沟伴随肱动脉下行，跃过肘窝到达前臂。然后沿着前臂下行通过腕管，到达手掌。它主要分布于前臂的大部分肌肉，一般尺侧腕屈肌和指深屈肌的尺侧半除外。其主要支配旋前圆肌、桡侧腕屈肌、指浅屈肌、指深屈肌的桡侧半、拇长屈肌和手部的鱼际肌，但是拇收肌除外。它发出的皮支主要分布于手掌桡侧2/3，以及桡侧3个半手指的掌侧面和示指、中指中、远节指骨背面的皮肤。

（2）尺神经起自臂丛的内侧束，它伴随肱动脉下行，经过内上髁后方的尺神经沟，然后进入前臂，在前臂继续下行到达手腕部，在手腕部主要走行在豌豆骨的桡侧，在这个位置比较表浅。尺神经在腕部发出分支，一支称为手背支，另外一支进入手掌，称为掌深支。然后进入手掌，发出分支，主要支配小鱼际肌、拇收肌、骨间掌侧肌、骨间背侧肌。尺神经发出的感觉支如下：①掌皮支，分布于小鱼际肌表面的皮肤；②背皮支，分布于手背尺侧和小指、环指尺侧半背面的皮肤；③终末浅皮支，分布于手掌尺侧面远端皮肤和小指、环指尺侧掌面的皮肤。

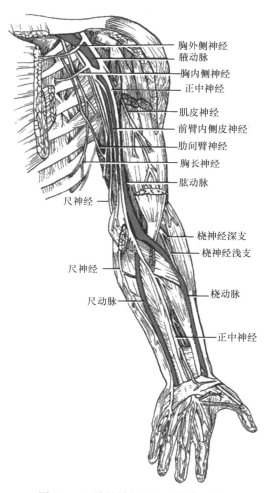

图1-1　上肢的神经（左上肢前面）

（3）桡神经由第5～8对颈神经和第1对胸神经的前支进入后束发出而形成。在腋窝内位于腋动脉的后方，并与肱深动脉一同行向外下，先经肱三头肌长头与内侧头之间，然后沿桡神经沟绕肱骨中段背侧旋向外下，在肱骨外上髁上方穿外侧肌间隔，至肱肌与桡神经肌之间，在此分为浅、深两支，浅支经肱桡肌深面至前臂桡动脉的外侧下行；深支穿旋后肌至前臂后区，改称为骨间后神经。

（4）肌皮神经由第5、6、7颈神经的神经纤维组成。发自臂丛外侧束，向外下方走行斜穿喙肱肌，后于肱二头肌与肱肌之间下行，沿途发出分支支配以上三肌。在肘关节稍下方，部分纤维从肱二头肌下端外侧穿出深筋膜，分布于前臂外侧的皮肤，称为前臂外侧皮神经。肌皮神经是外侧束外侧头的终末支，在胸小肌下缘起自外侧束，在喙突下穿过喙肱肌，于肱二头肌和肱肌间下降，沿途分支支配喙肱肌、肱二头肌及肱肌，终末支为前臂外侧皮神经，在肘横纹上方约 3cm 处，经肱二头肌与肱桡肌间隙穿过深筋膜分布于前臂外侧皮肤。其主要支配肱二头肌和肱肌。它的分支称为前臂外侧皮神经。

（5）腋神经由第 5 和第 6 颈神经前支的纤维组成，从臂丛后束发出，伴旋肱后血管向后外方走行，穿四边孔，绕肱骨外科颈至三角肌深面。主干延伸为肌支；而部分纤维自三角肌后缘浅出延续为皮支，称为臂外侧上皮神经。腋神经肌支支配三角肌、小圆肌。

三、什么是周围神经损伤？

答： 周围神经损伤即脊神经组成的神经丛及其发出的神经或其分支受外力作用而发生的损伤。常见的上肢周围神经损伤有臂丛神经损伤、桡神经损伤、正中神经损伤、尺神经损伤、腋神经损伤、肌皮神经损伤、指神经损伤等。

四、如何评估周围神经损伤？

答： 周围神经损伤可分为三种类型，即神经失用、神经轴索断裂、神经断裂。在三级分类的基础上，周围神经损伤分为五度。

Ⅰ度损伤：神经损伤只限局部发生传导障碍。

Ⅱ度损伤：神经轴突中断，神经内膜及神经束膜完整。

Ⅲ度损伤：神经纤维完全中断，仅神经外膜、束膜保持连续，出现神经纤维的变性及再生。

Ⅳ度损伤：神经内神经束完全断裂，只有神经外膜相连，神经外观连续性仍在但功能完全丧失。

Ⅴ度损伤：神经的连续性完全遭到破坏。

五、周围神经损伤的临床表现是什么？

答： 由于周围神经干是运动、感觉和自主神经纤维组成的，因此神经损伤后将引起该神经支配区运动、感觉和自主神经系统的功能障碍。

早期临床表现如下。

（1）主动运动功能障碍：神经损伤平面以下所支配的肌肉的主动运动全部丧失，肌肉麻痹失去张力，呈弛缓性瘫痪。瘫痪肌肉与其拮抗肌之间失去力量平衡而出现特征性动力性畸形，如尺神经损伤后"爪形手"畸形。

（2）感觉障碍：神经损伤后感觉纤维所支配的相关皮肤区痛觉、触觉、温度觉、振动觉和两点辨别觉可完全丧失或减退。

（3）自主神经功能障碍：神经损伤后早期血管扩张、皮温升高、皮肤潮红、少汗或无汗。

后期临床表现如下。

（1）神经肌肉萎缩：损伤神经支配区的肌肉发生萎缩，在伤后 2 个月可达 50%～70%。

（2）关节僵硬：由于肌肉的纤维化、挛缩，关节长期处于异常位置而未及时活动，导致不可逆性关节韧带挛缩畸形。

（3）自主神经功能进一步障碍：神经损伤 2 周后，血管发生收缩、皮温降低、皮肤变得苍白，出现皮肤薄而光滑，皮纹变浅，指甲增厚并出现纵形的嵴、弯曲和变脆、指腹变扁，由于皮脂分泌减少，皮肤干燥、粗糙，有时皮肤可出现水疱或溃疡，骨骼发生骨质疏松，幼年患者在神经损伤侧肢体可出现生长迟缓。

（4）灼性神经痛：是神经损伤后出现的一组临床综合征，多发生于手或足，性质为难以忍受的烧灼样疼痛，疼痛区域往往超过神经损伤分布区域。

六、常见上肢周围神经损伤时有什么临床表现？如何康复治疗？

答：（1）正中神经损伤

1）临床表现：正中神经在前臂上部损伤后，桡侧腕屈肌、屈拇指、中指、示指肌肉功能丧失，大鱼际萎缩。在前臂或腕部水平损伤后，由于大鱼际肌麻痹，萎缩变平，拇指不能对掌及因第1、2蚓状肌麻痹致使示指与中指关节过度伸展，形成"猿手"畸形（图1-2）。肘关节水平损伤时，临床上表现为拇指、示指屈曲功能受限。拇指、示指、中指及环指桡侧半感觉消失。若在腕部受伤，前臂肌肉功能良好，只有拇指外展和对掌功能障碍。因此，正中神经损伤将使手的精细功能受到严重影响，丧失技巧性生活的能力，如系鞋带、写字等。

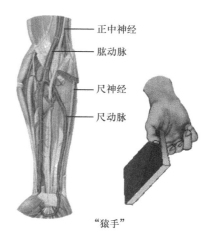

图1-2　正中神经损伤

腕部正中神经损伤的临床表现如下：

A. 运动：三个鱼际肌即拇指对掌肌、拇短展肌及拇短屈肌浅头瘫痪，因此拇指不能对掌，不能向前与手掌平面成90°，不能用指腹接触其他指尖，大鱼际萎缩、拇指内收形成"猿手"畸形，拇短屈肌有时为异常的尺神经供给。

B. 感觉：手部感觉丧失以正中神经影响为最大。伤后拇指、示指、中指、环指桡侧半掌面积相应指远节背面失去感觉，严重影响手的功能，持物易掉落，无实物感，并易受外伤及烫伤。

C. 营养改变：手指皮肤、指甲有显著营养改变，指骨萎缩，指端变小变尖。

肘部正中神经损伤的临床表现如下：

A. 运动：除上述外，尚有旋前圆肌、桡侧腕屈肌、旋前方肌、掌长肌、指浅屈肌、指深屈肌桡侧半及拇长屈肌瘫痪，故拇指、示指不能屈曲，握拳时此二指仍伸直，有的中指能屈一部分，示指及中指掌指关节能部分屈曲，但指间关节仍伸直。

B. 感觉与营养改变：同腕部正中神经损伤。

2）康复治疗：要注意应用支具使受累关节处于功能位。由于正中神经损伤后不仅影响屈拇屈指肌对掌功能，而且实体感觉丧失，对手的功能有很大影响，因此恢复感觉功能是很重要的任务。对于感觉减退，可以让患者触摸各种不同形状、大小、质地的物体，如绒布、硬币、钥匙等日常用品，先在直视下，然后闭眼练习，使患者逐渐能辨别不同的物体。对感觉过敏，采用脱敏治疗，既要教育患者多使用敏感区，对敏感区自我按摩，用不同材料的物品刺激敏感区等。教育患者保护感觉障碍区，不要用患手触摸危险的物体，防止发生烫伤、损伤、压迫溃疡。当手指肌力恢复至3级时，应指导患者多做手的精细动作练习和日常生活活动（ADL）练习。

治疗性作用活动：对于正中神经损伤患者的感觉刺激和感觉再训练十分重要。在早期治疗阶段，选择作业治疗时应考虑包含整个上肢参与的活动。随着功能进展恢复，三点抓握应成为康复治疗的重点。有助于正中神经功能恢复的治疗性作业活动有精细抓握训练，如刺绣、拿小钉子、写字、绘画；粗大功能训练，如制陶、揉面、操作计算机和键盘游戏。在后期治疗阶段，应增加肌力的活动如提重物、做木工活等。

（2）桡神经损伤

1）临床表现：桡神经损伤后，临床上出现垂腕、垂指、前臂旋前畸形、手背桡侧（尤其虎口部）皮肤有麻木区或感觉障碍。由肱骨干骨折或骨痂压迫所致的损伤一般均无肱三头肌麻痹。桡骨小头脱位可引起桡神经深支损伤，各伸指肌瘫痪，但桡侧腕长伸肌的功能存在，故无垂腕畸形，亦无虎口背侧皮肤感觉丧失。如果有桡神经高位损伤（肘关节以上）导致肘关节不能伸展和旋前，发生垂腕、垂指、垂拇指畸形。损伤发生在前臂时，临床仅表现为伸指、伸拇功能障碍。具体临床表现如下：①运动：上臂桡神经损伤时，各伸肌属广泛瘫痪，肱三头肌、肱桡肌、桡侧腕长（短）伸肌、旋后肌、指总伸肌、尺侧腕伸肌及示指、小指固有伸肌均瘫痪。故出现腕下垂、检查拇三头肌及伸腕肌时，均应在反地心引力方向进行。拇指失去外展作用，不能稳定掌指关节，拇指功能严重障碍。因尺侧腕伸肌与桡侧腕长（短）伸肌瘫痪，腕部向两侧活动困难，前臂背侧肌肉萎缩明显。在前臂背侧桡神经损伤多为骨间背神经损伤。感觉功能及肱三头肌、肘后肌不受影响，桡侧腕长伸肌良好。其他伸肌均瘫痪。②感觉：桡神经损伤后，手背桡侧半、桡侧两个半指、上臂及前臂后部感觉障碍。

2）康复治疗：桡神经损伤后感觉障碍不明显，但运动障碍很严重。康复的重点为恢复运动功能，应用支具使腕背伸 30°。指关节伸展、拇指外展，并进行被动运动，以避免关节强直和肌腱挛缩。如已经发生挛缩，则可进行被动牵伸、按摩、超声波治疗、中频电疗、温热治疗等。伸腕伸指肌的锻炼方法较简单，应鼓励患者回家后继续功能锻炼。鼓励患者进行治疗性作业活动，为促进损伤的桡神经恢复功能，所要选择的作业活动应具有以下要素：①在进行抓握时能够保持关节稳定。②腕关节和手指同时伸展。③改善手的协调性和增强肌力。

桡神经损伤功能再训练的治疗性活动有制作陶器，用刨子打磨刨光木板、打字、飞镖游戏、桌上足球或篮球游戏。

（3）尺神经损伤

1）临床表现：尺神经损伤后，尺侧腕屈肌、环指和小指指深屈肌、小鱼际肌、骨间肌、第3与第4蚓状肌功能丧失，呈爪形手（图 1-3）。小指及环指尺侧半感觉消失。尺神经高位损伤（肘关节水平）时，尺侧腕屈肌、环指和小指指深屈肌、小指外展肌及第1背侧骨间肌均受影响，但因环指、小指指深屈肌亦麻痹，故爪形手畸形不明显。腕部切割伤常合并有尺神经损伤。尺神经在腕部水平损伤时，小鱼际肌、骨间肌、第3与第4蚓状肌、拇收肌及拇指屈肌的深头均麻痹。此时由于骨间肌麻痹及环指、小指指深屈肌张力的影响，在晚期可出现爪形手畸形（图 1-3）。①运动：在肘上损伤，尺侧腕屈肌和指深屈肌尺侧半瘫痪、萎缩，不能向尺侧屈腕及屈环指、小指远侧指关节。手指平放时，小指不能爬桌面。手内肌广泛瘫痪，小鱼际、骨间肌及第3与第4蚓状肌、拇收肌及拇短屈肌内侧头均瘫痪。小鱼际及掌骨间有明显凹陷。环指、小指有爪状畸形。肘上损伤爪状畸形较轻；如在指深屈肌神经供给远侧损伤，因指深屈肌失去手内肌的对抗作用，爪状畸形明显，即环指、小指掌指关节过伸，指间关节屈曲。不能在屈曲掌指关节的同时伸直指间关节。由于桡侧两条蚓状肌的对抗作用，示指、中指无爪状畸形或仅有轻微畸形。各手指不能内收外展。夹纸试验阳性。拇指和示指不能对掌成完好的"O"型，此两指对捏试验显示无力，是由于拇收肌瘫痪、不能稳定拇指掌指关节所致。小指与拇指对捏障碍。因手内肌瘫痪，手的握力减少约 50%，并失去手的灵活性。②感觉：手的尺侧、小指全部、环指尺侧感觉均消失。

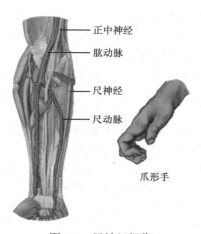

图 1-3　尺神经损伤

2）康复治疗：应防止第 4、5 指掌指关节过伸畸形，可使用关节折曲板，使掌指关节屈曲至 45°。亦可佩戴弹簧手夹板，使蚓状肌处于良好位置，屈曲的手指处于伸展位。训练手指分开、并拢和伸展运动。训练用手指夹物体，先夹较大较厚的物体，逐渐夹较薄的物体如扑克牌、纸张。作业治疗：训练手的精细动作，如第 4、5 指与拇指的对掌抓捏动作、球状抓握、圆柱状抓握与放松。

尺神经损伤后的感觉障碍也是一个主要的康复问题，与正中神经损伤一样，往往很难完全恢复原来的感觉。应进行感觉重建训练或感觉过敏的脱敏治疗，应教育患者保护第 4、5 指的感觉障碍区。尺神经损伤主要影响运动功能。患者不能抓握较大的物品，且由于拇收肌失去尺神经支配，使得拇指与示指不能完成侧捏，如开门时手持钥匙的动作。尺神经损伤时，小指和环指尺侧半皮肤感觉消失。由于尺侧皮肤感觉障碍导致手尺侧缘的稳定性下降，写字等活动必然受到影响。作业治疗：尺神经损伤导致手的稳定性、力量和协调性丧失。选择的作业活动应达到以下的治疗目的：①改善抓握能力和抓握力量。②改善手指协调性。③改善手指灵巧性。作业治疗中应包括圆柱抓握、拇指侧捏和对掌、指间关节伸展，手指内收、外展等动作要素。由于尺神经损伤患者手的尺侧缘感觉消失，有必要进行书写作业活动训练。

（4）臂丛神经损伤

1）临床表现：主要表现为神经根分布的运动、感觉障碍。臂丛上部损伤表现为整个上肢下垂，上臂内收，不能外展外旋，前臂内收伸直，不能旋前旋后或弯曲，肩胛、上臂和前臂外侧有一狭长的感觉障碍区。臂丛下部损伤表现为手部小肌肉全部萎缩而呈爪形，手部尺侧及前臂内侧有感觉缺失，有时出现霍纳综合征。臂丛神经损伤并不少见，上肢的过度牵拉、锁骨和第 1 肋骨骨折、肩关节脱位、锁骨上窝外伤、刀刺伤、颈部手术等，均可引起臂丛神经的全部或部分损伤。

神经根损伤：可分为上臂丛神经损伤和下臂丛神经损伤。

A. 上臂丛神经损伤，包括腋神经、肌皮神经、肩胛上下神经、肩胛背神经、胸长神经麻痹，桡神经和正中神经部分麻痹。主要表现为肩不能上举，肘不能屈曲而能伸，屈腕力减弱，上肢伸面的感觉大部分缺失。三角肌和肱二头肌萎缩明显，前臂旋前亦有障碍，手指活动尚正常。

B. 下臂丛神经损伤，包括前臂及臂内侧皮神经、尺神经麻痹，正中神经和桡神经部分麻痹。表现为手功能丧失或严重障碍，肩肘腕关节活动尚好。出现患侧霍纳综合征：检查时，可见手内部肌全部萎缩，尤以骨间肌为甚，有爪形手、扁平手畸形。前臂及手尺侧感觉缺失。

神经干损伤：可分为神经上干（$C_{5,6}$）、中干（C_7）和下干（C_8，T_1）损伤。

A. 上干损伤出现腋神经、肌皮神经、肩胛上神经麻痹，桡神经和正中神经部分麻痹，临床表现与上臂丛损伤相似。

B. 中干独立损伤在临床上少见，除了短期内伸肌群肌力有影响外，无明显的临床症状和体征。

C. 下干损伤出现尺神经、正中神经内侧根、上臂和前臂内侧皮神经麻痹，表现与下臂丛损伤相似，即手功能全部丧失。

神经束损伤：神经束损伤后产生的症状体征十分规则，根据臂丛结构就可明确诊断。

A. 外侧束损伤，出现肌皮、正中神经外侧根、胸前神经麻痹。

B. 内侧束损伤，出现尺、正中神经内侧根、胸前内侧神经麻痹。

C. 后束损伤，肩胛下神经、胸背神经、腋神经、桡神经麻痹。

全臂丛神经损伤：全臂丛损伤的后果严重，在损伤早期，整个上肢呈弛缓性麻痹，各关节不能主动运动。由于斜方肌功能存在，有耸肩运动。上肢感觉除了臂内侧尚有部分区域存在外，其余全部丧失。上肢腱反射全部消失。肢体远端肿胀，并出现霍纳综合征。

2）康复治疗：①减轻局部炎症水肿，促进神经再生。②镇痛治疗。③感觉重建。④增强肌力。⑤预防软组织挛缩和关节僵硬。⑥作业治疗和职业治疗。⑦手术治疗。若非手术治疗 3 个月而无效，可考虑手术治疗，常见的手术有臂丛神经探查术、神经移位术。

（5）腋神经损伤

1）临床表现：腋神经损伤后出现上肢外展困难、外旋无力、三角肌萎缩，失去肩部丰满外形，三角肌区皮肤感觉障碍。肱骨外科颈骨折时，常可损伤腋神经，表现为：①运动障碍，肩关节外展幅度减小。②三角肌区皮肤感觉障碍。③角肌萎缩，肩部失去圆形隆起的外观，肩峰突出，形成"方形肩"。

2）康复治疗：综合应用运动疗法（有被动运动、肩关节主动外展活动、抗阻外展运动等）、物理治疗（神经肌肉电刺激、短波或微波透热、激光照射、磁疗等）、药物等促进神经再生，增加肌力，促进肩部感觉恢复。治疗时要注意预防肩关节内收及内旋挛缩。为防止肱骨头下方脱位，可用肩吊带。

第二章　肩关节疾病的治疗与护理

一、肩关节的解剖特点有哪些?

答: 肩关节由肱骨头与肩胛骨的关节盂构成,是典型的球窝关节。关节盂小而浅,边缘附有盂唇;关节囊薄而松弛,囊内有肱二头肌长头腱通过;关节囊外有喙肱韧带、喙肩韧带及肌腱加强其稳固性,唯有囊下部无韧带和肌肉加强,最为薄弱,故肩关节脱位时,肱骨头常从下部脱出,脱向前下方(图2-1)。

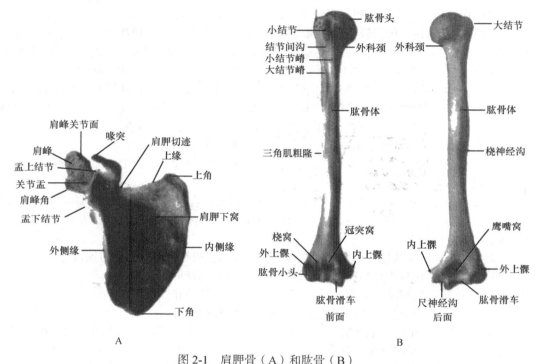

图 2-1　肩胛骨(A)和肱骨(B)

二、肩关节的骨性结构是什么?

答: 肩关节的骨骼主要由锁骨、肩胛骨及肱骨近端组成。

(1)锁骨:是一根横向的骨骼,呈水平位,架于胸廓的前上方。无论肩关节做任何活动,锁骨总是使肩关节与胸骨保持一定的距离,对上肢的活动有重要的意义。

(2)肩胛骨:为三角形扁骨,贴于胸廓后外方,位于第2~7肋骨之间,可分为两面、三缘、三角、两突。肩胛骨的关节盂呈梨状,上窄下宽,关节面浅小,向前、外、下,与肱骨头的关节面极不相称,关节盂的表面覆盖一层透明软骨,中央较边缘薄。关节盂的边缘包绕一层纤维软骨,即盂唇,可增加关节盂的深度。关节盂唇切面呈三角形。在儿童时期,此结构的基底与关节盂的边缘相附着,并与透明软骨相交织,而在关节囊边缘与纤维关节囊相续,因此盂缘和盂唇界线不明显;在成人,盂唇的上部游离似软骨盘。关节盂唇前缘如脱落、缺损或关节囊从关节盂边缘撕破,可引起习惯性肩关节脱位。

(3)肱骨近端:肱骨是上肢最粗长的管状骨,可分为肱骨干及远、近两端。与肩胛盂构成肩关节的是肱骨近端。肱骨近端较粗大,由肱骨头、解剖颈、大小结节和外科颈四部分组成。肱骨头呈球形,覆盖有关节软骨,与肩胛骨关节盂组成盂肱关节,在肱骨头基部的环状浅沟即解剖颈,关节囊止于此。在解剖颈的下方为外科颈，相当于圆形的骨干与肱骨头交接处，此处骨皮质变薄，容易发生骨折。

三、肩关节的运动有哪些？

答：肩关节为球窝关节，由于关节窝较平浅，关节囊松弛等特点，运动范围较广，为人体最灵活的关节之一。肩关节主要有以下三个运动轴。

（1）沿垂直轴运动：可做旋外和旋内的运动。当上肢下垂时，旋转运动的范围最大可达170°；而当上肢垂直上举时，旋转活动范围最小。

（2）沿冠状轴运动：可做屈伸运动。前屈：主要参与肌肉有三角肌前部纤维、胸大肌锁骨部、喙肱肌及肱二头肌。前屈运动的范围约70°。后伸：主要参与的肌肉有三角肌后部纤维和背阔肌。后伸时由于受到关节囊的前臂与肱骨头及喙突相互接触的限制，骨运动范围比较小，约60°。

（3）贯穿肱骨头的矢状轴运动：上臂可做内收与外展的运动，此时肩胛骨固定不动，而肱骨头在关节窝内做上下滑动运动。

1）外展：主要参与的肌肉有三角肌中部纤维和冈上肌。三角肌虽然为强有力的外展肌肉，但需要冈上肌协助，否则最初外展的肱骨头将上升，顶于喙肩弓之下，而在外展90°以后，肱骨头容易向下半脱位。外展时肱骨头向内下方滑动，其运动范围为100°～120°。

2）内收：主要参与肌肉除了胸大肌及背阔肌外，还有大圆肌、三角肌、后部纤维、喙肱肌肉和肱三头肌长头。在内收时，肱骨头滑向上方，由于受到躯干的阻碍，其运动范围仅为20°。

四、肩部的阳性体征有哪些？

答：（1）搭肩试验（Dugas 征）：正常人将手放在对侧肩上，肘能贴胸壁。肩关节前脱位肘关节内收受限，伤侧的手放到对侧肩上，肘不能贴胸壁，此为 Dugas 征阳性。

（2）卡拉威（Callaway）试验：以软尺从肩峰处绕过腋下，测量其周径，并与对侧比较。如有肩关节脱位，此周径增大。

（3）肩外展疼痛弧：肩峰下的肩肘有病变时，在肩外展 60°～120°时有疼痛。在此范围以外则无疼痛。肩锁关节病变的疼痛弧为肩关节外展 150°～180°。

（4）肱二头肌腱抗阻试验，有以下两种方法。

1）前臂旋后，肩前屈90°，伸肘位，检查者用手下压前臂抗肘屈曲，肩部出现疼痛为斯皮德（Speed）试验阳性。

2）屈肘 90°，前臂抗屈肘及前臂旋后时，肩部出现疼痛为叶加森（Yergason）征阳性。

（5）前屈上举征：检查者以手扶患侧前臂，保持上肢于中立位前屈上举，使肩袖的大结节附着点撞击肩峰的前缘，肩痛为阳性。常见于肩峰下滑膜炎、冈上肌腱钙化、肩袖损伤等。

（6）前屈内旋试验：检查者将患肩前屈 90°，屈肘 90°，用力使肩内旋，使肩袖病变撞击喙突肩峰韧带，产生肩痛为阳性。

（7）撞击试验：检查者一手固定肩关节，另一手抬起患侧上肢，做前屈及外展动作，使肱骨头大结节与肩峰撞击，若疼痛则为阳性。

（8）惧痛试验：患侧上肢放在外展外旋位，做投掷姿势，此时肱骨头向前与前关节囊相压撞，如盂唇有病变，则产生肩剧痛，有不稳的趋势，患者感到突然无力，不能活动，提示有肩关节前方不稳。

（9）直尺试验又称汉密尔顿（Hamilton）征：以直尺置于上臂外侧，一端贴紧肱骨外上髁，另一端如能贴及肩峰，则为阳性，提示肩关节脱位或肩胛骨颈部骨折；或者以直尺置于小指及肱骨外上髁，正常时尺骨茎突不能接触直尺，若能触尺，则为阳性，提示桡骨远端骨折。

（10）道巴恩（Dawbarn）征：患肩峰下滑囊炎时，患者上臂贴在胸壁侧面，肩峰前缘下方可有触痛，如上臂外展，滑囊移位于肩峰下，触痛消失，为阳性。

（11）肩关节稳定试验：分别在站立位和卧位时检查。站立位检查：患者向前弯腰 45°，臂部放松下垂，检查者一手固定肩胛颈部，另一手将患臂伸展并从后方给肱骨头压力，可试出肩前方不稳。臂部放松下垂，向后推肱骨头，可试出肩后方不稳。将肱骨向下牵拉，可试出肩下方不稳；卧位检查：平卧位，患肩放在诊床边缘，外展90°，检查者支撑患臂。一手固定肩胛颈，另一手握住肱骨近端向前后下方移动。受损的一方活动加大，并有滑出关节盂的感觉及疼痛，需双肩对比检查。

五、什么是关节镜？

答：关节镜是一种观察关节内部结构的直径 5mm 左右的棒状光学器械，是医生用于诊治关节疾患的内镜。该器械从 1970 年推广应用，关节镜在一根细管的端部装有一个透镜，将细管插入关节内部，关节内部的结构便会在监视器上显示出来。因此，可以直接观察到关节内部的结构。关节镜手术又称微创手术，是通过切开皮肤数个"筷子"大小或更小的孔（5～10mm），将摄像头、手术器具伸入关节内，在显示器监视下，由医生操作、诊断、治疗。关节镜手术可治疗关节内各种炎症，如骨性关节炎、滑膜炎、创伤性关节炎、类风湿关节炎、结核性关节炎、化脓性关节炎、剥脱性骨软骨炎，以及滑膜软骨瘤病、髌骨软化症、游离体、滑膜皱襞、韧带损伤、半月板损伤、关节囊粘连、各种关节内骨折、各部位关节粘连及关节活动受限、各种不明原因的关节痛等。

六、关节镜治疗术有什么优势？

答：关节镜的优势如下。

（1）伤口小，易恢复，不易感染。

（2）破坏关节结构与功能程度小，术后早期即可进行功能锻炼，防止关节长期固定引起的并发症。

（3）一次关节镜术可同时治疗多种疾病，如膝关节手术可同时进行关节清理术、滑膜皱襞切除术等。

（4）适应证范围宽，它适用于关节内的各种病变，禁忌证少。

（5）出血少，术后并发症相对少。

（6）疼痛小，患者易接受。

（7）可以在近乎生理环境下对关节内病变进行观察和检查，提高诊断能力。

（8）关节镜可施行以往开放性手术难完成的手术，如半月板部分切除术等。

七、什么是骨科微创治疗？

答：骨科微创治疗是指应用各种微创技术，使全身和局部产生尽可能小的创伤，达到安全治愈骨科疾病的目的。它是全新的手术方式，是一种借助微型化的高科技影像系统实施的外科手术，相对于传统手术，微创治疗更加注意对病损周围组织与环境的保护，并使全身反应最小化，从而减少并发症，缩短康复时间，减轻患者的痛苦和经济负担。

八、肩关节镜治疗术的器械准备与手术体位有哪些？

答：（1）器械准备：广角关节镜、冷光源、摄像成像系统、监视器、手动器械、计算机视频成像捕捉采集系统等基本设备，还需要特殊的设备，这是因为肩关节解剖的特殊性，所以肩关节镜手术需要一些不同于常规膝关节镜的工具。

1）套管：是肩关节镜最重要的工具，这个明显区别于膝关节镜的工具，套管的使用可以在一定程度上减少液体的渗入，减轻肢体肿胀。

2）灌注液和加压泵：主要是因为肩关节镜手术中无法使用止血带，并且扩张肩关节腔的压力比较大，因此术中使用生理盐水 3L 灌输，为了起到止血的作用，在灌输液体的同时使用加压泵。加压泵是一种增压装置，灌注液体通过加压泵加压后再进入关节腔，可以使肩关节腔内或手术部位维持一定的压力，从而有效地减少出血。

3）射频气化仪：由于肩部不能使用止血带，术中出血很难控制，少量的出血就会导致关节镜下视野的模糊，从而影响术中的操作。因此，射频气化仪在肩关节镜中成为必备工具，它可以在组织切割的同时起到止血的作用，为肩关节镜手术的成功开展创造条件。

（2）患者的麻醉：有全身麻醉、臂丛阻滞麻醉、局部麻醉。

（3）肩关节镜患者采取的体位：侧卧位或沙滩椅位，如图 2-2 和图 2-3 所示。

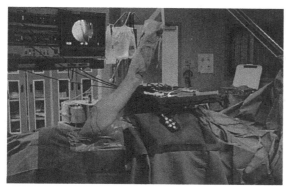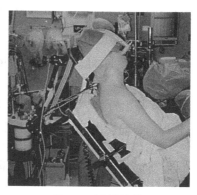

图 2-2　侧卧位　　　　　　　　　图 2-3　沙滩椅位

1）侧卧位：患者健侧卧位，患肩在上方，躯体向后倾 15°。该体位的优点是盂肱关节空间大，低压麻醉安全、方便。缺点为手臂操作不太方便，转为开放性手术较为困难，定向不太容易。如果手术时间过长，术中注意间歇性放松牵引，以免造成臂丛神经的损伤。

2）沙滩椅位：即半坐卧位，手术侧肩胛骨需要充分暴露以利于操作。患者肩部应充分暴露，且不影响肩关节术中被动运动。半坐位定向方便，操作方便，变为开放性手术容易。缺点为低压麻醉有一定的风险，特别是老年患者，需要特别的手术台，需要有经验的助手。

九、肩关节镜治疗术术前准备有哪些？

答：（1）完善术前各项检查：如 X 线检查、静脉抽血、心电图等。

（2）签署各项同意书：如麻醉同意书、手术同意书，麻醉医生、手术医生会详细介绍手术的过程，根据个体性差异，选择适合的治疗方案。

（3）皮肤准备：术前 1 天清洁术区，注意不可抓挠皮肤，以免损伤皮肤，增加感染率。

（4）胃肠道准备：麻醉前 2 小时禁清饮料，包括清水、糖水、碳酸饮料、清茶、黑咖啡（不加奶）及各种无渣果汁，但不能含酒精。清饮料量≤5ml/kg 或总量≤300ml。麻醉前 4 小时禁母乳，6 小时禁牛奶、配方奶及淀粉类固体食物（主要指面粉和谷类食物），如馒头、面包、面条、米饭等），8 小时禁脂肪类食物（主要指肉类和油炸类食物）。

（5）用物准备：康复垫两张（便于术后垫于伤口处）、柠檬 1 个（可止吐）、冰袋 1 个（冰敷伤口处）、毛巾两条（包裹冰袋，防止浸湿伤口）等。

十、肩关节镜治疗术术后有哪些护理要点？

答：术后观察重点如下。

（1）生命体征的观察：注意观察患者的血压、脉搏、呼吸、体温、神志等，有变化时及时报告医生。严密观察患肢感觉、末梢血运，警惕神经、血管的损伤。

（2）持续冰敷：肩部周围用冰袋持续冰敷，起到消肿止痛、减少出血的目的。

（3）体位：患肢用腕颈带悬吊，肘与胸之间垫一软枕，使肩关节处于轻度外展位。注意患肢的感觉和末梢血运，观察有无麻木、感觉减退等，及时发现及时报告处理。

（4）疼痛护理：疼痛评分≤3 分，可通过看电视、聊天、深呼吸等分散注意力的方法，术部予持续冰敷。疼痛评分＞3 分，可给予镇痛药物，使患者处于无痛或微痛的状态下，及早地进行功能锻炼。

（5）功能锻炼：麻醉清醒后，指导患者握拳、张手等运动。术后第一天，协助患者起床，被动朝各个方向活动患侧肩关节，2～3次/日，每次5分钟，目的是促进血液循环，减轻肿胀，活动关节。

术后预防并发症的护理如下：

（1）预防感染：监测体温，一般术后3～5天体温38.5℃左右，为正常创伤性发热，如5天后体温不降反而升高，则有感染的可能。保持床单位清洁，术部敷料污染时及时更换，注意观察伤口局部及伤肢的情况，有无疼痛消失后又出现比以前更强烈、持续性的疼痛。

（2）预防失用性肌萎缩：尽早功能锻炼，与患者及其家属解释被动、主动功能锻炼的重要性，取得他们的配合。

十一、肩关节镜治疗术术后有哪些功能锻炼？

答：根据患者的损伤程度及手术情况，术后使用专用肩关节吊带制动4～6周，一般术后10～12周基本恢复正常的活动，6个月允许进行体育锻炼，10个月至1年可参加接触性体育项目。

（1）第1阶段（术后0～6周）相邻关节主动和被动活动：主要目的是消肿止痛，防止肌肉萎缩。

1）以被动的辅助练习为主：术后麻醉清醒后，即可练习握拳、张手等功能锻炼，疼痛控制在无痛或微痛。将患肢制动于胸前，卧床时患侧手臂下垫枕头，使手臂保持稍前屈位，以减轻疼痛。0～6周均需要佩戴肩关节专用吊带。

2）由肢体远端到近端进行训练：包括同侧手、腕、前臂、肘关节的主动运动。手部主动握拳、伸指，要求动作充分且有一定的力度；腕关节为屈腕、伸腕；前臂为旋前、旋后；肘关节为主动、缓慢、用力全范围屈伸肘关节。

3）肩关节训练：一般从术后第4周开始。耸肩练习，健侧手托住患侧肘部，在疼痛控制在无痛或微痛的前提下向上耸肩，于最高位置保持5秒，然后放松1次，每组10次，每日3组；"扩胸"练习，健侧手托住患侧肘部，双肩后展做扩胸运动，于最大位置保持5秒，然后放松，每组10次，每日3组。

（2）第2阶段（术后7～11周）此阶段目的是改善肌力，增加功能活动，恢复日常生活，主要涉及关节活动度（ROM）、肌力、耐力、日常生活动作和本体感觉训练。

1）ROM训练：从术后7～8周开始：钟摆练习；肩关节被动前屈上举练习；被动外旋；被动外展、被动内收、被动内旋、爬墙等训练。

2）肌力锻炼：前屈肌群、外展肌群、伸展肌群、提肩胛骨肌群、内收肩胛骨肌群、内旋肌群、外旋肌群等肌力的训练，每个动作保持5秒，20次/组，每日3组。

3）耐力训练：逐渐增加运动量（25次/组）和动作持续时间（每个动作持续10秒）；日常生活动作训练，鼓励患者参加日常生活活动，如洗脸、刷牙、梳头、系带等；本体感觉练习，患者弯腰，双手撑床，重心转移至患侧，使患肢负重，术后9周开始继续以上练习，ROM训练前屈至140°，肩体侧外旋练习至40°，肩外展90°。

4）内/外旋练习，外旋至40°、内旋至75°～85°。术后10～11周ROM训练可进行肩关节终末牵拉训练，基本达到全范围活动。

（3）第3阶段（术后12周后）主要为肌力练习：此阶段的目的是保持全范围无痛活动，强化肩部肌力，改善神经肌肉控制，逐渐恢复个性功能活动和运动水平。方法：抗阻前屈和外展；抗阻后伸；抗阻内旋和外旋，外旋动作与内旋方向相反。在肌力训练的同时还可进行哑铃抗阻力练习、墙壁拉力器抗阻训练和本体感觉训练。

（4）出院指导：患者出院前1天，护士进行出院指导，告知患者术后2周拆线，继续进行在住院期间的锻炼。拆线时检查2周功能锻炼的情况，并指导下一步的锻炼计划。根据出院小结医生给出的建议，定期复查。

十二、肩关节镜治疗术适应证有哪些？

答：肩关节脱位、肩关节盂唇损伤、肩峰下撞击征、肩袖损伤、肩关节僵硬等。

十三、肩关节镜治疗术后如何进行疼痛护理？

答：（1）镇痛泵：对疼痛比较敏感的患者，术中安装镇痛泵，主动给药，预防疼痛。

（2）患肢加压包扎：可减少创面进一步渗血及体液外渗，缓解关节内压力过大所致的疼痛，术后患肢需加压包扎，但要注意观察末梢血液循环。

（3）体位：取患肢的功能位，卧位时，患侧手臂下垫软枕，使手臂保持稍前屈曲，可有效预防和减轻疼痛。

（4）冰敷：给予肩周围持续冰敷，可减轻术后关节滑膜创伤后炎症反应，减轻水肿及疼痛。

（5）药物镇痛。

（6）心理护理：疼痛<3分，嘱患者深呼吸，以让患者看电视、聊天、打游戏、听歌等转移注意力的方法来缓解疼痛。

十四、什么是关节脱位？

答：凡关节遭受外力作用，使构成关节的骨端关节面脱离正常位置，引起功能障碍者，称为关节脱位。

十五、关节脱位产生的原因有哪几类？

答：（1）损伤性脱位。

（2）先天性脱位。

（3）病理学性脱位。

（4）习惯性脱位。

十六、按关节脱位后的时间分为哪几类？

答：新鲜脱位：脱位时间<3周；陈旧性脱位：脱位时间≥3周。

十七、关节脱位的特殊体征是什么？

答：畸形、弹性固定、关节空虚。

十八、关节脱位的早期并发症有哪些？

（1）骨折。

（2）神经损伤：多因脱位的骨端牵拉或压迫神经干而引起。

（3）血管损伤：多由脱位的骨端压迫、牵拉关节周围的重要血管引起。

（4）感染：多因开放性脱位未及时清创或清创不彻底而致。

十九、关节脱位的晚期并发症有哪些？

答：（1）关节僵硬。

（2）骨化性肌炎：又称创伤性骨化。关节脱位并发邻近关节骨折；或不适当的手法推拿，关节被动屈伸时，骨膜被剥离，骨膜下血肿与周围软组织血肿相贯通，随着血肿机化、钙化或骨样组织形成，可发生骨化性肌炎。

（3）创伤性关节炎。

（4）骨缺血性坏死。

（5）腱鞘炎：多因脱位时肌腱和腱鞘牵拉摩擦引起。损伤后腱鞘充血、水肿，日久增厚粘连，形成腱鞘炎。

二十、肩关节脱位的病因与发病机制是什么？

答：（1）病因：肩关节脱位俗称复发性或习惯性肩关节脱臼，主要分两类：一类是患者自行导致的肩关节脱位，然后又可以自行复回正常的位置。主要元素是先天性身体的组织较松弛而造成的关节不稳定导致的脱位，而且是多方向性的。另一类是最常见的，主要是创伤后导致的肩关节脱位。

因受伤后造成的习惯性脱位，大多数是因为明显的创伤，如剧烈的运动伤害、用力过猛或者忽遇外界阻力等，造成肩关节脱位，几乎都是前方位的脱位，在保守治疗期间（关节复位后），有再发生脱位或半脱位的情形。

（2）机制：肩关节是全身大关节中运动范围最广而结构又最不稳定的一个关节，肱骨头大，关节盂浅而小，肱骨头呈半球形，其面积为关节盂的4倍。肩关节囊薄弱松弛，其前下方组织薄弱，肩关节活动范围大，稳定性差，遭受外力的机会多，故易发生脱位。

二十一、肩关节脱位如何治疗和术后护理？如何进行功能锻炼？

答：（1）治疗方法：对于先天性的习惯性脱位，由于没有明显的病灶，问题在于组织结构松弛，所以原则上以保守复位治疗为主，训练肩关节周围的肌肉，以加强肌力来帮助稳定关节。成效约为80%，特殊情况才以手术方式缩紧关节囊膜，减少关节活动的范围以维持稳定。随着微创技术关节镜的发展，肩关节脱位的患者可行此手术，其伤口小（3个"小洞"），术后疼痛轻，较容易复位，关节不易僵硬，容易恢复正常活动范围及功能。

（2）术后护理

1）监测生命体征：术后患者返回病房，重点观察其生命体征的变化，检查输液管道有无折叠。将患者安放于床单位，按肢体固定的特殊要求，将备好的床垫或支架安置妥当，妥善安置各种引流管道，尤其是全身麻醉患者，仔细检查吸氧管道，以备随时使用。提供安静的环境，保持病室内的优良环境。

2）冰袋冰敷：患者肩关节周围72小时内持续冰袋冰敷，有助于减轻疼痛、肿胀，减少出血。

3）支具的应用：术后遵医嘱可用肩肘固定带悬吊，肘与胸之间放置一软物，关节轻度外展位。

4）并发症的预防及处理：①肩关节肿胀。手术创伤造成组织损伤、水肿，术后24小时内肿胀明显，注意观察肩部肿胀面积、肿胀程度，警惕因过度肿胀造成的皮肤缺血、坏死；②切口感染。观察切口周围有无红、肿、热、痛的急性炎症表现，护理操作中严格无菌操作，如果患者体温异常，报告医生及时给予治疗；③臂丛神经损伤。因术中机械损伤、过度牵引等原因可引起臂丛神经损伤，表现为上肢部分肌肉无力及皮肤感觉障碍。预防方法为术中外展≤45°，术后观察患肢前臂及手有无麻木或感觉异常。

（3）功能锻炼：术后第1周，此阶段要求在无痛或微痛下进行；动作稍慢有控制。

1）肩肘固定带保护固定。

2）张手、握拳练习：用力张开手掌保持2秒，然后握拳至最大力量，保持2秒，放松后重复，麻醉清醒后，即可开始，每小时5～10分钟。

3）肱三头肌等长收缩练习：患肢上臂背侧肌肉等长收缩练习，可在健侧肢体协助保护性进行，每组30次，每天3～4组。

4）耸肩练习：耸肩至可耐受的最大力量，保持2秒，放松后重复，每组30次，每天3～4组。

5）腕关节主动屈曲练习：尽量大范围活动腕关节，每组30次，每天3～4组。

6）肘关节被动屈曲练习：由健侧肢体保护协助进行被动屈曲练习，每组20次，每天2组。

术后第2～3周进行如下练习。

1）继续并加强以上练习，逐渐加大负荷和被动活动的角度。

2）肩关节"摆放"练习：身体前屈（弯腰）至上身与地面平行，在肩肘固定带和健侧手的保护下摆动手臂。首先是前后方向，待适应基本无痛后增加左右侧向，最后增加绕环（划圈）动作，逐渐增大活动范围，但不超过90°，每个方向每组20～30次，每日1～2组，练习后即刻冰敷15～20分钟。

术后第4～6周进行如下练习。

1）继续并加强以上练习。

2）肱二头肌等长肌肉练习：患肢上臂正侧肌肉等长收缩练习，可在健侧肢体协助保护下进行，每组 30 次，每天 3～4 组。

　　3）肩关节主动屈伸练习：屈肘 90°，手臂在体前抬起至无痛角度，不得耸肩，于最高位置保持 2 分钟，休息 5 秒，连续 10 次为 1 组，每日 2～3 组。

　　术后第 7 周至 3 个月，此阶段以逐渐恢复关节活动度为主要目的。练习时要求患侧肢体充分放松，练习在无痛或微痛前提下进行，动作轻柔、稍慢，切忌暴力。

　　术后 7 周开始开始尝试去除肩关节固定带。

　　1）肩关节主动力量练习：屈肘 90°，手臂在体前抬起至无痛角度，不得耸肩，于最高位置保持 2 分钟，休息 5 秒，连续 10 次为 1 组，每日 2～3 组，力量增加后伸直手臂进行。

　　手臂自然下垂于体侧，进行耸肩练习，每组 30 次，休息 30 秒，2～4 组连续进行。主动、缓慢屈伸肘关节，在不增加肩部疼痛的前提下，每组 30 次，组间休息 30 秒，2～4 组连续进行。

　　2）肩关节全范围被动屈伸练习：下向、侧向"爬墙"练习，活动范围根据疼痛程度逐渐减轻而逐渐增大，直至达到健侧水平，每个方向每组 10 次，每日 1 组，练习后即刻冰敷 15～20 分钟。

　　3）被动肩关节外旋练习：肩关节中立位自然下垂，屈肘 90°，由健侧协助完成，逐渐达到健侧水平，每组 10 次，每日 1 组，练习后即刻冰敷 15～20 分钟。

　　术后第 4～6 个月进行如下练习：

　　1）恢复各方向主动肩关节活动能力，达到正常日常生活行为能力水平。

　　2）开始抗阻力力量练习：通过哑铃或皮筋提供的负荷实现抗阻力练习，选用中等负荷（完成 30 次动作即感疲劳的负荷量），每组 30 次，2～4 组连续练习，组间休息 30 秒，至疲劳为止。

　　术后 7～12 个月进行如下练习。

　　1）强化各方向肌群肌力。

　　2）进行等张肌力测试，在测试结果的指导下由康复医生决定是否恢复正常生活、体力劳动、运动及体育比赛水平。

二十二、肩关节盂唇损伤的病因与发病机制是什么？

　　答：肩关节盂唇（SLAP）损伤是指上肩盂与肱二头肌止点的联合体损伤，以及上盂唇的中央稍靠后部，与盂唇相交错构成一个联合体。肩关节盂唇关节周缘纤维软骨结构，内侧缘薄，加深了肩关节窝，是维持肩关节生物力学行为的重要组成部分和维持肩关节稳定的重要结构。

　　造成肩关节盂唇损伤的原因较多，直接或间接暴力伤及联合体、肱二头肌长头或者盂肱关节脱位、肩盂内撞击特别是反复的超过头部的活动等，都会造成肩关节盂唇损伤。上臂极度外展及外旋（如脱衣服），可能使盂唇损伤。上肢外展位跌倒撑地时，使肱骨头撞击联合体，是造成肩关节盂唇损伤的一个常见的原因。

二十三、肩关节盂唇损伤的临床表现有哪些？

　　答：患肩上举时疼痛、绞锁及弹响、侧卧时疼痛、活动度下降等。SLAP 损伤最常见的机制是牵拉和压缩。牵拉伤可发生在不同情况下，突然的向下负荷可导致牵拉伤。压缩伤常发生在上肢伸肘外展接重物时。依据其在关节镜的表现可将病变分为四种主要类型。

　　（1）Ⅰ型：肩胛盂缘上唇磨损、变性。关节窝的上唇附着装置和肱二头肌附着处完整（图 2-4A）。

　　（2）Ⅱ型：肩胛盂缘上唇变性，肩胛盂上唇从其关节窝上方的附着处分离，并且沿着肱二头肌肌腱，肩胛盂上唇的拱形结构从关节窝下颈部脱离（图 2-4B）。

　　（3）Ⅲ型：肩胛盂缘上唇呈桶柄样撕脱，状如膝半月板。肱二头肌肌腱完整，部分盂缘上唇仍附着于肩胛盂上（图 2-4C）。

　　（4）Ⅳ型：肩胛盂缘上唇呈桶柄样撕脱，病变延伸至肱二头肌长头腱。撕脱部分可移至盂肱关节（图 2-4D）。

　　（5）混合型：较为常见，最为常见的是合并有Ⅱ型和Ⅳ型 SLAP 病变。

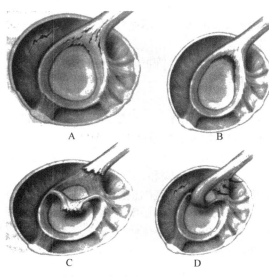

图 2-4 肩关节盂唇损伤分类

二十四、肩关节盂唇损伤如何治疗和术后护理？如何进行功能锻炼？

答：（1）治疗方法：有效的主要治疗方法是外科手术清创、缝合与修复。近年来采用微创手术治疗，即肩关节镜治疗术，创伤小、出血少、愈合快，能有效地改善 SLAP 损伤的治疗效果。

（2）术后护理：密切观察生命体征，发现异常及时报告。重点观察末梢血运的情况，有无发绀、发白，及时报告与处理。肩部周围予冰袋持续冰敷，减轻疼痛、肿胀和减少出血。患者术后返回病房，用腕颈带悬吊，进行 4 周的固定，肘与胸之间放置一软枕，关节轻度外展位。

（3）功能锻炼：术后用吊带固定 4 周，4 周后进行钟摆样活动和帮助下的主动互动以恢复正常的生活状态，术后 4 周可开始有强度的功能锻炼。3～4 个月在已达到全部的活动范围和限制强度的上肢活动后允许手举过顶活动。术后 6 个月才允许进行投掷或持续的多项动作和接触性碰撞性体育运动。

二十五、肩袖损伤的发病原因及发病机制是什么？

答：肩袖又称旋转袖，是包绕在肱骨头周围的一组肌腱复合体，肱骨头的前方为肩胛下肌腱，上方为冈上肌腱，后方为冈下肌腱和小圆肌腱，这些肌腱的运动导致肩关节旋内、旋外和上举活动，但更重要的是，这些肌腱将肱骨头稳定于肩胛盂上，对维持肩关节的稳定和肩关节活动起着极其重要的作用。冈上肌在肩袖中，是肩部四周力量集中的交叉点，因而极易受损。尤其是在肩部外展活动频繁时，由于冈上肌肌腱穿过肩峰下和肱骨头上的狭小间隙，所以很容易受到挤压、摩擦而损伤，产生无菌性炎症或肌腱断裂。其余的冈下肌、肩胛下肌及小圆肌也可同时受到损伤，不过以冈上肌肌腱的症状较为突出。所谓肩袖损伤只指上述肌腱的损伤及无菌性炎症或冈上肌腱的断裂。肩袖损伤的病因有血供学说、退变学说、撞击学说及创伤学说四种主要论点。创伤是重要的原因，其可分为急性撕裂伤和慢性劳损伤两种。急性撕裂伤常见于猛烈地提拿重物、跌倒时肩膀支撑、肘部支撑或外力暴力牵拉等。例如，公交车上手扶栏杆站立的乘客，突然遭遇急刹车时身体失去平衡就有可能导致肩袖损伤。慢性劳损伤常由曾经跌伤、上肢撑地或用力提拿重物、长期一侧卧位引起。常参加体育运动，曾经拉伤肩关节；长期从事网球、棒球、羽毛球、游泳等需要上肢举过头顶的运动人群也较常见。

二十六、肩袖损伤的临床表现有哪些？

答：（1）肩关节疼痛是肩袖破裂的早期症状：最典型的疼痛是夜间和"过顶位"活动受限，当患肢高举超过自己的头顶时疼痛。肩关节疼痛多发生在劳作后，休息后症状缓解。疼痛以肩关节前方及三角肌区明显。搬动重物，肩部剧烈活动或创伤是本病的常发因素。

（2）肩关节功能障碍和无力：根据肩袖损伤部位不同，可表现为外展无力、上举无力或后伸无力。由于疼痛和无力使肩关节主动活动受限，不能上举外展，从而影响肩关节的功能，但肩关节被动活动无明显受限。对于一些存在巨大肩袖损伤的患者，还可以有肩关节假性麻痹的表现，也就是无明显的疼痛，但肩关节主动活动明显受限，主动活动与被动活动不一致。

二十七、肩袖损伤如何治疗和术后护理？如何进行功能锻炼？

答：（1）治疗方法：肩袖损伤患者主要是通过手术治疗，多为关节镜手术。关节镜用于肩袖撕裂的清理、修复已经进入一个新时代。手术患者先经过非手术治疗，包括运动功能纠正、肩峰下注射肾上腺皮质激素、侧重活动范围的练习、无痛性肩部加压练习及肩胛稳定性练习。

（2）术后护理

1）生命体征监测：密切观察患者的脉搏、血压、呼吸等情况，发现问题及时报告、及时处理。

2）疼痛护理：早期可限制患者活动量，以免引起新的损伤。术后72小时持续伤口冰敷，减轻疼痛、出血、肿胀。必要时遵医嘱予镇痛药物或持续应用镇痛泵。

3）外展架的护理：术后6周内，患者需要佩戴外展架，给生活起居带来不便，因此需要与患者或其家属讲明外展架的意义及注意事项，取得患者配合，不要随意取下。佩戴外展架的同时，患肢与胸壁之间应放一软枕，以免造成皮肤的压疮。

（3）功能锻炼：肩袖损伤者应对其进行被动锻炼，术后可立即进行患肢被动旋转活动。要最大限度地减少锻炼对修复部分的压力，术后6周内不能进行患肢高举过头的动作。6周后，去除悬吊带固定，开始患肢被动伸展过头活动，于仰卧位进行屈曲伸展，也可在坐位时利用绳子和滑轮配合。同时还可以进行内旋伸展运动。术后12周开始肌力训练，包括肩袖、三角肌、肱二头肌，以及稳定肩胛的相关肌群。在患肢力量允许的情况下可开始主动活动，但是在术后6个月内，不可以开展需要肩关节角加速度的运动，如患肢高举过头的运动（网球、棒球、高尔夫球等）。

二十八、肩关节僵硬的发病原因及发病机制是什么？

答：肩关节僵硬主要是由于创伤和肩关节手术后而引起，多为复合伤、多发伤、神经损伤致肢体活动障碍。因需要治疗不允许活动及不适当的固定。可使关节内出血，血肿机化，周围软组织挛缩，纤维粘连，弹性降低。

二十九、肩关节僵硬有哪些治疗方法？

答：肩关节僵硬最主要的治疗手段是保守治疗，包括非甾体抗炎治疗、理疗、关节内注射皮质激素和变换物理疗法。如果在一段时间内不能恢复活动、功能，就应该考虑肩关节镜治疗术或开放性手术。

三十、肩关节僵硬术后如何护理？如何进行功能锻炼？

答：（1）术后护理：术后返回病房，使手臂保持稍前屈位，以减轻疼痛。保持伤口敷料干燥，渗血较多时需更换敷料。术后72小时内持续肩关节周围冰袋冰敷，以减轻肿胀，缓解疼痛，减少出血，术后患肢的肘关节用枕抬高，使肘、肩关节与手部平行。患肢给予有效保暖，促进局部血液循环，防止受冻。

（2）功能锻炼：术后麻醉清醒后轻轻活动肩关节，每1~2小时活动患肩一次，活动要达到功能位，疼痛控制在3分之内。进行日常生活动作练习，如系纽扣、刷牙洗脸、拿勺、用筷子吃饭等。功能性训练、写字、打字、编织等。支具的使用：矫形支具提供一个渐进的延长关节周围组织的方法，也可以把关节固定于功能位，以保护关节组织。术后5~7天需练习活动至正常范围。出院后嘱患者每日坚持功能锻炼，预防肩关节再次发生僵硬。

三十一、什么是先天性高肩胛症？

答：先天性高肩胛症也称Sprengel畸形，是一种少见的先天性畸形，常合并其他畸形。

三十二、先天性高肩胛症有什么临床表现？其病因与病理有哪些？分为几级？

答：临床表现：肩关节外展上举功能受限；两侧肩部不对称，可同时合并肋骨、颈椎、胸椎的畸形，以单侧居多；患侧肩部短而丰满，颈肩线轮廓不清；肩胛骨线位置高，肩胛骨形状多较正常者小（图2-5、图2-6、图2-7）。病因与病理：它是胚胎期间肩胛带下降不全的结果，胚胎5周时，正常肩胛骨从第4、5、6颈椎分化，第9~12周时向尾侧下移至第2~7肋间。但由于一些原因，肩胛带的正常下降过程受阻，就形成了高肩胛畸形，主要学说如下：

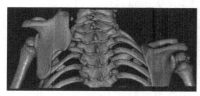
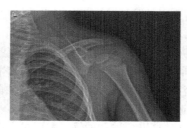
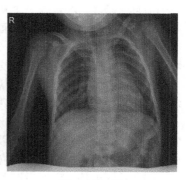

图 2-5　CT　　　　　　　　图 2-6　X 线　　　　　　　　图 2-7　X 线

（1）与遗传因素有关。

（2）与羊水量过多引起宫内压力过高有关。

（3）与肌肉组织损伤或肩胛骨和椎体间的异常关节有关。

功能障碍取决于畸形的程度，Cavendish 根据畸形程度分为以下四级。

一级：畸形不明显，两肩在同一水平，穿衣后外观近于正常。

二级：轻度畸形，两肩接近同一水平，但穿衣后可以看出畸形，颈蹼处可见隆起肿块。

三级：中度畸形，患肩关节可高于对侧 2～5cm，畸形较容易看出。

四级：重度畸形，患肩很高，肩胛骨内上角几乎与枕骨相抵，常合并有短颈畸形。

三十三、如何治疗高肩胛症？术后如何进行功能锻炼？

答：治疗方法如下：

（1）非手术治疗：采用主动和被动的功能锻炼。伸展牵引短缩的肌肉，以改善上肢外展和上举的功能，一级畸形适合非手术治疗。

（2）手术治疗：二、三级畸形的患者一般适合肩胛骨内上部肩胛骨切除术；三、四级畸形的患者则需要行肩胛骨下移术。术式主要有 Green 术和 Woodward 术两种，手术原则是松解肩胛骨周围软组织，使肩胛骨降至正常位置，切除阻碍肩胛骨下降的骨质、肌性连接，注意血管、神经的损伤。高肩胛症除了肩胛骨的升高外，还可能合并其他骨性肌软组织的畸形，故手术治疗要考虑以下几个因素：①年龄。以 3～7 岁时手术效果较好。年龄太小则不能耐受手术。8 岁以上者，手术时过于注重矫正畸形，常引起臂丛神经牵拉而造成损伤，同时组织发育接近成熟，缺乏弹性，对肩胛骨位置的变化适应性差，故功能改善收效甚少，应慎重考虑。②畸形程度。对畸形严重合并有功能障碍者应考虑手术，功能障碍不显著而仅有外观畸形可不考虑手术。③双侧畸形。如畸形对称可不考虑手术治疗；如合并有其他脊柱及肋骨严重畸形，术后功能改善不大，不应手术治疗。

功能锻炼：正确的功能锻炼对预防关节僵硬、肌肉萎缩起到了十分重要的作用。

（1）手术当天：麻醉清醒后肩关节制动，可屈伸肘关节，握拳松拳等活动，被动与主动训练相结合，3～5 次/天，5～10 分钟/次，促进患肢血液循环，减轻肿胀，注意活动时勿强行牵拉患肢。

（2）术后第 1 天，开始卧位旋臂操练法，患者平卧位，肘部贴身旁，手掌向上，前臂逐渐向外，带动上臂外展肩关节，直至手背触及床缘，患儿先主动训练，观察肩关节能达到的外展角度，观察患儿面色、表情，3～5 次/天，5～10 分钟/次。

（3）术后第 2 天，开始升降肩胛训练，患儿平卧或半卧位，手掌贴身旁，手臂伸直位，手指贴身侧向上爬行以升肩胛，再向下爬行以降肩胛，两侧交替进行。3～5 次/天，5～10 分钟/次。

（4）术后第 3 天，重复上述训练动作，但要加大训练幅度。

（5）术后第 4、5 天：开始手指划圈训练，指导患儿手指在身体前面和侧面划圈，以训练肩关节内收、内旋、旋转活动，两侧交替练习，3～5 次/天，5～10 分钟/次。

术后第 2 周：

（1）开始练习手指爬墙，患儿示指、中指在墙上交替爬行，待不能再往上爬时，做好标记，保持于该位置至疲劳为止，每日 3 次，每次重复 5 遍。

（2）立位操练：患儿站立，弯腰后患肢自然下垂，先做前后甩动，后做环旋运动，活动由小到大，每天操练 3 次，每次至少 5 分钟。

（3）术后负重训练：术后 2 周伤口拆线后可行负重训练，方法是用一小挎包挎于患儿患侧肩部，包内容物重量为患儿体重的 1/10～1/8，每天负重 2 次，每次 2 小时。负重训练需长期坚持，直至两肩高度平行为止。

三十四、什么是肩关节周围炎？

答：肩关节周围炎简称肩周炎，是指肩关节囊和周围组织的退行性改变和慢性非特异性炎症，导致肩部疼痛及活动受限的一组疾病，亦称粘连性关节囊炎，俗称五十肩、冻结肩、漏肩风等，属中医"肩痹"范畴。好发于中老年人，女性高于男性。此病属自限性疾病，有自愈的倾向，预后良好。

三十五、肩关节周围炎有什么临床表现？

答：肩周炎多数为慢性疾病，起病隐匿，病程数月至两年不等。主要症状表现为肩周疼痛，肩关节活动受限僵硬。疼痛为钝痛、刀割样痛，夜间加重。疼痛可向颈、肩、臂部位发散。查体时，压痛点在肱二头肌长头肌腱、肩峰下滑囊、喙突、冈上肌腱附着等处。肩关节向各个方向活动受限，以外展、外旋、后伸障碍最显著，不能洗脸、梳头、穿衣服等。

三十六、肩关节周围炎临床分为几期？各期有什么临床表现？

答：根据肩周炎发生发展的病理过程，可分为急性期、粘连期、缓解期。

（1）急性期：病程较短，一般为 1 个月。本期临床主要表现为肩部自觉疼痛，昼轻夜重，疼痛多发生在肩关节的最外侧，表现为肱二头肌长头肌腱炎、冈上肌腱炎、肩峰下滑囊炎等。肩关节有相当大的活动范围，肩关节活动受限多是由于活动加重疼痛所致。

（2）粘连期：病程数月至半年。此期表现为肩关节活动功能明显受限。随着病情发展，肩部疼痛逐渐减轻或消失，肩关节周围肌肉、肌腱、滑囊和关节囊等软组织相继受累，出现慢性炎症，形成关节内外广泛粘连，严重可使肩关节活动范围明显缩小，甚至可使盂肱关节活动范围完全丧失，形成冻结肩。查体可见：上肢外展时肩耸起。当盂肱关节活动范围小时，只有肩胛胸壁关节的活动。病程长者，同时可出现三角肌、肩胛带肌不同程度的萎缩。

（3）缓解期：为本症的恢复期或治愈过程。肩痛已明显减轻或消失。肩关节活动功能也逐步改善。活动范围有所加大，多数患者外旋活动首先恢复，继为外展、内旋活动，最后可基本或完全恢复。一般恢复期的长短与前两期的时间成正比。冻结期越长，恢复期越慢，病程越短，恢复越快。

三十七、肩关节周围炎如何康复治疗？

答：（1）急性期：此期以缓解或解除疼痛、预防出现关节功能障碍为目的，不宜采用运动疗法。疼痛控制在 3 分内的患者，可做等长肌肉练习。

1）制动：可采用臂部吊带短期制动的方法，利于炎症的吸收，缓解症状。

2）物理治疗：可选用中频电、磁疗、超声波、微波、红外线疗法等。疗效不佳者可用冷疗法（用冰、冷水、干冰等对痛点按摩）。时间不可过长，一般治疗时间以皮肤鲜红色，有麻木、疼痛、迟钝感消失为度。每日 1 次，每 2 周为一疗程。

3）推拿治疗：手法治疗具有活血化瘀、消肿止痛的作用，待疼痛减轻或可耐受时，可应用点、按、揉、推、滚等手法，手法宜轻，在无痛范围内进行肩关节各轴向活动，以恢复或保持肩关节的正常活动度。

4）关节松解术：可采用 I、II 级手法，缓解疼痛，维持肩关节正常的生理功能。

（2）慢性期

1）推拿治疗：冻结期采用稍重手法，并结合被动运动，以达到松解粘连，恢复关节正常功能的目的。

2）关节松解术：采用Ⅲ、Ⅳ级手法，治疗强度及治疗时出现无痛或微痛，以24小时后可缓解或减轻为度。

3）运动疗法：主动和被动锻炼，可长期间歇性坚持，一般每日锻炼2～3次，每次15～30分钟。①仰卧位，患肢外展位，做肩部外旋和内旋的主动或助动运动。②Codman下垂摆动练习：患者立体前屈，患肢自然下垂，患肢前后、内外摆动和划圈，摆动幅度宜由小到大，每次摆动到手指轻微发麻或发热。③双手持体操棒或利用绳索滑轮装置，由健肢帮助患肢做肩部各轴向的助力运动，如图2-8所示。④利用墙壁，做手爬墙的动作，如图2-9所示。⑤双手握住肋木下蹲，利用自身体重伸肩部周围组织，如图2-10所示。⑥利用肩关节活动器等进行肩部的主动运动，如图2-11所示。⑦利用哑铃等增强肩胛带肌肉的抗阻力运动。

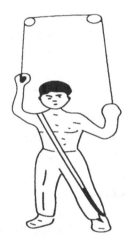

图2-8　绳索滑轮练习

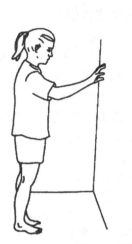

图2-9　爬墙练习

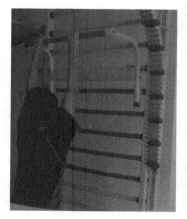

图2-10　肋木练习

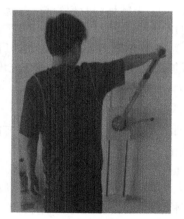

图2-11　肩关节活动器练习

（3）缓解期：此期应继续加强功能锻炼，消除残余症状，增加失用所致萎缩肌肉的肌力以达到全面康复和预防复发的目的。

三十八、什么是人工全肩关节置换术？

答：人工全肩关节置换（total shoulder arthroplasty，TSA）是指应用人工材料制作的全肩关节结构植入人体以替代病损的自体关节，从而获得肩关节功能（图2-12，图2-13）。通常多用于肱骨近端骨折和肿瘤的治疗。

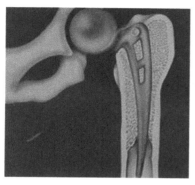

图2-12　人工全肩关节置换

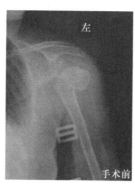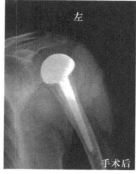

图2-13　人工全肩关节置换X线片

三十九、人工肩关节分型有哪些？

答：人工肩关节（图2-14）分为三型。

（1）非制约型：非制约型假体由肩胛盂假体和肱骨头假体组成，两者的曲面相匹配。其稳定性主要取决于关节囊、肩袖和肩周其他软组织功能的完整性。主要适用于肱骨头坏死。

（2）制约型：人工全肩关节由于球头曲面较小，安放在较深的臼窝中，手术要切除较多的骨性结构，后期骨与假体间松动率较高，制约型仅适用于类风湿关节炎。

（3）半制约型：可用于各种关节痛，如骨肿瘤，而人工半肩关节多用于骨折。

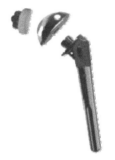

图2-14　人工肩关节

四十、全肩关节置换术有哪些适应证和禁忌证？

答：适应证：人工全肩关节置换术适用于涉及肱骨头及关节盂两侧病变所致疼痛，其次为功能和运动障碍。

（1）骨性关节炎：包括原发性和继发性两类，因为89%～95%患者的肩袖保持完好，是人工肩关节置换的较理想适应证。

（2）类风湿关节炎：当肩袖病变发展至不可逆及伴有骨质缺损时，尽管人工肩关节置换仍可有效地缓解疼痛，但功能恢复往往不能令人满意，应鼓励患者早期手术。

（3）创伤性关节炎：晚期具有与骨关节炎类似的病理变化，唯其常伴有肌肉、关节囊的损伤及瘢痕，有时还合并有血管、神经的损伤，应对患者的软组织结构条件进行仔细评价。

（4）肩袖损伤性关节病：是最难处理的关节病之一。人工全肩关节置换可缓解疼痛，但由于广泛的肩袖损伤难于修复，只能进行有限的康复训练，以增加关节的稳定性。

（5）人工肩关节翻修：包括肩胛盂假体松动、断裂、下沉和人工肱骨头植入的技术错误等。

（6）其他：骨坏死、肿瘤、肩关节发育不良、陈旧性感染等。

如果病变局限于肱骨头，或肩胛盂关节软骨只有轻度软化，可仅行人工肱骨头置换。

其禁忌证如下：

（1）近期或活动感染：尽管在拥有第3、4代抗生素及含抗生素骨水泥的今天，有些医生已不将感染作为人工关节置换的禁忌证，但大多数医生，在一般情况下仍视其为禁忌。

（2）三角肌及肩袖瘫痪：人工肩关节保持了肩胛盂与肱骨间的空间，本身并无功能，缺少动力的人工肩关节置换是无意义的。这种患者如有肩关节疼痛症状，可选择肩关节融合术。如为三角肌或肩袖单个瘫痪则不是禁忌证。

（3）神经源性关节病：尤其当病变尚轻微、稳定时，手术将加速病程进展。

（4）不可修复的肩袖撕裂是肩胛盂置换的相对禁忌证。

（5）肩关节极度不稳。

（6）疼痛症状及功能障碍轻微者。

四十一、人工肩关节置换术后护理要点有哪些？

答：（1）病情观察：给予吸氧、持续心电监护，严密观察病情的变化，当发生异常时，及时报告。

（2）体位护理：患肢用肩肘固定带固定，使肘关节屈曲90°，呈功能位，肢体下可垫一薄枕。

（3）末梢血运的观察：注意观察患肢的皮肤温度、末梢血液循环、感觉、运动等情况，肢体有无肿胀及肿胀程度。

（4）疼痛护理：术后给予常规冰袋冰敷术部，当疼痛分数大于3分时，需及时给予处理。

（5）生活护理：术后患者需卧床休息，应加强巡视，做好口腔、皮肤等护理。

四十二、人工肩关节置换术后的功能锻炼有哪些？

答：肩关节置换术后康复治疗方案选择及术后肩关节功能恢复最关键在于假体的正确植入。假体的正确植入是平衡肩关节周围软组织张力和维持肩关节稳定的基础。适当的假体高度对维持肩关节周围软组织张力和肩袖止点的重建有重要意义。肩袖止点的重建是整个手术的重要步骤，牢固地重建大小结节是术后肩关节功能恢复的关键，并且直接关系到康复计划的实施。术中重建肩袖止点后检查肩关节在无张力情况下的活动，并且记录肩关节前屈、外展和外旋的安全活动范围，是指导术后康复治疗的重要依据。早期康复治疗可提高关节活动度，减缓肌肉萎缩，防止关节粘连。每位患者术后情况不同，所以应实施个体化、系统性康复治疗，促进患者早日康复。

功能锻炼：

（1）术后第1～2天：进行关节锻炼、握拳和松拳运动，促进血液循环和手指的功能恢复。患肩在休息时固定于中立位，减小肩袖张力。

（2）术后第3天：进行上肢关节（手、腕、肘）被动、主动伸屈运动，以及肩部肌肉等长收缩，每次10分钟左右，每天3～5次，以促使上肢远端肌力、腕关节功能的尽早恢复。

（3）术后第5～7天：健侧肢体协助做伸肘、屈肘运动，仰卧位时外旋和上举运动，外旋运动时屈肘90°，用健侧手握住腕部上举过肩并用手触前额，逐渐超过头部，每天4次，每次10分钟左右。

（4）术后第7～14天："摆动"练习，弯腰患臂下垂，手持木棍，在地面上进行内旋或外旋划圈，并逐渐增大圈的半径。练习时躯体前屈，可以减轻患者肌肉克服重力的负担，使肩部肌肉进一步松弛。

（5）术后第3周：可去除肩关节支具或前臂吊带，术肢做主动活动锻炼。增加"摆动"练习和划圈练习，在尽量大的运动范围内做前后、左右摆动及顺时针和逆时针练习。开始增加等长功能锻炼，屈肘90°，用健侧手、墙壁等作为阻力，然后等长收缩内外旋肌群。

（6）术后第6周：三角肌和肩袖的创伤基本愈合，开始逐渐做三角肌和冈下肌的主动练习。以上锻炼方式，每天重复5次，每次5分钟左右，进行主动的前屈、后伸、内旋、外旋活动。逐渐增加肩关节肌力和活动范围。

（7）术后晚期：鼓励患者尽早使用术肢完成日常活动的同时，禁止激烈活动，不宜上提或拖拉重物及投掷、挥动手臂，以免引起置换关节脱位、松动甚至假体柄折断。

四十三、人工全肩关节置换术后的并发症有哪些？

答：常见的并发症如下。

（1）假体松动：是全肩关节置换术后最常见的并发症，也是翻修的主要原因。X线诊断的依据是假体下沉或周围透明区完整并且超过2mm。通常X线片上松动较普通，而临床松动相对较少，关节盂假体的松动与疼痛相关，而肱骨假体松动与疼痛无关。关节盂假体松动发生高于肱骨假体。假体松动随时间的延长而呈进行性发展。全肩关节术后肱骨头假体上移与肩袖撕裂的程度有明显的关系。肩关节不稳定：人工关节置换术后改变和影响肩关节表面的对合性、盂肱韧带的完整性、三角肌和肩袖肌肉的协同收缩作用，以及关节囊、盂唇结构和骨性结构的相互作用，这些部位出现问题，都会导致肩关节不稳定。这种精确平衡状态遭到任何破坏都将导致肩关节不稳定。上方不稳定：多发于三角肌的强力收缩与肩袖肌肉力量不平衡，如冈上肌肌力弱、肩袖止点重建失败。下方不稳定：当肩关节外展90°以上水平活动性丧失，多因假体植入过深而导致肱骨长度减少，三角肌肌力弱而造成。前方不稳定：包括假体后倾不足，肩胛下肌重建后断裂或三角肌前方部分功能丧失。后方不稳定：原因包括假体后倾过大、软组织张力不平衡，以及关节盂磨损。

（2）感染：是肩关节假体置换术后最严重的并发症，深部感染可导致关节置换术失败。术前应增强体质，提高感染能力，做好术前皮肤准备。术中严格无菌操作，避免血肿形成。术后需保持伤口干燥，当有渗液时及时更换敷料。

（3）肩袖损伤：肩袖止点的重建是人工全肩关节置换术中的重要步骤，也直接影响到术后康复。若重建位置不正确，将导致肩袖肌肉张力紊乱，导致撞击征的发生。因此，尽可能地按解剖关节置入，肩袖止点有良好重建，早期康复注意不要损伤缝合的肩袖。

（4）异位骨化：外伤是发生异位骨化的重要因素，如反复手法复位、延迟的手术治疗、肱骨近端骨折、肩关节脱位、严重软组织损伤等。骨关节炎可能是发生异位骨化的危险因素。

第三章　肘关节疾病治疗与护理

一、肘关节的解剖和功能有哪些？

答：肘关节是仅次于距小腿关节（又称踝关节）的机体最稳定的关节。它由3块骨和3个关节组成。尺骨与桡骨分别与肱骨构成关节，尺骨与桡骨之间也构成关节。这3个关节分别为肱尺关节、肱桡关节和桡尺近侧关节，它们被包在同一个关节囊内，并具有共同的关节腔。其中肱尺关节是肘关节的主要部分，也是肘关节主要的稳定关节。尺骨的鹰嘴突和冠突形成深在的滑车切迹，它与肱骨远端的中心近中位的关节面即远端肱骨滑车，构成紧密的关节。滑车面不是平坦的，带有沟和凹。此关节的运动主要系尺骨滑车切迹在肱骨滑车上的屈伸运动。桡尺近侧关节由尺骨的桡骨切迹与桡骨小头的环状关节面构成，尺骨的桡骨切迹近似能容纳桡骨头环状关节面周长的1/4，其余部分由上宽下窄的环状韧带环绕，后者能固定桡骨小头的位置并使其不易向远侧脱出。肱桡关节本身无任何特殊运动，但可以协助桡尺近侧关节的运动（图3-1）。

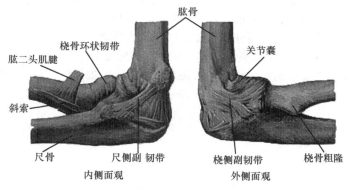

图3-1　肘关节

二、肘关节活动范围有哪些？

答：（1）肘关节屈曲：矢状面、尺骨鹰嘴与肱骨滑车间、肱骨小头与桡骨小头凹间的运动。正常活动范围：0°～145°。角度测试：以肱骨外上髁为轴心，穿过肩峰的肱骨干中线为固定臂，穿过桡骨茎突的桡骨中线为活动臂，同时固定肱骨远端。

（2）肘关节伸展：与肘关节屈曲相反，过伸常伴随提携角的增加，关节松弛者可能存在 0°～15°过伸角度。

（3）肘关节旋前：水平面上屈肘90°时，桡骨小头凹与肱骨小头之间的运动。正常活动范围：0°～90°。角度测试：坐位，前臂置于桌上并使待测肘关节屈曲90°，手中同时握一小木棒，以木棒垂直时为旋前0°位，以第3掌骨为轴，桌面平行者为固定臂，木棒为活动臂，同时固定肱骨远端。

（4）肘关节旋后：与肘关节旋前相反。

三、肘关节运动参与的肌肉有哪些？

答：（1）屈肘：肱二头肌、肱肌、肱桡肌、旋前圆肌、腕屈肌群。

（2）伸肘：肱三头肌、肘肌、腕伸肌群。

（3）旋前：旋前圆肌、旋前方肌、桡侧腕屈肌、肱桡肌、肘肌。

（4）旋后：旋后肌、肱二头肌、桡侧腕长伸肌、拇长展肌、肱桡肌。

四、肘部疾病有哪些阳性体征？

答：（1）髁干角：正常时肱骨纵轴与内外上髁连线成直角，如髁上骨折移位或先天性畸形髁干

· 22 ·

角成锐角或钝角。

（2）Hueter 线与 Hueter 三角（肘后三角）：正常情况下，肘关节伸直时，肱骨外上髁、肱骨内上髁和鹰嘴突在一条直线上；肘关节屈曲时，三者呈一等腰三角形。肱骨髁上骨折时，三者关系不变；肘关节后脱位时，三者关系改变。

（3）米尔斯（Mills）征：患者将肘伸直，腕部屈曲，将前臂旋前时，肱骨外上髁疼痛为阳性，肱骨外上髁炎时此征阳性。

（4）肘外翻挤压试验：肘关节伸直位，检查者一手握腕，另一手扶患肘，并使其外翻，肘外侧有疼痛为阳性，提示桡骨小头骨折。

（5）肘侧副韧带稳定试验：肘关节在伸直状态下，前臂旋后位。检查者一手固定患肢上臂远端，另一手握住患肢前臂远端，并被动向外或向内活动前臂，如出现异常的向外活动则可能有肘关节内侧韧带损伤、肱骨内侧髁撕脱，如有异常的向内活动则可能有肘关节外侧副韧带损伤等，但一般急性外伤病例，肘部肿胀疼痛明显时，此项检查尽可能不用，以免增加患者疼痛并加重伤势。

五、什么是肘关节脱位？有什么临床特点？如何康复治疗？

答： 肘关节脱位是最常见的脱位之一，多发生于青少年。肘关节脱位多由于传递暴力或杠杆作用所造成，当患者跌倒时，在肘关节伸直、前臂旋前位手掌支地所产生的传递暴力使肘关节过度后伸，以致鹰嘴尖端冲击肱骨下端的鹰嘴窝，产生一种有力的杠杆作用，使止于冠突上的肱前肌及肘关节囊被撕裂，于是肱骨下端前移，尺骨鹰嘴后移，形成肘关节后脱位。

临床特点如下。

（1）有手着地跌倒的外伤史。

（2）肘关节处于半伸位不敢运动，患肢肿胀。

（3）局部触痛明显，肘后空虚，有凹陷。

（4）肘后三角关节完全破坏。

（5）X 线显示脱位的情况。

康复治疗：经过复位的肘关节因为有关节囊及周围组织的损伤，预后很难恢复至正常范围，所以康复治疗特别重要。复位后佩戴外固定支具，第 2 天开始进行手、腕、肩关节的主动练习。第 2 周开始增加指与肩的抗阻力练习、腕屈伸的静力性收缩练习及肱二头肌抗阻练习。第 3～6 周，去除外固定后进行如下练习：①肘关节主动屈伸功能训练；②前臂的旋转练习及上述的抗阻力练习；③辅助吊轮、墙拉力器、橡皮筋等器械进行功能训练；④应用关节松动术，手法要轻柔，力量过大的强制性伸肘会导致周围组织出血、渗血，严重可发生骨化性肌炎，造成肘关节不可逆的强直性改变。

六、肘关节镜治疗术的适应证有哪些？

答： 随着关节镜技术的发展和普及，肘关节镜下手术的开展正逐年增加。目前肘关节镜治疗术用于以下疾病的诊治。

（1）游离体的检查和取出，不伴有关节软骨损伤。

（2）肘关节剥脱性骨软骨炎的诊断和处理。

（3）对桡骨小头的软骨或骨软骨病变进行诊断和治疗。

（4）桡骨小头骨折的诊断。

（5）创伤性或退行性关节僵硬的松解和清理，肘关节屈曲挛缩的松解。

（6）滑膜增生性疾病，需行部分滑膜切除，如类风湿关节炎、色素沉着绒毛结节性滑膜炎等。

（7）部分肱骨或尺骨鹰嘴、鹰嘴窝等处骨赘的摘除。

（8）滑膜皱襞的清理。

（9）化脓性关节炎的冲洗清理术。

（10）诊断不明的疼痛性弹响肘，如游离体、创行后关节炎、原发性关节退变、软组织粘连、环状韧带弹响、后外侧旋转不稳。

（11）网球肘的处理。

（12）肱骨外上髁炎的松解。

（13）肘关节不稳的评价和继发病变的治疗。

（14）尺侧副韧带松弛的诊断。

（15）肘外翻矫形过度综合征。

七、肘关节镜治疗术的禁忌证有哪些？

（1）术前无明确诊断。

（2）关节活动度严重受限。

（3）任何已经存在的解剖异常。

（4）反射性交感神经营养不良。

（5）皮肤条件不佳，如蜂窝织炎。

（6）能获得纠正的出、凝血疾病。

（7）明显的移位骨化或桡骨小头骨折移位，可能造成骨间背侧神经在未探查和保护情况下的损伤风险增加。

（8）创伤后处于急性期。

八、肘关节镜治疗术有哪些麻醉方式？

答：（1）通常使用全身麻醉（简称全麻），因为全麻下患者肌肉完全松弛并可消除患者在术中的各种不适，也可便于早期对术后神经血管的评估。

（2）其次最常使用臂丛阻滞麻醉，它具有良好的镇痛及肌肉松弛作用，但对止血带耐受性较差，且术后不能立即进行外周神经的检查。

（3）局部麻醉（简称局麻）的优点是安全，当器械靠近神经时患者会及时给医生提示；其缺点是镇痛不完全，患肢肌肉紧张，不能使用止血带，因此局部浸润麻醉较少采用。

九、肘关节镜治疗术术后护理要点有哪些？

答：（1）病情观察：密切观察患者生命体征的变化，同时关注患肢的感觉、末梢血运、伤口情况等。若发现异常，及时报告、及时处理。

（2）疼痛护理：使患者疼痛评分控制在3分之内，可通过聊天、看电视、冰敷等方法缓解疼痛；当疼痛大于3分时，区别是手术局部切口疼痛，还有其他原因引起的疼痛，注意观察肘部敷料松紧是否适宜，避免因过紧引起骨筋膜室综合征，使术肢剧烈疼痛，且使用镇痛药物，疼痛不缓解。

（3）体位护理：术后予屈曲位，抬高肘关节高于心脏水平，利于静脉回流，减轻肿胀。全身麻醉患者术毕返回病房可予垫枕头。

（4）饮食护理：术毕根据患者精神、胃肠蠕动等状况来评估患者，如果均恢复正常，可嘱患者先饮少量水，如无恶心、呕吐可食流质或半流质食物，不可食牛奶、豆浆等胀气食物，以免引起腹胀。

十、一般肘关节镜术后康复锻炼有哪些？

答：术后锻炼的目的：减轻肢体肿胀、缓解疼痛，预防邻近关节粘连；改善或重新获得全关节活动范围；减少疼痛和炎症；预防肌肉萎缩。

（1）邻近关节的主动运动

1）肩关节的主动运动：用健侧手托住患侧肘关节外固定，主动进行肩关节的前屈、后伸、外展、内收、外旋、内旋等方向的活动，每日2组，每组15～20次。

2）手部运动：包括腕关节、掌指关节、指间关节的主动活动和对指活动，目的是预防手部关节粘连，促进手部淋巴护理，减轻肘关节局部肿胀。

（2）肘关节无痛或微痛范围的主动活动

1）患者取站立位或坐位，上身保持端正姿势，上肢前伸，手心向下，五指分开，使手指尽量向前方伸出，保持10秒。

2）患者体位如前，手指屈曲握拳，手心向上，慢慢收至腰间（使手处于腋中线上），并尽量向肩部靠拢，保持10秒，两种训练姿势缓慢交替进行，每组5～10秒，逐渐增加至每组50～100次，每日3～10组。

（3）握拳练习：患者用力握拳并保持5～8秒，后用力尽量伸展，保持5～8秒，10～15次/组，每日4组，促进静脉、淋巴的回流，减轻肿胀。

（4）出院指导：继续上述动作的练习，可进行肘关节的日常生活活动练习，如患肢刷牙、洗脸、吃饭、梳头、写字等。术后14天伤口拆线，根据医生意见，定期复查。

十一、肘关节僵硬松解术后功能锻炼有哪些？

答：肘关节骨折或脱位后若处理不当，常易发生关节纤维粘连即关节僵硬，使肘关节的活动受限。症状较轻时，可采取积极的保守治疗，如适当的功能锻炼、理疗等；但症状严重者需行手术治疗。肘关节镜治疗术是治疗肘关节纤维粘连较为理想的方法。但术后需注意功能锻炼，防止再次发生关节僵硬。

（1）初期锻炼：手术当天麻醉清醒后，患者开始握拳练习，前臂肌缓慢收缩至握紧10秒，再缓慢放松10秒，疼痛控制在3分内，以感觉疲劳为宜。术后第1天继续练习上述动作，10次/组，10组/天。

（2）早期功能锻炼：被动锻炼为主，主动锻炼为辅。术后第3天开始练习肘关节伸屈活动。用肘关节持续性被动活动（CPM）机或儿童膝关节CPM机替代进行被动功能锻炼。患肢置于CPM机上，按患肢长度调节CPM臂长，垫毛巾后绑紧于CPM机上，由最慢速度、最小角度开始，每天2次，每次5～10分钟，活动幅度逐渐增大。注意CPM机的活动轴心与肘关节活动轴心在一条线。

（3）中期锻炼：主动运动为主，被动运动为辅。术后第5天开始患肢肘关节的主动伸屈活动。活动幅度接近术后松解的角度，每天增加5°～10°，维持最大幅度1～2周，每次运动后冰敷持续30分钟，以免关节内出血。术后6～7天，可注射透明酸钠2.5ml，防止关节再粘连。

（4）后期锻炼：术后2周拆线，完全主动练习。练习日常生活动作如洗脸、刷牙、梳头等。根据医生意见，定期复查。

十二、上肢关节镜术后支具的作用有哪些？

答：（1）固定和矫正：通过固定病变部位来矫正肢体已出现的畸形，预防畸形的发生和发展。

（2）稳定和支持作用：通过限制肢体或躯干关节的异常活动，维持骨和关节的稳定性，减轻疼痛或恢复其承重功能。

（3）保护和免负荷作用：通过对病变肢体的固定和保护，促进炎症和水肿吸收，保持肢体和关节的正常对线。对某些承重的关节，可以减轻或免除肢体或躯干的长轴承重，从而促进病变愈合。

（4）代偿和助动作用：通过支具的外力源（如橡皮筋、弹簧等），代偿已瘫痪肌肉的功能，对肌力较弱者予以助力，使其维持正常运动。

十三、关节镜术后支具的分类有哪些？

答：按支具的治疗部位，可分为上肢支具、下肢支具和脊柱支具。

按支具的治疗目的，可分为保护性支具、固定性支具、免负荷性支具、矫正性支具、功能性支具、站立用支具、步行用支具、牵引用支具、功能性骨折治疗用支具等。

十四、上肢关节镜术后的常用支具有哪些？

答：上肢支具的主要作用是保持不稳定的肢体处于功能位，提供牵引力以防止挛缩，预防或矫正肢体畸形及补偿失去的肌力，帮助无力的肢体运动等。

（1）手支具：分为手指固定性支具、手指活动性支具等，由低温热塑料板材或铝合金、皮革制成，可辅以弹簧圈和橡皮筋等，用于限制、固定或辅助手指活动，矫正或预防手部畸形。前者适用于外伤后指间关节的变形和肌腱损伤后的固定，后者适用于外伤后指间关节屈曲或伸展受限、指伸韧带损伤、神经损伤等疾病（图3-2A）。

（2）腕手支具：分为腕手固定性支具和腕手活动性支具，由低温热塑板材或铝合金、皮革等制

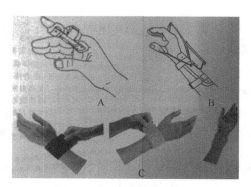

图3-2　手支具和腕手支具
A. 伸指支具；B. 腕手活动性支具；
C. 腕护具用于保护腕部

成，可辅以支条、弹簧圈和橡皮筋，用于固定或提高腕关节的伸展和屈曲能力，预防或矫正腕关节挛缩畸形，适用于手腕部骨折、韧带损伤术后和尺桡神经损伤，如桡神经损伤后的腕伸支具、腕部骨折后的固定性支具等（图3-2B）。腕护具近年应用较多，腕周韧带损伤、三角软骨损伤或微创术后用于保护腕部，促使损伤组织愈合（图3-2C）。

（3）肘支具：分为固定性肘支具和活动性肘支具，通常由热塑板材、金属支条等制成，包括上臂托、前臂托和环带等，用于限制、保护和代偿肘关节屈伸功能，适用于肘关节骨折及术后、肘部烧伤后的固定等（图3-3～图3-5）。对于合并有腕关节、手功能障碍的患者，可以将肘支具向下延长，制成肘腕支具或肘腕手支具。肘腕支具主要用于肘骨性关节炎、剥脱性骨软骨炎镜下清理术后，顽固性网球肘等术后制动。

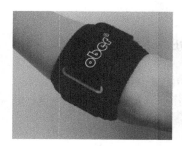

图3-3　肘护具

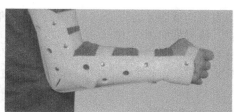

图3-4　前臂超关节支具

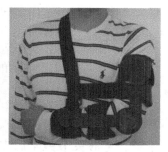

图3-5　可调式肘关节支具

（4）肩支具：分为肩外展固定性支具和功能性上肢支具等。肩外展支具通常由塑板材和轻金属制成，包括腋下三角支撑架、胸腰板、腰带、上臂托、前臂托和肩肘固定带等（图3-6，图3-7）。

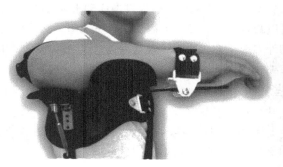

图3-6　肩外展矫形器

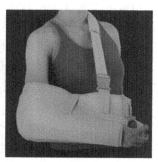

图3-7　肩肘关节固定支具

第四章　上肢骨肿瘤的治疗与护理

一、什么是骨肿瘤？

答： 骨肿瘤是骨组织及其附属组织的新生物，有原发性和转移性之分。按其恶性程度又分为良性、恶性及介于两者之间的骨巨细胞瘤。原发性骨肿瘤有良性的，也有恶性的；而转移性骨肿瘤均为恶性。在骨肿瘤中，良性骨肿瘤多于恶性骨肿瘤，良、恶之比为 2:1。

二、骨与软组织肿瘤的特点、临床表现及诊断标准有哪些？

答： 特点如下。

（1）年龄：对于不同类骨原发肿瘤，其发病年龄存在很大差异，但对于某一特定类型肿瘤年龄可成为决定性因素或与其他疾病鉴别的关键点。例如，骨巨细胞瘤很少在青春期前发生，软骨肉瘤很少在儿童中发生，尤因肉瘤很少发生于 5 岁以前和 30 岁以后，浆细胞瘤和脊索瘤只在成年期才能见到。

（2）病程长短：肿瘤的生长速度是一个重要因素。例如，骨肉瘤患者经常出现肢体迅速增大的肿块；而软骨肉瘤患肢肿块可以存在数年；再如在骨肉瘤和皮质旁骨肉瘤的鉴别中，如果有几年的病史及症状，提示是后者。

临床表现：局部症状一般可包括疼痛、肿胀和包块。疼痛是恶性肿瘤的重要症状，也可以由良性肿瘤压迫重要器官或神经引起。当良性肿瘤发生恶变的时候，可突然出现疼痛。初期，疼痛很轻，呈阵发性，以后逐渐加重，变为持续性。夜间痛、静息痛、不规则痛是恶性骨肿瘤的重要特征。疼痛的性质主要以钝痛、胀痛为主，发生病理性骨折可呈剧痛或锐痛。

诊断标准如下。

（1）肿胀和包块是骨肿瘤的另一重要诊断依据。肿胀一般在疼痛经过一段时间后出现。表浅部肿胀可能出现较早，如骨膜或骨皮质的肿瘤。骨盆容量较大，骨盆内的神经鞘瘤或脊索瘤往往长到很大才被发现。转移性肿瘤可以完全没有肿胀。局部包块有助于早期诊断。良性肿瘤的包块生长缓慢，常不被发现，偶尔检查发现，良性包块对周围组织和关节活动影响不大；恶性肿瘤生长迅速，病程较短，增大的肿块可有皮温升高和静脉曲张，位于长骨骨端、干骺端的肿瘤可有关节肿胀和活动障碍，盆腔内的包块可引起机械性梗阻，有便秘和排尿困难等。位于长管状骨骨骺内的成骨细胞瘤可引起关节积液肿胀、血沉和血象的改变，需要与急慢性骨髓炎相鉴别。位于扁平骨的尤因肉瘤可有红肿热痛、血象增高等表现。

（2）轻微外伤后的病理性骨折常是良性肿瘤的首发症状，也是恶性肿瘤和骨转移瘤的常见并发症，所以临床上要引起重视。

（3）良性肿瘤和早期恶性肿瘤往往没有全身症状，恶性肿瘤晚期可有消瘦、乏力、贫血等恶病质表现。但也有一些恶性肿瘤全身症状不明显，如骨原发性恶性淋巴瘤可有特殊的"健康感"。

（4）肿瘤的位置：肿瘤的大小和位置也相当重要。骨巨细胞瘤总是位于骺端和近骨端，而且通常在生长软骨停止生长时产生，在有生长软骨的干骺端或位于连接或跨越生长软骨的骨端，在颅骨中见不到软骨源性的肿瘤；造釉细胞瘤仅在胫骨或尺骨上发生；脊索瘤几乎在颅底、骶骨或脊椎上发生，肢体部位极罕见。

（5）既往病史：准确的病史可能成为确定性的鉴别因素，如骨的转移瘤和甲状旁腺功能亢进骨病变的鉴别，骨脓肿有时会与中央型的软骨肉瘤相混淆。家族史有助于鉴别多发性外生性骨软骨瘤和神经纤维瘤。

（6）实验室检查：对于某些肿瘤，实验室检查有诊断意义，主要包括血常规检查，血生化检查，血清酶学检查和肿瘤特异性标志物的检查。

1）血常规检查：良性肿瘤的血常规和血沉一般均在正常范围内。恶性肿瘤的血常规早期一般也无异常表现，晚期可出现贫血。血沉可以作为恶性肿瘤发展过程中的动态监测指标，但不具备特异性，在肿瘤生长加速、复发和转移时可明显升高。

2）血生化检查：血清蛋白升高主要见于恶性淋巴瘤、浆细胞骨髓瘤。血清蛋白降低常见于恶性肿瘤晚期恶病质患者。

3）血清酶学检查：碱性磷酸酶是一种细胞表面糖蛋白，目前已知的主要有四种同工酶，分别是胚胎型、肠型、肝/骨/肾型和生殖细胞型，分别由不同的基因编码。碱性磷酸酶来源于血小板、红细胞、前列腺和骨骼中。在良性肿瘤和恶性肿瘤的早期，尤其是生长较慢的病灶中，碱性磷酸酶含量可正常。当有新生骨形成时，如成骨肉瘤和成骨性转移中，碱性磷酸酶升高。当手术切除肿瘤之后，两周内血清碱性磷酸酶可降至正常水平。若不能降至正常，说明表面仍有病灶残余或已有转移。若已经降至正常而又升高，并不能完全排除转移的可能。乳酸脱氢酶是一种主要的细胞代谢酶，可从正常细胞分泌出来或从破碎细胞中释放至血液中，乳酸脱氢酶升高除心脏、肝脏、血液病外，也常见于恶性肿瘤。研究表明，在尤因肉瘤中，治疗前血清乳酸脱氢酶水平升高患者，与乳酸脱氢酶正常患者比较，复发和转移率高、总体生存率和无病生存期明显缩短。

4）肿瘤标志物：是由肿瘤组织代谢和分泌的具有肿瘤异性的分子产物，对肿瘤的分期和分级有指导意义，并能检测肿瘤对治疗的反应和预测复发转移，包括激素、抗原、氨基酸、核酸、酶、多聚氨和特异性细胞表面蛋白和脂类，是在 1978 年由 Herberman 正式提出，在次年得到公认。

三、什么是骨软骨瘤？有什么特点？

答：骨软骨瘤，又称外生骨疣，是骨发育异常所形成的软骨赘生物。其结构包括骨软组织及其顶端的软骨帽。其特点如下。

（1）多见于青少年，发生在 5 岁以上，占良性骨肿瘤的 40%以上。常见于长管状骨的干骺端（如股骨下端、胫骨上端、肱骨上端和桡骨下端）和躯干的骨盆骨及肩胛骨。

（2）本病可单发，亦可多发。

（3）恶变一般发生在中年，主要表现为突然长大或出现疼痛，一般为低度恶性的 I 期软骨肉瘤。

（4）该肿瘤可随年龄的增长、人体的发育而增大，而于骨骺线闭合后其生长亦停止，则病变处于静止期。

四、什么是尤因肉瘤？有什么特点？

答：尤因肉瘤是起源于骨髓间充质细胞，由小圆细胞构成的恶性骨肿瘤，由于此病发病迅速，恶性程度高，又称为未分化网状细胞肉瘤。其特点如下。

（1）好发于 10～20 岁的青少年，男女比为 2：1。

（2）可发生于全身任何骨骼，以长骨较多见，如股骨、胫骨、腓骨，可累及骨干和干骺端。躯干下半部的发病率为上半部的 2 倍。

（3）临床表现为疼痛、触痛并很快出现肿块，有时肿块迅速增大伴发热，全身情况很快恶化，极似急性血源性骨髓炎。

五、什么是骨样骨瘤？有什么特点？

答：骨样骨瘤是一种以孤立性、圆形的小瘤巢，周围有成熟的反应骨为特征的良性成骨性肿瘤。其特点如下。

（1）多发生于 15～25 岁的青少年。

（2）病变位于长骨骨干的皮质内，最常见于股骨小粗隆、肱骨近端内侧、胫骨远 1/3 处皮质内。

（3）有明显疼痛，夜间加剧，可影响睡眠。

六、什么是骨巨细胞瘤？有什么特点？

答：骨巨细胞瘤是一种具有潜在恶性或介于良性和恶性之间的溶骨性肿瘤，起源于骨髓结缔组织间质细胞，其主要结构为基质细胞和多核巨细胞。其特点如下。

（1）多见于20～40岁。

（2）多发生于干骺端。

（3）既可能是良性，也可能是恶性。

（4）病变范围一般较大，病变清除后需进行骨支架重建。骨巨细胞瘤按其分化程度分为Ⅰ级：为良性，约占50%。Ⅱ级：介于恶性与良性之间，两者不易区分。Ⅲ级：为恶性，发生较少。在疾病发展过程中，Ⅰ级、Ⅱ级可转化为Ⅲ级。

七、什么是原发性恶性骨肿瘤？有哪些常见的原发性恶性骨肿瘤？

答： 原发性骨肿瘤起始于骨组织本身，虽然良性占大多数，但恶性者也不少见。常见的原发性恶性骨肿瘤有骨肉瘤、软骨肉瘤、尤因肉瘤、脊索瘤。

八、什么是骨肉瘤？有什么特点？

答： 骨肉瘤是一种最常见的原发性恶性骨肿瘤，占恶性肿瘤的1/4～1/3，由于其恶性瘤细胞直接形成骨样组织，又称为成骨肉瘤。其特点如下。

（1）恶性程度极高，预后极差，一般于数月内出现肺部转移，截肢后5年存活率低于20%。

（2）多见于青少年，大多在10～25岁，而且男性较多。

（3）肿瘤多位于骨端，偶见于骨干和骨骺，好发部位为股骨下端及胫骨上端，约占3/4，其他如肱骨、股骨上端、腓骨、脊柱、髂骨等亦可发生。

（4）肿瘤多为溶骨性，少数为成骨性。

（5）疼痛为骨肉瘤早期症状，可发生在肿瘤出现以前，起初为间断性疼痛，逐渐成为持续性剧烈疼痛，尤以夜间为甚。

九、什么是软骨肉瘤？有什么特点？

答： 软骨肉瘤是指来源于软骨细胞的恶性肿瘤。主要由肉瘤性软骨母细胞及软骨基质构成，在原有良性软骨瘤（如骨软骨瘤、内生性软骨瘤）基础上发生恶变，可形成继发性软骨肉瘤。其特点如下。

（1）多见于40～70岁，且男性多于女性。

（2）常见于长骨近端、骨盆及肩胛带，多为中心性。

（3）肿瘤生长速度及肺转移的发生率取决于肿瘤本身的恶性程度，Ⅰ期预后好，Ⅱ期预后较差。

十、什么是转移性骨肿瘤？有什么特点？

答： 转移性骨肿瘤即原发于骨外器官或组织的恶性肿瘤，通过血液循环或淋巴系统转移至骨骼，并继续生长，形成本病的骨肿瘤。其特点如下。

（1）好发于40～60岁，常见的原发灶有前列腺癌、乳腺癌、肺癌、甲状腺癌、肾癌，也可来自消化系统，如胃癌、肝癌等。女性生殖系统的宫颈癌、卵巢癌等可有骨转移，但较少见。儿童的骨转移较少，可来自神经母细胞瘤。

（2）以骨病损为主要表现，而原发部位器官无明显表现，即有找不到原发病灶的可能。

（3）好发部位为躯干骨，如椎体、骨盆。

（4）转移性骨肿瘤的主要症状是疼痛、病理性骨折和脊柱压迫，以疼痛最为常见。疼痛可以是深层钝痛、间歇性痛，与活动无关；一般晚上痛醒，活动后疼痛可减轻，所以夜间静息痛是一个特征，用镇痛药可以缓解。

十一、什么是骨囊肿？有什么特点？

答： 骨囊肿是一种囊肿样的局限性骨的瘤样病损，并非真正的囊肿，是一类常见的骨良性病变，也称为单房性骨囊肿或孤立性骨囊肿。其特点如下。

（1）常见于青少年及儿童，男性发病率高于女性。

（2）多见于四肢长管状骨的干骺端或靠近生长板处，并逐渐向骨干移行。

（3）可分为两期：潜伏期、活动期。

（4）在囊腔中充满澄清或半透明的黄色略带红色的液体。当合并有病理骨折时，囊内的液体为血性。

十二、什么是动脉瘤样骨囊肿？有什么特点？

答：动脉瘤样骨囊肿是一种从骨内向骨外膨胀性生长的骨性血性囊肿，其内充满血液和骨样组织。其特点如下。

（1）好发于青少年，多见于10～20岁，无明显性别差异。

（2）好发于长骨的干骺端，如股骨、胫骨、肱骨、尺骨，还可见于脊椎骨。

（3）该病因局部破坏性病损，同时外周有骨膜性反应骨沉积，类似动脉瘤样膨胀而得名。

（4）其主要表现为进行性局部肿胀和疼痛，大多以病理性骨折就诊。

十三、什么是肿瘤活检术？

答：活检是肢体肿瘤诊断的关键步骤，活检方法可分为闭合活检和开放活检，其中闭合活检分为针吸穿刺活检和套管针穿刺活检，开放活检又分为切开活检和切除活检。切除活检多用于临床及影像诊断明确的肿瘤，病理诊断可用于明确组织来源和最终确定肿瘤性质。

闭合活检是指不需要切口而通过活检针穿刺取材的方法。软组织病损特别是位置较深的病变，使用闭合活检可以减少活检成本并节约诊断时间。

手术切开采取活体组织是恶性肿瘤有效及可靠的诊断手段。从病理上可观察到肿瘤不同部位的细胞形态及组织阶段，提供足够的标本进行各种辅助检查，如免疫组织化学分析，流式细胞的分析及电镜检查等，为肿瘤的诊断和分类、指导治疗提供帮助。

十四、经皮穿刺活检术并发症有哪些？

答：（1）神经血管损伤：正常的神经、血管位置受肿瘤组织的压迫发生移位或被浸润，形成肿瘤包裹神经、血管的病理改变，穿刺时易发生神经、血管的损伤。处理：针穿刺活检一般均在局部麻醉下进行，如在穿刺过程中患者突然主诉肢体有放射样疼痛，系针刺到神经干的表现，应立即停止操作，改变方向，再取活检。损伤血管以发生静脉损伤的可能性大，不会立即出现症状。如在穿刺后出现肿瘤突然增大，而且由于局部压力增高，静脉回流受阻，可以出现肢体远端的肿胀，局部疼痛明显加重。在此情况下应考虑有较大血管损伤的可能。轻者抬高患肢密切观察，严重者应急诊手术探查。

（2）出血及血肿的形成：对于血供丰富的肿瘤，如海绵状血管瘤、尤因肉瘤及某些肉瘤等，穿刺后均可造成出血并在局部形成血肿，出现肿痛。一般出血可自行停止，症状严重时可予以制动或适当应用镇痛药。

（3）局部复发：肿瘤细胞沿活检路径的种植是引起局部复发的主要原因。凡是恶性肿瘤均有活检后发生此问题的可能。

十五、手术切开活检的并发症有哪些？

答：（1）切口感染：最容易发生在恶性肿瘤的活检手术中，因为肿瘤常引起局部血液循环障碍，组织水肿，加上出血较多，切口容易发生感染。

（2）切口愈合不佳：由于恶性度高的肿瘤可侵及表浅组织，有皮肤浸润的伤口，易出现伤口不愈合。

（3）出血：肿瘤特别是恶性肿瘤血运丰富，切开活检由于显露范围小，会遇到较难控制的出血，甚至会导致血管损伤。

（4）复发：手术切开取活体组织所造成的复发是保肢手术失败的主要原因之一。因此预防切缘复发与预防保肢手术的复发有同等重要的意义。

十六、良性和恶性肿瘤的鉴别诊断有哪些?

答:对于诊断大多数骨肿瘤是良性还是恶性,应从肿瘤的临床症状和局部征象、X线表现、细胞的形态和实验室检查等各方面综合判断。

（1）临床症状

1）良性:无全身症状,肿块质地坚韧至坚硬,边缘清楚,无软组织肿胀,无痛或有疼痛和压痛,生长缓慢,局部皮肤无任何异常,听诊无杂音,无局部或远处转移。

2）恶性:有发热、贫血甚至恶病质,疼痛可呈间歇性甚或持续性,肿块有压痛,软组织肿胀,边缘欠清楚,皮肤表面可有发热、发红、静脉怒张,血管丰富和有动静脉瘘者可有杂音,可有局部和远处转移。

（2）X线表现（包括CT和MRI）

1）良性:肿块的骨皮质或边缘保持连续的完整性,绝大多数无骨膜反应,病灶区的密度可降低、增高或两者兼有,肿瘤可有或无膨胀现象,与正常的骨或软组织界线明确（CT和MRI尤为清楚）,可有软组织被肿瘤推移现象,但无肿胀现象,可使邻近正常组织移位,发生畸形或压迫性破坏。

2）恶性:骨皮质被破坏,骨膜具有层状中断,呈葱皮状、放射状、栅状等反应,肿瘤与正常骨或软组织引起肿胀处,边缘不清楚。CT、MRI对肿瘤边缘显示比X线平片为佳,MRI可显示肿瘤周围的水肿表现。

（3）血管造影

1）良性:由于肿瘤的压迫使周围血管移位,互相分离、拉直或被压迫,肿瘤分化正常,在微小血管造影分布广泛,与周围组织具有明显界线。

2）恶性:恶性肿瘤的血管呈幼稚状,不能区分动静脉,仅有血管轻度宽狭之分,血管壁仅由一层内皮细胞组成,从而使其失去弹性及收缩力,因此造影剂流速慢而出现潴留呈"血湖"状,由于肿瘤的坏死,肿瘤内可出现无血管区,肿瘤附近的血管常增粗,进入肿瘤组织的血管常呈不规则丛状等。

（4）细胞分化程度

1）良性:细胞分化良好,大都与母细胞相同,但排列可以紊乱。

2）恶性:细胞分化不良,较母体组织的细胞分化幼稚。细胞分化越不完全,恶性程度越高。

（5）检验

1）良性:多无异常。

2）恶性:贫血,有些肿瘤白细胞可增多,碱性磷酸酶增高,血沉增快。

（6）预后

1）良性:一般患者无致命的危险,但如压及重要器官可有致命的危险。

2）恶性:一般为致命性病变,晚期可出现肺及其他脏器转移。

十七、上肢肿瘤切除术后护理要点有哪些?

答:（1）病情观察:关注患者生命体征的变化,并做好护理记录,发现异常情况,及时报告。

（2）末梢血运的观察:患者术后抬高患肢,同时注意观察指端的末梢血运、感觉,当出现患肢发凉、发紫、剧痛、感觉减退、麻木等应及时采取措施。

（3）伤口情况:术后的患者需注意观察患者的伤口情况,当渗出较多时,需及时更换敷料,防止合并感染。

（4）观察患者的精神状态的变化:由于患者担心术后病变的性质、治疗后的复发问题及对发生恶变的恐惧,常表现为思想负担过重,忧心忡忡,护士需及时了解患者的心理变化,做好解释工作。

（5）疼痛护理:术后患肢予冰袋冰敷,减少患者的疼痛;当患者主诉疼痛,疼痛评分大于3分时,需给予及时处理。

第五章　下肢骨与关节的基础

一、下肢骨的解剖结构是什么？

答：下肢骨又分为下肢带骨和自由下肢骨。下肢带骨是由髂骨、坐骨和耻骨组成的髋骨。自由下肢骨则包括股骨、髌骨、胫骨、腓骨和足骨，而足骨又是由跗骨、跖骨和趾骨组成。

二、下肢骨连接包括哪些关节？

答：包括骶髂关节、髋关节、膝关节和足关节。

三、下肢主要肌肉及其作用是什么？

答：下肢肌按所在部位分为髋肌、大腿肌、小腿肌和足肌，均比上肢肌粗壮，这与支持体重、维持直立及行走有关。

（1）髋肌多起自骨盆内面或外面，跨越髋关节，止于股骨，能运动髋关节，分前群（髂腰肌、阔筋膜张肌）和后群（臀大肌、臀中肌、臀小肌、梨状肌等）。

1）髂腰肌：由腰大肌和髂肌组成。腰大肌起自腰椎体侧面，髂肌起自髂窝，两肌汇合后止于股骨小转子。作用：使髋关节前屈和旋外。

2）阔筋膜张肌：位于大腿上部前外侧，起自髂前上棘，向下移行为髂胫束，止于胫骨外侧髁。作用：紧张阔筋膜并屈大腿。

3）臀大肌：位于臀部浅层，受直立因素的影响，此肌大而肥厚，形成特有的臀部膨隆外形。起自骶骨背面和髂骨翼外面，止于股骨的臀肌粗隆和髂胫束。作用：为强有力的伸髋关节肌，并能使髋关节外旋。下肢固定时，能伸直躯干，防止其前倾，以维持身体平衡。

4）臀中肌、臀小肌：臀中肌大部位于臀大肌深面，臀小肌全部位于臀中肌深面。均起自髂骨翼外面，止于股骨大转子。作用：使髋关节外展。

5）梨状肌：起自骶前孔外侧，向外侧经坐骨大孔止于股骨大转子。作用：使髋关节旋外。

（2）大腿肌分为前群（缝匠肌、股四头肌）、后群（股二头肌、半腱肌、半膜肌）和内侧群（耻骨肌、长收肌、短收肌、大收肌、股薄肌）。

1）缝匠肌：为全身最长的肌，呈扁带状，起自髂前上棘，达膝关节内侧，止于胫骨上端内侧面。作用：屈髋关节和膝关节，并可使已屈的膝关节旋内。

2）股四头肌：为全身体积最大的肌，有四个肌头，分别为股直肌、股内侧肌、股外侧肌和股中间肌。除股直肌起于髂前上棘外，其他均起自股骨，四头肌肌头形成一总腱，覆盖在髌骨前面，向下形成髌韧带，止于胫骨粗隆。作用：为强有力的伸膝关节肌，股直肌还能屈髋关节。

3）股二头肌：位于股后外侧，有长、短两头，长头起自坐骨结节，短头起自股骨粗线，两头汇合后，止于腓骨头。

4）半腱肌和半膜肌：起自坐骨结节，半腱肌止于胫骨上端，半膜肌止于胫骨内侧髁。作用：后群肌主要屈膝关节、伸髋关节。使小腿旋内。

5）内侧群：均起自闭孔周围的耻骨支、坐骨支和坐骨结节等骨面。除股薄肌止于胫骨上端的内侧以外，其他各肌都止于股骨粗线。作用：主要使髋关节内收。

（3）小腿肌分为前群（胫骨前肌、踇长伸肌、趾长伸肌）、后群（浅、深两层）和外侧群（腓骨长肌、腓骨短肌）。

1）胫骨前肌：起自胫骨外侧面，止于内侧楔骨和第1跖骨的足底面。

2）踇长伸肌：起自腓骨内侧面的中分和骨间膜，止于踇趾远节趾骨底。

3）趾长伸肌：起自胫骨内侧面的上2/3和小腿骨间膜，向下分为四条腱，分别止于第2~5趾背移行为趾背筋膜，止于中节和远节趾骨底。作用：前群肌都能伸（背屈）距小腿关节。踇长伸肌和趾长伸肌能伸趾，胫骨前肌还能使足内翻。

　　4）外侧群：起自腓骨外侧面，短肌腱向前止于第 5 跖骨粗隆，长肌腱止于内侧楔骨和第 1 跖骨底。作用：主要能使足外翻和跖屈，并有维持足弓的作用。

　　5）后群浅层小腿三头肌（腓肠肌、比目鱼肌）：腓肠肌有内、外侧头，分别起自股骨内、外侧髁的后面。比目鱼肌起自腓骨后面的上部和胫骨的比目鱼肌线。三头汇合止于跟骨。作用：能上提足跟和屈膝关节，站立时防止身体向前倾倒。

　　6）后群深层（趾长屈肌、胫骨后肌、姆长屈肌）：均起自胫、腓骨后面和骨间膜，经内踝后方转到足底。胫骨后肌止于足舟骨；趾长屈肌止于第 2～5 趾；姆长屈肌止于姆趾。作用：三肌均可使足跖屈。姆长屈肌和趾长屈肌可屈趾，胫骨后肌还能使足内翻。

　　（4）足肌（足背肌、足底肌）

　　1）足背肌：包括姆短伸肌和趾短伸肌。作用：协助伸趾。

　　2）足底肌：分为内侧、外侧和中间三群。作用：能配合小腿肌运动各足关节，维持足弓。

四、下肢主要神经包括哪些？

　　答：下肢主要的神经包括腰丛的股外侧皮神经、闭孔神经、股神经。骶丛的坐骨神经、胫神经、腓总神经。

　　（1）股外侧皮神经：经腹股沟韧带深面入股部，分布于大腿外侧面的皮肤。

　　（2）闭孔神经：经闭膜管至大腿内侧，分布于大腿肌内侧群和大腿内侧的皮肤。

　　（3）股神经：是腰丛中最大的神经。在股外侧皮神经下方，于腰大肌与髂肌之间下行，穿腹股沟韧带深面的肌腔隙，在腹股沟韧带中点稍外侧，入股部即分为肌支和皮支，肌支主要支配耻骨肌、股四头肌和缝匠肌。皮支主要分布于大腿前面、内侧面，小腿内侧面与足的内侧缘皮肤。

五、股外侧皮神经损伤的临床表现有哪些？

　　答：股外侧皮神经主要分布于大腿外侧面的皮肤，损伤时大腿外侧感觉麻木或缺乏。

六、闭孔神经损伤的临床表现有哪些？

　　答：闭孔神经主要分布于大腿肌内侧群和大腿内侧的皮肤，损伤时表现为大腿内侧肌无力，大腿内侧皮肤感觉麻木或缺乏。

七、股神经损伤的临床表现有哪些？

　　答：股神经是腰丛最大的神经，分为肌支和皮支。肌支：支配耻骨肌、股四头肌和缝匠肌；皮支：分布于大腿前面、内侧面，小腿内侧面与足的内侧缘皮肤。

　　损伤时表现：股前群肌瘫痪，行走时抬腿困难，不能伸小腿，股前面及小腿内侧面皮肤感觉障碍，膝反射消失。

八、坐骨神经损伤临床表现有哪些？

　　答：坐股神经是人体最长最粗大的神经。经梨状肌下孔出骨盆腔，在臀大肌的深面，经坐骨结节和股骨大转子之间下行，达腘窝上方分为胫神经和腓总神经。支配大腿后群肌。临床表现：膝以下受伤表现为腓总神经或胫后神经症状；膝关节屈曲受限，股二头肌、半腱肌、半膜肌无收缩功能；髋关节后伸，外展受限；小腿及臀部肌肉萎缩，臀皱襞下降。

九、胫神经损伤的临床表现有哪些？

　　答：在腘窝正中下行入小腿后部的浅、深层肌肉之间，至内踝处分为足底内侧神经和足底外侧神经，绕内踝后方进入足底。肌支支配小腿后群肌及足底肌，皮支分布于小腿后部、足底和足背外侧缘的皮肤。损伤时症状：足不能跖屈，内翻力弱，呈"钩状足"畸形。

十、腓总神经损伤的临床表现有哪些？

　　答：沿腘窝外侧缘斜降至腓骨头，在腓骨长肌的深面绕过腓骨颈的外侧，分为腓浅神经和腓深神经。损伤后症状：足不能背屈，足下垂并内翻，小腿外侧和足背感觉障碍。

十一、如何治疗神经损伤?

答：（1）运动疗法

1）主动运动：神经病损程度较轻，在早期也可进行主动运动。

2）保持功能位：大多数情况下患者应保持在功能位。

3）被动运动：主要作用为保持和增加关节活动度，防止肌肉挛缩变形。

（2）理疗：电疗法（可选用 NES 或肌电生物反馈疗法）、温热疗法、激光疗法、水疗法等。

（3）矫形器治疗

1）早期夹板的目的是防止挛缩等畸形发生。

2）恢复期夹板的目的是矫正畸形和助动。

（4）药物治疗：神经营养因子（NTFs）、神经节苷脂也有促进神经再生的作用。

（5）作业疗法：如 ADL 训练、编织、打字、木工、雕刻、缝纫、刺绣、泥塑、修理仪器、文艺和娱乐活动等。注：神经损伤的康复时间计算：轴突再生的速度约为 1mm/d，由此可以大体计算达到功能康复所需的时间。

十二、哪些护理措施可以帮助神经恢复?

答：拍打、按摩、刺激损伤神经所分布的皮肤；足肌肉等长、等张收缩锻炼；足背伸、跖屈锻炼等。

第六章　髋关节置换术

一、髋关节的解剖结构是什么？髋关节的作用是什么？

答： 髋关节由髋臼和股骨头组成。髋臼及周缘的髋臼唇，共能容纳股骨头的 2/3，即关节头大部分被关节窝所包容（图 6-1）。

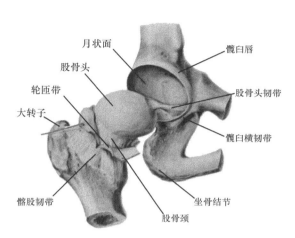

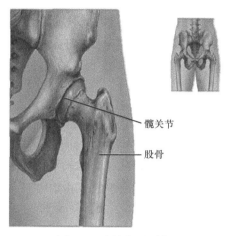

图 6-1　髋关节（已打开关节囊）　　　　　图 6-2　髋关节后脱位

髋关节为多轴性关节，能做屈伸、收展、旋转及环转运动。该关节的活动范围较小、稳固性大而灵活性甚差。这种结构特征是人类直立步行，重力通过髋关节传递等功能的反映。

二、髋关节周围有哪些神经和动脉血管经过？

答：（1）神经：闭孔神经、生殖股神经、股外侧皮神经、胫神经、股后皮神经。

坐骨神经损伤：导致膝以下感觉和功能的完全丧失。

股神经损伤：主要影响股四头肌的功能，使站立和行走困难，上楼梯尤其费力。

腓总神经损伤：导致足下垂，足背部感觉障碍。

（2）血管：闭孔动脉、股动脉、股深动脉、股骨头凹动脉（圆韧带动脉）、旋股内侧动脉、旋股外侧动脉、支持带动脉、臀下动脉、臀上动脉等。

三、什么是髋关节置换术？

答： 髋关节置换术（total hip arthroplasty，THA）：是指利用人工关节材料，置换有疾病或损伤的髋关节，以模拟球状关节与股骨相连，从而取代人体髋关节功能的一种骨科手术。

四、髋关节置换术的适应证及禁忌证有哪些？

答：（1）适应证：髋臼破坏严重或有明显退变，疼痛严重，关节活动受限明显，严重影响生活或工作。

1）原发性或继发性髋关节炎、髋关节发育不良继发骨关节炎、强直性脊柱炎、股骨颈骨折、股骨粗隆间骨折、髋臼骨折（脱位）、创伤性骨关节炎、骨肿瘤等。

2）类风湿关节炎，关节强直，病变稳定，但膝关节活动良好者。

3）股骨头无菌性坏死和陈旧性股骨颈骨折并发股骨头坏死，并严重变形、塌陷和继发髋关节骨性关节炎。

4）股骨头置换术、全髋置换术、髋关节融合术、保守治疗失败者。

（2）禁忌证：年老体弱，有严重心、肺疾患，不能耐受手术者。活动性感染、全身性感染或系统性感染、神经性关节炎、脑瘫、极度衰弱者、骨骼发育未成熟者、病理性肥胖、重要脏器疾病未得到有效控制者。

1）下肢有严重的血管性疾病者、难以配合者。

2）外展肌力丧失。

3）严重糖尿病患者。

4）髋关节化脓性关节炎或骨髓炎。

5）髋关节结核。

6）髋臼破坏严重或髋臼明显退变者。

五、髋关节置换术的手术指征是什么？

答：（1）明确指征：夜间痛、活动或负重时疼痛，严重影响患者工作和生活，服用镇痛药物剂量增加。

（2）考虑手术：服用 NSAIDs 类药物仍不能完成日常活动，影响其生活质量。

（3）重要指征：疼痛严重的双侧髋是 THA 重要指征，至少一侧需行 THA。

（4）手术指征：是疼痛，而不是活动受限、跛行、下肢不等长或 X 线改变。

六、怎样选择合适的人工髋关节假体？

答：选择假体时需考虑：患者本身因素（年龄、活动量、全身疾病状态等）、髋部的状况（骨质条件、股骨髓腔条件、软组织平衡）、模板的测量结果、经济能力、医生的习惯和能力及患者的自身要求等。

七、髋关节置换术后的体位要求是什么？

答：平卧位时，呈外展中立位，术后患肢髋关节外展 10°～30°、屈曲 10°～15°中立位，术后患肢膝关节下垫一软枕防患肢过度屈曲和伸直；双腿间放一楔形软枕，防患肢内收。同时忌双腿交叉和盘腿的动作，以防人工假体脱位。翻身时，双腿间夹枕头，要保持髋部和膝部在同一水平线上，防止髋关节内收、内旋。

八、髋关节置换术后的患者何时可以下地？

答：髋关节置换术后的患者，如无特殊情况，当天手术结束早，可当天下地。如果当天手术结束晚，出血多，则术后第 1 天下地。

九、髋关节置换术后的患者哪些动作不能做？

答：（1）禁止任何形式的双腿交叉如跷二郎腿。

（2）禁止坐低矮板凳，包括蹲便、软沙发、开车等。

（3）禁止从高处跳落、提重物、快跑、滑雪、滑冰、网球等。

（4）禁止过度剧烈的运动。

（5）禁止内旋内收髋关节。

（6）禁止向患侧侧卧（术后 2 个月内）。

（7）禁止弯腰屈胯捡拾物品、穿脱鞋袜。

（8）严防摔倒。

十、如何为髋关节置换术后的患者做功能锻炼？

答：（1）踝泵运动：加强下肢的血液循环。慢慢地将足尖向上勾起，然后再向远伸使足面绷直。每隔 1 小时 5～10 次，每个动作持续 3 秒以上。

（2）臀肌练习：帮助增强臀部肌肉力量。绷紧臀部，坚持，慢数到 5，然后放松。

（3）股四头肌练习：增强大腿前方肌肉（股四头肌）的力量。尽量伸直膝关节，保持 5～10

秒，每隔 10 分钟练习 10 次，直至感觉大腿肌肉有些疲劳为止。

（4）髋关节旋转练习：增强髋关节旋转肌肉的力量及提高髋关节的活动度。用髋关节肌肉旋转髋关节及膝关节至两边。双腿同时练习。然后旋转双腿回到中立位。

（5）足跟滑动：增强髋关节大腿肌肉力量及提高下肢活动度。双腿伸直平躺，缓慢向臀部方向滑动足跟，使手术后的腿的髋膝关节都屈曲至 45°。然后再慢慢伸直下肢。

（6）坐位膝关节伸展：增强大腿前侧肌肉（四头肌）力量。坐在椅子上加两个结实的坐垫，靠在靠背上，缓慢绷紧大腿前侧肌肉，以伸直膝关节，再缓慢放下腿部，回到初始体位。

（7）坐位髋部屈曲练习：增强髋关节前方肌肉（屈髋肌）力量。坐在椅子上加两个结实的坐垫，靠在靠背上，患者将术肢抬离地面以屈曲髋关节，期间保持膝关节屈曲，再缓慢将足降回地面。

（8）站立位髋关节伸展练习：增强伸展髋关节及肌肉（腘绳肌及臀肌）力量。患者站立位，双手扶于齐腰的稳定固定物体（如柜台、书桌等）作为支撑，向后延伸术肢，然后放回原地。

（9）站立位髋关节外展：增强髋关节外展肌肉的力量。患者站立位，双手扶于齐腰的稳定固定物体（如柜台、书桌等）作为支撑，缓慢抬起患肢，向身体外侧伸展，保持躯干直立，不可向侧方倾斜，然后放回原地。

（10）站立位膝关节屈曲：增强大腿后方肌肉的力量（腘绳肌）。患者站立位，双手扶于齐腰的稳定度固定物体（如柜台、书桌等）作为支撑，缓慢屈曲患肢的膝关节，然后再缓慢伸直，需保持躯干直立，勿前倾。

十一、髋关节置换术后并发症有哪些？

答： 内固定失败（假体松动、内翻畸形、内置物断裂）；术后髋部及大腿疼痛；深静脉血栓形成（DVT）/肺栓塞（PE）；感染（常导致假体取出，葡萄球菌感染占第一位）；脱位（后脱位常见）；前/上象限螺钉损伤髂外动脉、股动静脉；前/下象限螺钉损伤闭孔神经、闭孔动静脉；牵开器造成神经损伤（坐骨神经大腿段，引起足下垂）；异位骨化；骨溶解（原因是聚乙烯假体磨损）等。

十二、如何对患者行出院指导？

答：（1）关注伤口情况，如发现有渗血、渗液，需及时复诊。

（2）连续服用 1 个月镇痛药，预防慢性疼痛，改善患者的生活质量。

（3）预防感染：出院后，伤口换药，需在正规的医院进行。术后至少两年内，尽量避免拔牙、植牙等牙齿及牙周治疗。

（4）教会患者功能锻炼及禁忌动作和注意事项。

第七章　膝关节置换术与护理

一、膝关节的解剖结构是什么？膝关节的作用是什么？

答：膝关节为人体内最大、最复杂的关节，由股骨、胫骨两骨内、外侧髁和髌骨及其连结组织共同构成。周围有髌韧带、腓侧副韧带、胫侧副韧带、前交叉韧带、后交叉韧带、内侧半月板、外侧半月板（图7-1）。

作用：膝关节的运动是一个兼有屈伸、滚动、滑动、侧移和轴位旋转的复杂的多自由度运动模式，膝关节是人体下肢重要的骨连接，起着承重和人体的下肢活动、转向变向的作用。

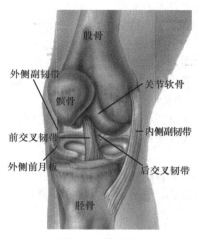

图 7-1　膝关节

二、膝关节周围有哪些神经和血管经过？

答：神经：骨神经、胫神经和腓总神经；血管：动脉包括腘动脉、胫前动脉、胫后动脉和腓动脉。

三、什么是膝关节置换术？

答：人工全膝关节置换术（total knee replacement，TKR）：是指切除机体已无法自行修复的关节面，用人工关节部件替代损坏的关节，矫正肢体力线，消除膝关节疼痛，维持关节稳定性，恢复膝关节功能的一种手术治疗方法。

四、膝关节置换术的适应证及禁忌证有哪些？

答：（1）适应证

1）末期退行性关节病：膝关节失能性疼痛，2个以上间室的关节炎。

2）病因：骨关节炎，类风湿关节炎，缺血坏死。

3）绝大多数患者主诉疼痛，随时间加重，常在睡眠中痛醒，伴行走能力下降。

4）有影像学关节炎证据，如骨关节炎（关节间隙变窄、硬化、软骨下骨囊肿、骨赘形成）；类风湿关节炎（关节间隙变窄、关节周围骨质疏松、关节侵蚀、关节强直）。

5）保守治疗失败：调整活动、减肥、矫形器、物理治疗、肌肉锻炼、非甾体抗炎药治疗、行走辅助装置、关节注射等。

6）老年患者。

（2）禁忌证

1）年轻活跃的患者。

2）伸膝机制受损。

3）内科情况不稳定。

4）神经病性关节炎。

5）存在全身或局部的任何感染。

五、膝关节置换术的手术指征是什么？

答：（1）站立位影像显示关节间隙狭窄。

（2）行走疼痛严重影响生活。

（3）保守治疗 6 个月无效。

注：三者必须同时具备。

六、怎样选择合适的人工膝关节假体？

答：（1）人工全膝关节假体由三部分组成。①股骨假体：放置于股骨远端的股骨髁假体，由金属合金组成。②胫骨假体：可以由单一假体设计，由高交联聚乙烯组成。也可以由两部分组件组合式设计，有金属托和高交联聚乙烯垫片组成。垫片在金属托上固定或滑动。股骨假体在胫骨组件上滑动。③髌骨假体：安置于髌骨的残留骨床上，与股骨假体髁间构成髌-股关节面，由带金属背板的高交联聚乙烯组成。通常意义上的人工全膝关节置换术，就是指由这三个组件匹配替换相应膝关节的病变表面骨质。

（2）膝关节假体分类：根据使用部位不同，可分为单髁假体、双髁假体及三间室（全膝）假体。根据固定方式，可以分为骨水泥固定假体和非骨水泥（生物）固定假体。根据假体设计的限制程度，可以分为非限制性假体、部分限制性假体、高限制性假体和全限制性假体。

（3）如何选择一个合适的膝关节假体呢？主要涉及以下几个方面。

1）固定方式的选择：目前临床上使用最多的是骨水泥固定方式的假体，这种假体在临床上获得了长期可靠的随访结果。骨水泥的作用不仅是固定假体，使假体获得一个初始的稳定，而且更能加强骨床的承载强度，有时骨水泥中可以掺入特定的抗生素进行固定。

2）单髁假体的选择：单髁假体是非限制性假体。选择单髁假体的目的是最大限度地保留关节的组织结构、骨量及运动功能，以备后续的再次全膝关节置换。主要适用于单纯内侧或外侧间室的病变，临床上单髁置换的比例较小，占7%～10%的病例。全膝假体的选择：膝关节假体的机械限制保证了假体的稳定，但同时又与关节活动度形成矛盾。一般来说，较少限制的假体可以获得更好的关节运动功能，较多限制的假体在设计上提供了关节假体额外的稳定性，但可能会截骨过多，高限制性也可能导致假体与骨界面间的松动。

3）初次置换的膝关节，大多选择非限制性及部分限制性假体，其中后稳定性（PS）假体，由于无须保留后交叉韧带功能，其适应证更广泛。对于后交叉韧带功能不全或屈膝挛缩而无法保留后交叉韧带者，如类风湿关节炎患者，更适合选择后稳定性假体。膝关节的翻修，多选择高限制性假体，如LCCK、TC3等，主要用于侧副韧带功能不全、存在较大骨缺损或严重内外翻畸形的患者及膝关节翻修的患者。全限制性假体，如铰链式膝关节，可用于近膝关节肿瘤患者的关节置换术或膝关节稳定丧失的全膝关节翻修。另外还可以选择加用延长杆的部分限制性假体。

4）另外，对于骨质疏松或重度肥胖的患者，或者膝翻修的患者，选择假体时要适当增加延长杆以增加关节的稳定及承重能力，防止假体过早的机械性松动。

七、膝关节置换术后的体位要求是什么？

答：患者术后在术肢小腿及足跟下垫一软枕（不可置于膝下），抬高术肢，保持膝关节伸直抬高位，以预防膝关节屈曲挛缩和术肢肿胀、出血。保持中立位，防止外旋压迫腓总神经引起麻痹和神经受损。

八、膝关节置换术后的患者何时可以下地？

答：如无特殊情况，当天手术结束早，可当天下地。如果当天手术结束晚，出血多，则术后第1天下地。

九、膝关节置换术后的患者哪些动作不能做？

答：膝关节置换术后避免跌倒；避免在负重的情况下反复屈伸膝关节；避免进行剧烈的竞技体育运动；保持体重，避免骨质疏松；避免剧烈跳跃、急转急停；避免做跪拜动作等。

十、如何为膝关节置换术后的患者做功能锻炼？

答：（1）术前：踝旋转运动、踝泵运动；直腿抬高；股四头肌等长收缩锻炼；抬臀练习；体位摆放；学会使用拐杖或助行器。

（2）手术当天：踝旋转运动；踝泵运动；股四头肌等长收缩锻炼；抬臀练习。

（3）术后第 1 天：教会患者如厕、穿衣服、上下床、转身的方法及注意事项；坐位垂腿压膝锻炼。

（4）术后第 2 天：抱大腿屈膝活动；贴床屈膝运动；重复之前的锻炼；健肢直腿抬高；蹬床板练习。

（5）术后第 3 天：扶栏下蹲；压腿拉筋；患肢直腿抬高；上下楼梯。

（6）术后第 4～7 天：适应性站立练习；踝膝屈伸练习；重复之前功能锻炼。

（7）术后 2～3 周：站立屈膝练习；靠墙屈膝；弓步压腿练习；使用辅助器上下楼梯。

（8）术后 1 个月：弃拐坐位；站立练习；下蹲与站立；自行练习上下楼梯。

十一、膝关节置换术的并发症有哪些？

答：术后并发症如下：感染，常导致假体取出（葡萄球菌感染占第一位）；假体松动；髌股关节疼痛；活动范围下降；髌骨骨折；膝上外侧动脉损伤；脂肪栓塞；腓神经麻痹；深静脉血栓形成（DVT）/肺栓塞（PE）；膝关节僵硬等。

十二、如何对膝关节置换术后患者行出院指导？

答：（1）功能锻炼指导：出院后进一步加强下肢平衡功能、本体感觉、肌力的训练。

仰卧位时的伸腿、直腿抬高，俯卧位时的屈膝训练；同时加强膝关节屈伸活动的主动或抗阻力训练，如手拉手下蹲、踏车、上下楼梯等。进一步加强患肢的负重训练，负重力量逐渐递增，直至可以完全负重。

（2）饮食指导：嘱患者加强营养，多进含蛋白质、维生素、钙、铁丰富的食物，预防骨质疏松，增加自身抵抗力，保持合适的体重。

（3）自我保护

1）不可蹲跪及过度扭曲膝关节。

2）避免剧烈运动。

3）选择比较适合的运动，如步行等。

4）有需要时（如长途步行等），应使用助行器，减少受伤机会。

5）避免负荷过重，加速关节软骨磨损，应注意控制体重和负托重物。

6）运动应避免做"下蹲站立"动作或在半蹲姿势做"膝部旋转"。

7）建议患者较适合的运动，如步行等。

（4）复查：6 个月内每月复诊一次。下列情况应及时就诊：患肢出现胀痛，局部切口出现红、肿、热、痛。要及时治疗全身性隐匿病灶，如呼吸道感染、泌尿系统感染、扁桃体炎、牙痛等，防止膝关节远期感染。

第八章　膝关节镜检治疗术

一、什么是膝关节镜检治疗术？

答：膝关节镜检治疗术是通过切开皮肤数个"筷子"大小或更小的孔（5～10cm），将摄像头、手术器械伸入膝关节内，在显示器显像下，由医生操作、诊断、治疗各种膝关节疾病的微创手术。

二、膝关节镜检治疗术的适应证及禁忌证有哪些？

答：（1）适应证：半月板切除、缝合、修整；前后交叉韧带修复、重建；滑膜切除、支持带松解、关节粘连松解；化脓性关节炎冲洗引流、类风湿等关节炎滑膜切除、骨关节清理术；胫骨平台骨折复位、骨软骨骨折治疗；游离体摘除等。

（2）禁忌证：①关节局部皮肤感染：关节局部皮肤感染可通过关节镜带入关节，为施行关节镜手术的绝对禁忌证。②关节间隙严重狭窄：有关节间隙严重狭窄的患者，关节镜难以进入，镜下手术比较困难。对晚期病变关节镜手术的效果也需要考虑。③出血性疾患：有严重出血性疾病或出血倾向的患者，要保证在出血倾向得到控制下才能手术。④侵犯骨骼的病变：一些慢性关节炎的晚期，如色素沉着绒毛结节滑膜炎和类风湿关节炎，病变已经侵犯软骨下骨，关节镜手术不能清除侵入骨质内的病变。

三、膝关节镜检治疗术有哪些并发症？

答：（1）感染：包括入路切口感染和关节内感染，手术前后应用抗生素，术中严格无菌操作，术后密切观察体温和切口情况。

（2）关节血肿和皮下淤血：关节血肿是关节镜手术后的常见并发症，术后弹性绷带加压包扎，患肢抬高制动，应用局部冷敷，可起到积极预防作用，确定后必要时由医生在无菌条件下行关节穿刺抽血或行关节冲洗，术毕加压包扎。

（3）止血带麻痹：与使用止血带时间过长有关，应用超过90分钟者易高发，一般3天至3周内恢复，严重者会造成肌肉与神经器质性损害而难以恢复。

（4）膝关节粘连：膝关节术后可能发生膝关节粘连引起屈伸功能障碍，术后应尽早进行功能锻炼，可以有效避免粘连。

四、半月板术后的体位要求是什么？

答：半月板手术，一般采取的麻醉方式为腰麻，术后从麻醉开始时间计算6小时内保持去枕平卧位，头偏向一侧；下肢在膝关节或小腿下保持术肢抬高30°左右，减轻肿胀。

五、半月板损伤术后何时可以下地？

答：半月板损伤术后的患者当天即可扶拐下地，为了预防术部出血，下地行走术肢不负重。

六、如何为半月板损伤行关节镜术后患者做功能锻炼？

答：（1）手术当天麻醉消失后即可进行踝泵锻炼和股四头肌等长收缩锻炼，以改善肢体的血液循环，达到消肿的目的。应注意控制锻炼的强度，以不感到疲劳为宜。

（2）术后第2天继续以上练习，并适当增加训练强度。行直腿抬高锻炼，增强股四头肌、腘绳肌肌力。伸膝后直腿抬高至足跟离床，并保持10～30秒，然后将腿放下并完全放松，如是反复，分组进行，每组5～10次，每天3～5组。

（3）术后第3～5天开始膝关节屈曲练习，屈曲角度遵循循序渐进的原则，必要时可配合CPM机被动锻炼。应保证屈曲角度大于90°。屈伸锻炼基本满意后鼓励患者扶拐下地行走，但应注意指导患者术后早期避免超负荷训练，注意运动的力度和速度，负重练习时不能突然扭转膝关节，负重行走时注意安全，勿摔倒。下地行走的时间及距离同样遵守循序渐进的原则。

七、半月板损伤行关节镜手术的患者何时可以恢复运动?

答:(1)术后6～8周:可完成日常的各项活动,如上下楼、骑自行车、行走5000米以上关节无肿痛。

(2)2～3个月逐渐恢复运动,可开始游泳(早期禁止蛙泳)、跳绳及慢跑。运动员开始基础动作的专项练习。

(3)3个月后全面恢复运动或剧烈活动。患侧肌力达健侧85%以上,则可完全恢复运动。

八、韧带损伤及断裂行关节镜手术后的体位要求是什么?

答:术后去枕平卧6小时,头偏向一侧,患肢抬高15°,前交叉韧带损伤患肢,患肢伸直过伸位,垫枕小腿下1/3处;后交叉韧带损伤患肢,患肢伸直位,垫枕接近髌骨下缘,以利静脉回流减轻肿胀。

九、韧带损伤及断裂行关节镜手术后的患者何时可以下地行走?

答:术后第1天患肢要在外固定支具保护下呈伸直位固定,即可扶双拐下地行走,但患肢不负重。

十、如何对韧带损伤及断裂行关节镜手术的患者行康复锻炼?

答:(1)手术当日:可进行踝泵练习、股四头肌等长练习,搭桥训练,可抬高患肢。

(2)术后:即可开始踝泵运动、腘绳肌等长练习、股四头肌等长收缩练习。

(3)术后1天:可拄拐杖下地走路,但患肢要在外固定支具保护下,患肢拄拐不负重。

(4)术后第2天:直腿抬高练习、侧抬腿练习。

(5)术后第3天:负重平衡练习、屈曲练习(患者尝试坐在床边,将膝关节自然下垂至30°微痛范围内)。

(6)术后第4～7天:可扶拐负重体重的1/3行走训练;加强膝关节平衡练习、伸展练习、上下楼训练;仰卧位闭链屈膝锻炼。被动屈曲练习至90°范围,主动屈伸练习也可至90°。

(7)术后2～3周:可靠墙半蹲练习;活动髌骨;用手将髌骨上下左右推动;俯卧位屈膝练习;抗阻的踝跖屈训练;终末伸膝肌肉力量练习;足沿墙面下滑训练;站立位直腿抬高训练,勾腿训练。睡觉时可以不带夹板或支具。被动屈曲至150°,行走时拄拐,患肢负重1/3。

(8)术后4～6周:可以进行俯卧位屈膝、站立位屈膝锻炼;直腿抬高;可以进行抗阻力训练;髋关节内收、外展、后伸抗阻训练,微蹲训练;平行杠内患肢部分负重训练,重心前后、左右转移训练;前后、侧向跨步训练;单拐步行训练;功率自行车训练等。

(9)术后7～12周:单腿提足跟训练;功率自行车抗阻力训练;蹲起训练;本体感觉训练;重心转移训练;向后行走及步态训练等。

(10)术后13周以后:适应性训练,如功率自行车;力量和协调性训练,如跳上跳下练习、侧向跨跳练习;灵活性训练,如膝绕环练习、侧方移动训练、侧向跑或向后跑、垂直跳、跳绳、8字形跑、急停急转训练等。可去除夹板或支具。主动屈曲膝关节角度与健侧腿相同,且无明显疼痛。俯卧位屈曲膝关节使足跟触碰臀部,开始跪坐练习和蹬踏练习。

(11)术后4～6个月:继续以上练习;膝环绕练习;跳上跳下练习;侧向跨跳练习;开始游泳、跳绳及慢跑;运动员可以开始专项运动中基本动作的练习,剧烈运动时可以戴护膝保护。

(12)恢复运动期(术后7个月至1年):开始逐渐恢复运动;后期提高最大力量。手术后10个月开始全面恢复运动或剧烈运动;逐步恢复专项训练;强化肌力及剧烈活动中关节的稳定性;患侧肌肉力量达健侧85%以上,运动中无疼痛及明显肿胀。

十一、韧带损伤及断裂行关节镜手术后的患者何时可以恢复运动?

答:一般来说,简单的办公室工作,术后6周余去拐后即可进行,但需要坚持相关康复训练。术后6个月,在经过以上严格的康复训练基础上,再进行4～6周的各种运动的适应性训练后,逐步恢复慢跑、骑自行车等运动。一般来说,1年后肌肉力量及各种协调能力才能逐渐恢复,球类运动多数需要1年以上时间才能进行。

第九章 腘窝囊肿切除术

一、什么是腘窝？

答：腘窝在膝关节后方，呈菱形。上外侧界为股二头肌，上内侧界为半腱肌和半膜肌，下外侧界和下内侧界分别为腓肠肌的外侧头和内侧头，窝底为膝关节囊。内有腘神经、胫神经、腓总神经、脂肪和淋巴结等。

二、什么是腘窝囊肿？

答：腘窝囊肿指腘窝深部滑囊肿大或膝关节滑膜囊向后膨出的统称，引起膝后部疼痛和发胀，并可触及有弹性的软组织肿块（图9-1）。

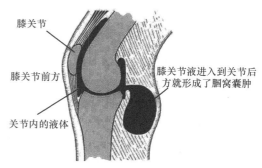

图 9-1 腘窝囊肿

三、腘窝囊肿的病因是什么？

答：腘窝囊肿可分为先天和后天两种，前者多见于儿童，后者可由滑囊本身的疾病如慢性无菌性炎症等引起。有部分患者是并发于慢性膝关节病变。老年人发病则多与膝关节病变如骨性关节炎、半月板损伤等有关。

最常见的腘窝囊肿是膨胀的腓肠肌、半膜肌肌腱滑囊，该滑囊经常与后关节囊相通，临床上中年以上发病率最高，男性多于女性，导致机械性伸膝和屈膝受限，疼痛较轻，紧张膨胀感明显。患者主诉往往以腘窝区逐渐发生肿胀为特点，伴膝后疼痛。偶尔囊肿可以压迫阻碍静脉回流，引起小腿水肿。

四、如何治疗腘窝囊肿？

答：（1）非手术治疗：儿童与成人的腘窝囊肿有一定差别，儿童常不与关节相通，极少合并关节内病变，一般可自愈。小的、无症状的不需要治疗。也可穿刺抽液。主要为穿刺抽取囊液后向囊内注入1%利多卡因、复方倍他米松注射液（得宝松）7mg混合液4～8ml，每周1次，多可取得良好的治疗效果。

（2）手术治疗：大的、影响患者生活和工作的，对上述治疗无效者手术切除，可用后内侧切口或后侧切口。成人常伴有关节内病变，手术切除囊肿的同时要治疗关节内病变，否则易复发。术后行直腿抬高及股四头肌练习。

五、如何对腘窝囊肿切除术后的患者进行护理观察？

答：（1）术后观察患者生命体征，患者一般采取的麻醉方式为腰麻，术后平卧位，头偏向一侧；禁食、水6小时，进食前评估患者的意识状态、肠鸣音恢复情况。

（2）观察术部敷料有无渗血，绷带的松紧度为两横指为宜，不可过紧，警惕骨筋膜室综合征的发生。

（3）观察术肢末梢血运、足背动脉搏动、肿胀和疼痛情况。

六、如何预防腘窝囊肿术后复发？

答：腘窝囊肿术后2周内术肢不负重，避免剧烈运动。

七、如何指导腘窝囊肿术后康复锻炼？

答：（1）术后当日：即可进行踝泵练习、踝旋转、股四头肌等长练习。

（2）术后第1天：指导患者进行股四头肌等长收缩练习，增强肌力，防止肌肉萎缩，每天2～3次，每次5～10分钟。如果患者一般情况良好，可适当下床活动，术肢不负重。

（3）术后第2天：指导患者进行直腿抬高训练，每天3～5次，每次5～10分钟。

（4）术后第3天：指导患者进行屈膝练习。

第十章 下肢骨肿瘤的治疗与护理

一、常见的下肢良性骨肿瘤有哪些？

答：（1）动脉瘤样骨囊肿。

（2）内生性软骨瘤。

（3）骨软骨瘤。

（4）成软骨细胞瘤。

（5）软骨黏液样纤维瘤。

（6）骨样骨瘤。

（7）骨巨细胞瘤。

二、下肢良性骨肿瘤的好发部位有哪些？

答：骨软骨瘤多见于长骨干骺端，如股骨远端、胫骨近端和肱骨近端。动脉瘤样骨囊肿好发于长骨。内生性软骨瘤好发于指骨，也可发生在长骨。成软骨细胞瘤好发于股骨、胫骨或肱骨骨骺。软骨黏液样纤维瘤好发于长骨干骺端。骨样骨瘤好发部位以下肢长骨为主，胫骨中段是最常见部位。骨巨细胞瘤发生在生长停止的骨骺部位，多发于膝关节周围的胫骨或股骨髁。

三、如何诊断良性骨肿瘤？

答：骨肿瘤的诊断必须依靠临床、病理和影像学的结合。从临床表现来看，良性骨肿瘤表现为先有肿块，无疼痛或疼痛较轻，生长速度比较缓慢，一般没有全身症状。肿块的界线清晰，其表面一般无改变，无痛或有轻微压痛，听诊无杂音，良性骨肿瘤无全身转移的倾向。辅助检查的结果对于辨别肿瘤的良恶性非常重要，其中又以影像学检查价值最大。从临床最常做的 X 线检查结果看，良性肿瘤常生长缓慢，不转移，骨质破坏常呈膨胀性，与正常骨界线清楚，边缘锐利，骨皮质常保持连续性，松质骨多有留存，溶骨少，密质骨完整或变薄，一般无骨膜反应，常无软组织肿块影。另外，良性骨肿瘤实验室检查一般无异常发现，细胞形态学检查见细胞分化成熟近乎正常。

四、良性骨肿瘤有哪些临床特点？

答：（1）局部肿块：为最早出现的症状，常表现为质硬而无压痛的肿块，生长缓慢。

（2）疼痛：大多数良性肿瘤无疼痛。

（3）功能障碍和压迫症状：邻近关节的肿瘤，由于疼痛和肿胀可导致关节功能障碍。脊髓肿瘤不分良恶性，都可引起压迫症状。

（4）病理性骨折：少见，多发生于髓内病变者，如骨囊肿、骨纤维结构不良等。

（5）X 线表现：特点是界线清楚，密度均匀。多为膨胀性病损或外生性生长，可有皮质膨胀变薄。病灶周围可有硬化反应骨，骨质破坏呈单房性或多房性，内有点状、环状、片状骨化阴影，通常无骨膜反应。

五、如何治疗下肢良性骨肿瘤？

答：如瘤体小，不影响生活或关节活动，可不用处理。如瘤体过大，有恶变的可能，关节处肿瘤影响关节活动，则采取手术切除治疗。

六、下肢良性骨肿瘤术后的护理要点有哪些？

答：（1）术后观察伤口敷料渗血情况，术肢肿胀、疼痛情况。

（2）术后抬高患肢，促进血液循环，减轻肿胀，膝关节屈曲15°，踝关节屈曲90°。

（3）饮食护理：骨肿瘤手术后应补充营养、热量，给予高蛋白、高维生素类食物，如肉类、家禽、新鲜蔬菜、鱼类等。骨肿瘤化疗患者，除以上饮食外，尤其需多吃胡萝卜、水果、荸荠、番茄等。

（4）功能锻炼：良性肿瘤手术后如不影响骨稳定性，一般切口愈合后，可逐步恢复正常活动，如影响骨稳定性，在固定期间，可做固定部位的肌肉舒缩运动和未固定关节的主动活动。

七、常见的下肢恶性骨肿瘤有哪些？

答：（1）骨肉瘤。

（2）尤因肉瘤。

（3）软骨肉瘤。

（4）梭形细胞肉瘤（包括纤维肉瘤、平滑肌肉瘤、恶性纤维组织细胞瘤）。

八、如何诊断恶性骨肿瘤？需要做哪些检查？

答：（1）骨肿瘤的诊断必须坚持临床-影像-病理（及其他相关学科）相结合的原则，综合判断各方面的信息，才能获得准确或较准确的结论。

（2）检查：影像学检查，包括普通 X 线、计算机体层摄影（CT）、磁共振成像（MRI）、放射闪烁成像（核素扫描）、超声检查；实验室诊断；病理诊断。

九、恶性骨肿瘤有哪些临床特点？

答：（1）疼痛：恶性骨肿瘤几乎均有局部疼痛，并可有压痛。

（2）肿块：局部肿块且进展迅速多见于恶性骨肿瘤。局部血管怒张反映肿瘤血运丰富，多属恶性。

（3）全身情况：多伴发热、食欲减退、消瘦、恶病质等。

（4）病理性骨折：轻微外伤即可引起病理性骨折，可作为首发症状就诊。

（5）功能障碍和压迫症状：邻近关节的肿瘤可导致关节功能障碍。脊髓肿瘤可引起压迫症状。

（6）实验室检查：广泛溶骨性病变，血钙往往升高。血清碱性磷酸酶反映成骨活动，在成骨性肿瘤，如骨肉瘤中有明显升高。男性的酸性磷酸酶升高提示转移癌来自于前列腺。尿本周（Bence-Jones）蛋白阳性提示骨髓瘤的存在。

（7）影像学检查：①X 线检查：能反映骨与软骨组织的基本病变。恶性骨肿瘤病灶多不规则，呈虫蚀样或筛孔样，密度不均，界线不清。②CT 和 MRI 检查：可清楚地显示肿瘤范围，识别肿瘤的侵袭程度，制订手术方案，评估治疗效果。③发射型 CT（ECT）检查：可以明确病损范围，先于其他影像学检查几周或几个月显示骨转移瘤，但特异性不明显，不能单独作为诊断依据。④DSA 检查：可显示肿瘤的供血情况，以利于做选择性血管栓塞和注入化疗药物。

（8）组织学检查：是骨肿瘤最后诊断的唯一可靠检查。

十、如何治疗下肢恶性骨肿瘤？

答：（1）手术治疗：手术切除是治疗的主要手段。截肢、关节离断是最常用的方法。但是，由于化疗方法的进步，近年来一些学者开始做瘤段切除或全股骨切除，用人工假体置换。采取保留肢体的"局部广泛切除加功能重建"辅以化疗等措施。

（2）化学治疗：常用的药物有多柔比星及大剂量甲氨蝶呤，但药物作用的选择性不强，肿瘤细胞在分裂周期中不同步，都影响化疗的效果。

（3）局部化疗：包括动脉内持续化疗及区域灌注，其中以区域灌注效果较好。

（4）免疫疗法：由于干扰素来源有限，还不能广为应用。

（5）放疗：对骨肿瘤只能作为一种辅助治疗。

十一、恶性骨肿瘤截肢的适应证是什么？

答：（1）瘤体巨大、分化极差、软组织条件不好的复发瘤。

（2）肿瘤附近的血管、神经受到侵犯。

十二、截肢患者术后会出现什么症状？

答：（1）心理：截肢患者因失去正常完整的形体外观，对患者的外貌有极大损伤，从此步入残疾人的行列，严重影响患者的生活质量，在心理和生理方面会产生相应的问题，大多数患者存在一定程度的焦虑，主要表现为哭泣、情绪低落、睡眠障碍、食欲减退等。对患者进行早期的功能康复锻炼，能尽早恢复身体和掌握生活能力。根据患者截肢特点做健肢站立和拄拐步行等训练，逐渐过渡到负重训练，再到单足站立、弹跳等训练，循序渐进，慢慢恢复同时让家属接受和鼓励患者，并指导其家属参与功能锻炼，这样不仅能增强患者的信心，也避免患者产生不良情绪，增进患者和家属的关系，促进患者的康复。

（2）疼痛：多数患者术后会出现残肢痛和（或）幻肢痛，这是术后最常见的症状，如何缓解疼痛是解决问题的核心，所以首先给予患者正确的止痛方法，必要时给予药物干预，然后指导正确的康复知识及心理护理。

十三、恶性骨肿瘤截肢术后，残肢应保持什么体位，以及有哪些禁忌动作？

答：（1）膝上截肢术后体位：髋关节应伸直且不要外展，患肢下不要垫枕头抬高，以防髋关节屈曲外展畸形。

（2）膝下截肢术后体位：膝关节应伸直位，患肢保持内收，坐位时避免长时间屈膝，以防膝关节屈曲畸形。

（3）大腿截肢术后体位：残肢下方不要垫高，为了减轻残肢肿胀，抬高残肢不应超过 2 天，截肢术后应用沙袋压住肢体残端，防止因瘢痕挛缩引起肢体残段上翘，不易安装假肢，应鼓励患者术后做伸髋和伸膝肌的肌力锻炼。

（4）截肢术后的禁忌动作：①在膝关节下垫枕头；②坐轮椅时弯曲残肢；③仰卧时弯曲残肢；④将残肢垂放在床沿；⑤放枕头在大腿之间；⑥使脊柱弯曲；⑦半坐卧时在臀部垫枕头；⑧长时间坐轮椅；⑨坐位时残肢搭在健侧腿上；⑩坐位时将残肢搭在椅子扶手上；将残肢放在拐杖或助行架上休息。

十四、截肢患者术后何时可以安装假肢？

答：术后即装假肢，术后在手术台上即可安装临时假肢，这对残肢定型、早期离床功能训练、减少患肢痛有积极治疗作用。截肢后最初 30 天是使用临时假肢的最佳时期，约使用 3 个月时间，当残肢定型、患者熟练地独自步行后，可更换正式假肢。

十五、安装假肢前可以做哪些准备？

答：（1）增加患者全身体能锻炼，心肺功能不佳的患者更应将心肺功能锻炼至较好的状态方可装配假肢。

（2）残端塑形：截肢残端需进行规范的塑形训练，残端形状呈圆锥形最佳。

（3）残肢训练：促使残端消除肿胀，早日定型，预防各种残肢病发生，保持残端关节活动范围和肌力，以适应装配假肢所需的良好残肢条件。

十六、什么条件下恶性骨肿瘤的患者可以行人工关节置换术？

答：（1）股骨远端或胫骨近端的骨肿瘤，有条件保存肢体者。

（2）位于股骨头颈部或髋臼的低度恶性肿瘤，如骨巨细胞瘤、软骨肉瘤。

（3）患者一般情况良好，无感染征象，能积极配合治疗。

（4）无转移病灶或转移灶可以治愈。

十七、骨肿瘤行关节置换术禁忌证？

答：（1）肿瘤局部或其他部位尚有活动性感染存在者。

（2）肿瘤范围广、无法边缘性切除者。

（3）因放疗或反复手术，局部皮肤、软组织血供差，术后可导致伤口闭合困难或皮肤软组织坏死者。

（4）全身情况差或有并发症、难以耐受较大手术者。

（5）已有多处转移，预计存活不足 6 个月者。

（6）保肢后的膝关节功能不及假肢功能良好者。

十八、骨肿瘤患者的人工假体的优点是什么？

答：肿瘤患者的人工假体是专为肿瘤患者定制的假体，其优点：①因骨肿瘤患者在术中切除关节周围组织，对假体的稳定性要求很高，人工假体能更好地稳定关节，使患者能术后即刻稳定及早期负重行走，具有较好的短期及长期术后功能；②感染发生率较低；③保留患者的肢体和外观，可以增强患者的信心；④增加患者的自理能力。

十九、恶性骨肿瘤的患者行人工关节置换术后该怎样行康复锻炼？

答：（1）术后 24 小时：开始进行踝泵运动、踝旋转及股四头肌等长收缩训练，并进行膝关节的持续被动活动锻炼。

（2）术后 3 日：开始进行主动膝关节屈伸活动。

（3）术后 1 周：开始行 CPM 机关节功能锻炼，从 20°开始，每天增加 5°～10°，直至 120°。

（4）术后 2 周：可在保护下进行抱大腿上提屈膝活动；侧身患肢在上做无重力屈伸膝关节动作；仰卧于床边，患肢小腿悬于床沿下，健侧足与小腿压于患侧足上做向下按压动作、上楼梯及双拐下地行走等主动活动，以恢复关节功能，加强肌肉力量。

（5）术后 1 个月：逐渐负重行走，可进行无辅助平路行走练习、上下楼梯练习等功能锻炼，进一步加强肌肉力量，增加患者平衡能力，逐渐恢复日常生活能力。

第十一章　发育性髋关节脱位

一、什么是发育性髋关节脱位？

答：发育性髋关节脱位最早称为先天性髋关节脱位，是由于遗传、臀位产、捆腿等因素造成单侧或双侧髋关节不稳定，股骨头与髋臼对位不良的一种疾病。

二、为什么会发生发育性髋关节脱位？

答：（1）胚胎学说：认为可能是原发性胚质欠缺，属染色体显性遗传。

（2）韧带松弛学说：认为关节囊韧带松弛是髋关节脱位的主要因素，韧带松弛又是因为患儿体内过多的雌激素，影响胶原纤维的横链，阻滞合成胶原纤维而致。

（3）宫内位置学说：胎儿在宫内下肢屈曲内收位，臀产位的新生儿。

（4）产后位置因素：因新生儿髋关节囊松弛或不稳定者占 50%左右，极易发生髋关节脱位，若产后将髋关节置于屈曲外展位，则 80%在 8 周内恢复正常，若置于伸直内收位并包裹新生儿，髋脱位的发生率将增加 10 倍。

三、发育性髋关节脱位的临床表现是什么？

答：（1）新生儿和婴儿期主要表现为患肢常呈屈曲状态，活动较健肢差，被动牵拉时可以伸直，当松手后又呈屈曲状。若为单侧发病则可见双下肢不等长。其他尚可见臀部、大腿内侧或腘窝的皮肤皱褶不对称，患侧加深，会阴部加宽、大阴唇不对称。

（2）幼儿期主要表现为一般行走较晚，站立时臀部后耸，腰前突加大，患肢短缩，行走时呈摇摆式跛行。双侧脱位或年龄较大者，均有典型的"鸭步"征。

四、发育性髋关节脱位有哪些检查法？

答：（1）新生儿和婴儿期：外展实验、Ortolani 实验、Barlow 实验、Allis 征阳性、X 线检查、B 超检查等。

（2）幼儿期：患肢短缩，Allis 征阳性；大粗隆突出上移，超过 Nelaton 线，Bryant 三角底边较对侧明显变短；腹股沟处空虚，触摸不到股动脉搏动，在髋关节后外侧可触及脱出的股骨头；套叠实验（望远镜实验）阳性；Trendelenburg 实验阳性；X 线检查等。

五、如何治疗发育性髋关节脱位？

答：（1）出生至 6 个月：此时为治疗的黄金时间，原则是早期诊断、早期治疗，此时只要将患儿髋关节处于外展屈曲位 2～4 个月即可痊愈。常用的装置有 Frejka 枕、Putti 架、Rosen 支架、Pavlik 挽具等，只要将髋关节确实可靠地处于屈曲、外展外旋位，或伸直、外展内旋位，都能达到治疗目的。

（2）6 个月至 3 岁：可在麻醉下手法复位，或先行牵引 2～4 周，使股骨头下降至髋臼中心或稍低水平，再行手法复位。可采用 Allis 法和 Lorenz 法。复位成功后，屈髋 90°、外展 70°以蛙式石膏固定，3 个月后，更换髋人字托外固定支具，改为伸直、外展内旋位固定 3 个月。

（3）2～8 岁或以上的幼儿：需手术切开复位，术前需先做骨牵引，使股骨头牵至 Y 形软骨连线水平，再行切开复位。术后髋人字托外固定支具固定 6～8 周。

（4）8 岁以上：需行手术治疗。

六、发育性髋关节脱位术后支具固定的患儿有哪些注意事项？

答：（1）支具的护理：术后回到病房，应妥善保护好患肢，保持患肢外展内旋位，外固定支具的松紧度应适宜，与皮肤摩擦处应使用柔软毛巾铺垫。每日检查外固定器具，保持正确的固定位置。

家属不可随意调节支具的松紧度，不能随意放松支具，不可擅自去除、更换外固定装置。

（2）皮肤的护理：因支具固定时间较长，需指导家属对患儿进行皮肤护理。婴儿应注意勤换尿布，勤擦澡；保持床铺干燥、清洁。床单湿或污染时要及时更换；连衣裤套或外固定支具要保持清洁、干燥，并注意有无刺激局部皮肤情况。夏日清洗皮肤后涂擦痱子粉或爽身粉，防止局部湿疹或痱子。卧床患儿定时按摩受压部位，定时翻身，按摩骨突出部位及支具边缘与皮肤摩擦处的皮肤，促进局部血液循环。给予温水擦浴，及时清理大小便，保持皮肤干燥，防止发生压疮。

七、支具需要固定多长时间？

答：（1）闭合复位患儿：蛙式石膏固定3个月后，更换髋人字托外固定支具，改为伸直、外展内旋位固定3个月。

（2）开放性复位患儿：术后半年后可拆除外固定支具，下地行走。

八、如何对发育性髋关节脱位术后的患儿行康复锻炼？

答：术后当天开始，每日指导患儿循序渐进地练习趾背伸运动和股四头肌的收缩运动。患儿髋人字托固定2～3周后拆除，并在双下肢皮肤牵引下行屈伸髋关节功能锻炼。注意维持患侧下肢轻度内旋15°，防止形成外旋畸形。指导患儿进行床上适应性训练，帮助患儿按摩肌肉，每天3次，每次30分钟。帮助患儿进行坐起练习，再循序渐进指导患儿练习外展、外旋、内收、内旋，指导下蹲运动，使髋关节功能恢复到最佳状态。

九、如何对患儿家属行出院指导？

答：患儿在出院途中及家中，均仰卧于硬床板上，保持患肢外展内旋位。单髋关节切开复位患儿3～4周，骨盆截骨患儿5～6周，股骨粗隆下旋转接骨患儿7～8周拆除石膏，开始行髋关节功能锻炼，以免发生髋关节运动受限或僵硬。但应限制下肢的内收外旋活动，防止再次脱出。患儿可在家长的看护下在床上做弯腰、屈髋活动，以锻炼臀部肌肉及髋关节，防止臀肌挛缩及髋关节粘连。出院后要定期随访，避免患儿剧烈活动，同时避免伤害，促进患儿彻底康复。

第十二章　髋臼发育不良

一、什么是髋臼发育不良？

答：髋臼发育不良又称不稳定髋关节，特点是股骨头与髋臼不相适应，髋臼不能充分覆盖股骨头。分为先天性和后天性两类。

二、髋臼发育不良的病因是什么？

答：（1）胚胎学说。
（2）韧带松弛学说。
（3）宫内位置学说。
（4）产后位置因素。

三、髋臼发育不良的辅助检查有哪些？

答：（1）查体：稳定试验，如 Trendelenburg 实验。撞击试验是对髋臼缘损伤最好的检查。Apprehension 试验用来检查髋关节的前方不稳定。
（2）X 线检查：髋关节 CE 角的测量、髋臼指数的测量、ACM 角的测量、髋臼角的测量、髋值的测量、髋臼前倾角的测量。
（3）CT 检查：双侧髋关节 CT 横扫，可以了解髋臼前倾角及髋臼对股骨头的覆盖率。
（4）磁共振成像（MRI）：为三角成像，可同时观察髋臼前倾角、髋臼外展角及髋臼对股骨头的覆盖率。
（5）超声诊断：髂骨、关节囊、股骨颈为强回声区，股骨头及髋臼软骨为无回声区。

四、髋臼发育不良的临床表现有哪些？

答：腹股沟区的刀割样锐痛，于长期在坐位或行走后加重。使髋关节屈曲内收内旋活动，快速下楼梯尤其是旋转楼梯，可以引起关节疼痛。股骨头缺乏前方覆盖的患者活动关节时常有沉闷的弹响。若内旋或下肢置于中立位时，此体征消失。

五、如何治疗髋臼发育不良？

答：（1）早期治疗：是指出生至开始学步行阶段。治疗目的是让股骨头在髋臼内承受正常的应力，刺激髋臼的发育。例如，先天性髋关节脱位行手法复位，用外固定架固定，可使髋臼得到正常的发育或接近正常发育。
（2）中期治疗：是指开始学步走路至 Y 形软骨钙化之前（1～16 岁时期），治疗主要是改善髋臼对股骨头的覆盖，预防股骨头脱位。3 岁以内小儿若有脱位，首先要使股骨头复位，可切开复位。然后行外固定架固定，使患肢处于外展位，刺激髋臼的进一步发育。4 岁以上的小儿由于髋臼发育较差，需早期行髋臼加盖、骨盆截骨术等。
（3）晚期治疗：是指髋臼 Y 形软骨钙化之后（约 16 岁以后），关节软骨破坏已成为不可逆性改变，给治疗带来困难，已无法恢复正常关节活动功能，髋臼发育不良继发严重骨性关节炎，需要采取手术治疗，手术方式有髋关节成形术、人工髋关节置换术。

六、髋臼发育不良治疗术后护理要点有哪些？

答：（1）体位护理：术毕返回病房，取仰卧位。根据麻醉方式不同，决定禁食、水的时间，腰麻麻醉后 6 小时可进食流质饮食，全麻则需由护士对患者进行全面评估后决定是否可以进食。协助患者将其术肢抬高，有利于消肿。行髋关节置换术的患者，术肢需行外展 30°中立位。
（2）疼痛的护理：手术切口疼痛是术后主要反应，术中安装镇痛泵，使镇痛药液于术后 24～72 小时持续释放，以达到镇痛效果。未安装镇痛泵患者，遵医嘱早期足量给予镇痛药。
（3）功能锻炼：术后当天麻醉恢复即可行踝泵运动及踝旋转运动、肌肉收缩锻炼等，自术后第一天开始使用助行器下地行走，并循序渐进进行肌力的练习及关节屈伸练习等功能锻炼。

第十三章　髋关节结核

一、什么是髋关节结核？

答：髋关节结核是指结核分枝杆菌经血液途径侵入关节而引起的继发感染，在骨关节结核发病中仅次于脊柱结核和膝关节结核，居第 3 位。晚期全髋关节结核常导致髋关节不可逆损害而致残。

二、髋关节结核的病因是什么？

答：结核分枝杆菌经呼吸道侵入体内后引起肺部的原发结核或不发生结核感染，部分结核分枝杆菌经淋巴途径、血液循环到达髋部潜伏下来，多数结核分枝杆菌可被机体消灭，少数微小的结核病灶被纤维组织包裹起来，病变处于静止状态。当机体免疫力低下时或有其他不利因素的情况下，潜伏的病灶重新活跃，形成关节部位的继发感染。因此，髋关节结核的患者通常无肺部结核的表现。

三、髋关节结核的临床分期有哪些？

答：（1）单纯性滑膜结核：病变仅限于滑膜，表现为滑膜充血、水肿及关节腔内积液、纤维素性渗出、滑膜增生。治愈后关节功能基本不受损害。

（2）单纯骨结核：病变仅限于骨内，可发生在髋臼或股骨头、股骨颈、股骨干骺端的骨质内，病变未突破关节软骨进入关节腔内。治愈后髋关节多不留下功能障碍。

（3）全髋关节结核：由单纯结核发展而来。关节软骨出现破坏，只有部分软骨破坏为早期全关节结核，若全部软骨破坏为晚期全关节结核。此期常导致关节功能障碍而致病残。

四、髋关节结核的临床表现有哪些？

答：（1）全身中毒症状：患者常有食欲缺乏、消瘦、低热、盗汗等症状。

（2）局部疼痛：早期出现髋部疼痛、不适，活动后加重，休息后缓解，患肢常有无力或沉重感。晚期症状逐渐加重，可出现畸形及跛行步态。

（3）压痛、关节活动受限：髋关节结核患者髋关节周围常出现髋关节的深压痛。关节活动时常引起疼痛，关节活动受限。

（4）脓肿及窦道形成：多数髋关节结核肿胀常不明显。髋部出现肿胀说明炎症反应较剧烈，常由髋关节脓肿引起。关节结核的脓肿皮温不高，不发红，称为冷脓肿，脓肿穿破皮肤常形成窦道流脓，有时有死骨及干酪样物排出，经久不愈。

（5）肌肉萎缩：由于髋关节疼痛，长期跛行，负重减少，常出现患肢肌肉失用性萎缩。

（6）畸形：晚期髋关节结核常出现患肢短缩、内收、内旋畸形，患髋屈曲挛缩，Thomas 征阳性。

五、如何治疗髋关节结核？术后护理要点有哪些？

答：非手术治疗：休息、制动、加强营养；抗结核药物治疗；手术治疗：术前应常规药物抗结核治疗 2 周。

术后护理要点如下。

（1）髋关节结核应卧床休息，给予高营养饮食，合理应用抗结核药物，尽量安排良好的休息环境，有充足的日光和空气，并使患者精神愉快等。

（2）术后行患者皮牵引 3～6 周，一般术后能保留关节的大部分活动功能。护士应了解患者病情，以及手术种类和预后。凡可以保留活动关节的，应加强关节活动度锻炼及肌力的练习，防止关节僵直及肌肉萎缩。

六、如何对髋关节结核的患者行饮食及用药指导？

答：（1）用药指导：抗结核药物首选链霉素、异烟肼、利福平、乙胺丁醇，次选药物为吡嗪酰胺、卡那霉素。口服药物于每日晨起空腹服用，需准时、定时、正确服用，肌内注射药物的位置需经常更换，注射速度应该慢，以免局部产生硬结。骨关节集合药物疗程较长，一般为 1 年半，并每 3 个月复查肝功能 1 次。

（2）饮食指导：应给予高蛋白、高热量、高维生素膳食。每日摄入热量应在 2000～3000cal 左右，每日每千克体重应该给予蛋白质 1.5～2.0g。

第十四章　膝关节畸形：膝内翻和膝外翻

一、什么是膝内翻？

答：膝内翻又称"O"形腿（图 14-1），即指与膝外翻外形完全相反方向的畸形，表现为两下肢伸直而踝关节力图并拢时，膝关节不能并拢，两膝或两踝不能并拢的严重程度是畸形严重的标志。

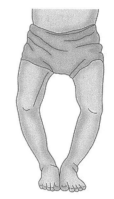

图 14-1　O 形腿

二、膝内翻的病因有哪些？

答：膝内翻一般都是发现于开始刚刚步行时，患者往往有佝偻病的病史，骨骺的损伤也是形成膝内翻的病因。

三、膝内翻临床表现是什么？

答：膝内翻双下肢呈"O"形畸形，表现为两下肢伸直而踝关节力图并拢时，膝关节不能并拢。由于膝内侧韧带松弛，行走易跌，长期以来因膝关节承受力不均而形成骨关节炎等，在站立和行走时形状明显，走路时左右摇摆不稳。

四、如何治疗膝内翻？术后护理要点有哪些？

答：非手术治疗：病因治疗（积极治疗佝偻病），膝内翻导致骨性关节炎早期，可应用非甾体抗炎药或者关节腔内注射玻璃酸钠药物治疗；手术治疗：可做膝关节周围截骨矫形手术治疗。

术后护理要点如下。

1）体位护理：术毕返回病房，取仰卧位。协助患者将其术肢抬高，有利于消肿。观察伤口渗血情况。

2）功能锻炼：术后当天麻醉恢复后即可开始进行踝泵运动、踝旋转运动及股四头肌等长训练，之后每天均需锻炼肌肉力量及关节活动度，出院后继续按计划进行功能锻炼。

3）疼痛的护理：术后早期疼痛，多因手术创伤引起，虽有镇痛泵缓解疼痛，伤口疼痛仍会较为明显。护理人员要关心、体贴患者，耐心听取其对疼痛的主诉，理解其对疼痛的反应，如呻吟、哭泣等，并给予安慰。医护人员加强病房巡视，及时掌握患者的病情和思想动态，鼓励患者，使患者感到医护人员对自己的关注，减轻患者术后的紧张和焦虑情绪。

五、什么是膝外翻？

答：膝外翻又称 X 形腿，即指两下肢伸直时，在股骨下端和胫骨上端构成一个向外的弧度，两膝相碰时，双踝不能并拢，站立负重时尤为严重，形成一个"X"外形。

六、膝外翻的病因有哪些？

答：膝外翻在幼儿期发生，原因不明，故又称"特发性"膝外翻，骨骺的损伤也是形成膝外翻的病因。

七、膝外翻的临床表现是什么？

答：膝外翻的两下肢伸直时，在股骨下端和胫骨上端构成一个向外的弧度，两膝相碰时，双踝不能并拢，站立负重时尤为严重，形成一个"X"外形，行走双膝易碰撞，步态与正常不同。

八、如何治疗膝外翻？术后护理要点有哪些？

答：（1）非手术治疗：部分青少年患者膝外翻早期可通过佩戴矫形器获得部分纠正。

（2）手术治疗：可做膝关节周围截骨矫形手术治疗。

术后护理要点如下。

（1）麻醉后的护理：术后需禁食、水 6 小时，定时测量生命体征。在麻醉作用消失前做好皮肤护理，避免压伤。麻醉消失后即指导患者进行踝泵运动及肌肉收缩锻炼。

（2）疼痛的护理：手术切口疼痛是术后主要反应，术中安装镇痛泵，使镇痛药液于术后24～72 小时持续释放，以达到镇痛效果。未安装镇痛泵患者，遵医嘱早期足量给予镇痛药。

（3）伤口及患肢的观察：术后术部如有渗血，密切观察患肢末梢血液循环，包括颜色、温度、知觉、活动度等，如出现趾端苍白、发紫等表明肢体受压，及时报告医生处理。

（4）预防感染：观察伤口情况，保持伤口、敷料清洁、干燥。换药时，严格无菌操作，合理使用抗生素并注意观察体温变化。

（5）皮肤的护理：对骶尾部及受压部位要严密观察，衬垫要铺平拉紧，每天检查并定时按摩骨突部位的皮肤。

（6）饮食护理：患者自麻醉开始起 6 小时后，给予流质饮食，忌牛奶及不易消化食物。术后第 1 天起即可食一些高蛋白、低脂肪，维生素充足、钙质丰富的食物。尤其是出血量较多、身体较为虚弱的患者，饭菜应多样化，注意色、香、味、形的搭配以促进患者食欲，有利于早日康复。由于患者长期卧床，故应多食一些含纤维素多的蔬菜和水果，以防止便秘。

第十五章　手部先天畸形

一、什么是并指畸形?

答：并指畸形是仅次于多指畸形的常见手部先天畸形，男女比例为 3：1，先天性并指畸形指两个或两个以上手指部分或全部组织相并连。

二、并指畸形的病因是什么?

答：并指畸形属于肢体部分分化障碍。胎生第 4 周时上肢芽的末端开始出现手指轮廓，第 8 周时手指分化清楚。在 7～8 周时，由于胚胎受到极轻微损伤，使手指发育分化局部停顿，掌板分化障碍所致。多数为常染色体显性遗传。

三、并指畸形的病理表现有哪些?

答：并指畸形表现为皮肤短缺，骨骼畸形和血管、神经畸形。

四、并指畸形的诊断要点及分类有哪些?

答：（1）并指畸形按并连组织的结构分型：①单纯性并指，仅有相邻手指的皮肤、结缔组织相连，指间隙皮肤宽窄不一，X 线片示并指间界线清楚，故又称为软组织性并指。②复杂性并指，两指或多个手指间除有连续的皮肤软组织相连外，还有指骨间的融合，或神经血管及肌肉肌腱相连，故又称为骨性并指。

（2）按并连的程度分型：①完全性并指，从相邻手指的基底到指尖完全相连。②不完全性并指，仅相邻手指的部分组织相连。③复合性并指，即并指合并其他畸形，如尖头并指、短指并指、裂指并指、多指并指及环形沟并指等。

（3）混合分型：单纯性完全并指、单纯性不完全并指、复杂性完全并指、复杂性不完全并指、复合性并指。

五、并指畸形的临床表现有哪些?

答：并指的临床表现多种多样，在形式上有的表现为皮肤软组织并指及骨性并指。常表现为两指并连，也有三指或四指并连，甚至五指并连。中环指并指最为多见（50%），其次是环小指（30%）、示中指（15%），拇指和示指并指少见（5%），约 50%患儿有双侧性并指。手指并连的程度也各不相同，有的部分并连，有的全指并连；有的仅表现为指蹼较长，有的并连两指呈交叉样；有的并指只有一条肌腱、神经、血管束；有的两指并连紧密，末节指骨及指甲也并连在一起，还有的并指掌骨合二为一，但较粗大。

六、并指畸形手术治疗的时机是什么?

答：如果手指发育正常，无继发畸形，不影响活动功能，可在 5～7 岁时手术最为适合。如并联指关节不在同一平面，手指发育大小不同步等，影响手指功能活动和发育，应当早期手术，在 1～2 岁比较合适。多指并指畸形分指应先分开中、环指，半年后再分开示、中指和环、小指。

七、并指畸形术后如何进行康复指导?

答：术后应注意观察患者生命体征情况、疼痛情况，术肢末梢血运、皮温、感觉及活动情况，敷料渗血情况、术肢肿胀情况并进行术后饮食指导。康复指导：术后指导患者及家属行主动及被动分指练习，术后 14 天拆线，拆线后家长积极督促患儿进行康复锻炼，患者年龄小疼痛耐受力差，惧怕锻炼，可引导其做游戏和玩玩具来促使手指关节活动。夜间佩戴弹力橡胶分指垫，对指蹼产生撑开和压迫作用，防止指蹼粘连变浅，并对瘢痕产生长久的抑制作用。

八、什么是多指畸形?

答: 先天性多指畸形是指手部除生长正常手指以外还有多余赘生手指的一种先天性手畸形。可与并指畸形同时存在,男女比例1.5:1,右手多于左手,比例为2:1。

九、多指畸形的病因包括哪些?

答: 遗传因素、外界因素(营养因素、药物因素、放射因素、内分泌因素、疾病因素、创伤因素、环境化学因素等)。

十、多指畸形有哪些分类?

答: 根据解剖结构可分类如下。

(1)轴前型(拇指多指):按 Wassel 分类法分型见表15-1。

表 15-1　Wassel 拇指多指畸形分类

Ⅰ型	Ⅱ型	Ⅲ型	Ⅳ型	Ⅴ型	Ⅵ型	Ⅶ型
远节指骨分叉型	远节指骨复指型	近节指骨分叉型	近节指骨复指型	掌骨分叉型	掌骨复指型	指骨全部多指型,伴其中一指为3节指骨型

(2)中央型多指:单纯型中央型多指极为少见,常伴有并指畸形,最常见的是隐藏在中指和环指的并指畸形中的多指畸形。

(3)尺侧多指(小指多指):可分为三型,Ⅰ型为软组织多指,仅为一块多余的软组织,其中没有骨骼、关节软骨和肌腱。Ⅱ型为单纯多指,即手指重复或部分重复,有骨骼、肌腱等正常手指结构。Ⅲ型为多指有指骨和多种软组织结构的手指及分叉的或完整的掌骨。按其数目可分为单个手指多指和多个手指多指。通常是通过 X 线检查和外观判断两者相结合来判断多指畸形的类型。

十一、多指畸形手术治疗的时机是什么?

答: 手术治疗的目的:重要的不是美观而是重建手指的功能。手术时机的选择见表15-2。

表 15-2　多指畸形手术时机选择

分类	赘生指和远节指多指	近节指骨型和掌骨型多指	复杂多指(有严重畸形、组织缺损的复杂多指)
手术时机	手术切除越早越好	18个月以后进行,在5岁前重建效果较好	1岁以后进行多指切除,进行组织移植或移位等手术重建手指功能

十二、多指畸形术后护理要点有哪些?

答: 术后应注意观察患者生命体征情况、疼痛情况,术肢末梢血运、皮温、感觉及活动情况,敷料渗血情况、术肢肿胀情况并进行术后饮食指导和心理护理。术后指导患者及家属进行主动及被动屈指练习,注意其各个手指的功能恢复。术后14天拆线,1个月后复诊。

第十六章 神经卡压综合征

一、什么是神经卡压综合征？

答：神经卡压综合征是指周围神经受到其周围组织的压迫，而引起疼痛、感觉障碍、运动障碍及电生理学改变。

二、神经卡压综合征的病因分类有哪些？

答：解剖性、姿势性、发育性、炎症性、创伤性、代谢性、肿瘤及医源性。

三、神经卡压综合征包括哪些？

答：腕管综合征、腕部尺管综合征、旋前肌综合征、骨间前侧神经卡压综合征、桡管综合征、肘部尺管综合征、肩胛上神经卡压综合征、梨状肌综合征、股外侧皮神经卡压综合征、腓总神经卡压综合征、跗管综合征、趾底总神经卡压综合征。

四、神经卡压综合征的临床表现是什么？

答：疼痛、感觉障碍、运动障碍及电生理学改变。

五、什么是腕管综合征？

答：由于正中神经在腕管内受到压迫与刺激而产生相应的临床症状。

六、腕管综合征的好发人群有哪些？

答：好发于 30～50 岁的办公室女性，女：男＝5：1。双侧发病者占 1/3～1/2，女：男＝9：1。

七、腕管综合征的病因有哪些？

答：内分泌系统变化（如妊娠期、哺乳期、绝经期等）；腕部骨折或损伤；腕管内占位性病变；腕部感染；风湿或类风湿等。

八、腕管综合征的临床特点有哪些？

答：患者手掌桡侧 3 个半手指掌侧及其中、远节背侧的皮肤麻木、刺痛或烧灼样痛（图 16-1），夜间加剧，经常被痛醒。温度高时疼痛加重，活动或甩手后症状减轻，寒冷季节患指发凉、发绀，手指活动不灵敏，拇指外展肌力差，病情严重者可见鱼际肌萎缩、瘫痪（图 16-2），甚至出现患指溃疡等神经营养状态症状；屈腕试验和神经干叩击试验均阳性。

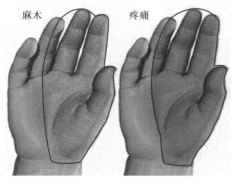

图 16-1　腕管综合征麻木、疼痛区域

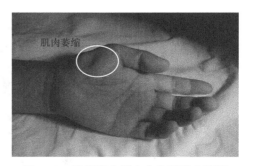

图 16-2　腕管综合征之大鱼际肌肉萎缩

九、腕管综合征的治疗方法有哪些?

答: 非手术治疗:①按摩、理疗、针灸;②封闭治疗;③症状轻者可用支具外固定或冲击波治疗;④对症用药,如非甾体抗炎药物、营养神经性药物等。

手术治疗:手术松解治疗。

十、腕管综合征术后功能锻炼的方法有哪些?

答: 每次锻炼结束可冰敷 1～2 小时,术肢抬高,促进末梢血液循环,减轻术肢肿胀。

(1)手指抓空锻炼法:每日 3 次,每次 30～50 组(图 16-3)。

(2)腕关节屈伸法:每日 3 次,每次 30～50 组(图 16-4)。

(3)分次合指法:每日 3 次,每次 30～50 组(图 16-5)。

(4)拇指锻炼法:每日 3 次,每次 30～50 组(图 16-6)。

(5)腕关节旋转法:每日 3 次,每次 30～50 组(图 16-7)。

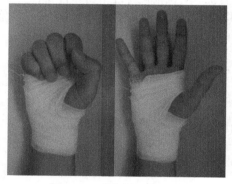

图 16-3　手指抓空锻炼法

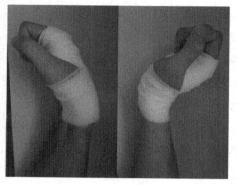

图 16-4　腕关节屈伸法

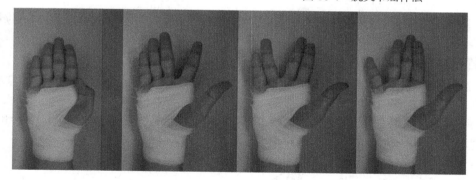

图 16-5　分次合指法

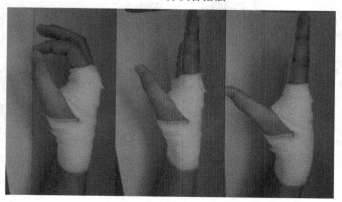

图 16-6　拇指锻炼法

十一、什么是尺管综合征？

答：尺管综合征是指尺神经在腕部尺侧骨性纤维管道中由于任何因素导致卡压而引起感觉、运动功能障碍的症状和体征。

十二、尺管综合征的临床特点有哪些？

答：尺神经在尺管内受压引起尺管综合征。浅支受累引起尺神经支配区感觉障碍。深支卡压可致手的内在肌萎缩、无力，手深部胀痛和灼痛，夜间痛显著，拇指内收，其他四指收展无力，环、小指可表现为爪形畸形，夹纸试验、Froment 试验阳性。电生理检查可发现瘫痪肌纤维颤动，肌电图检查见神经传导速度减慢。

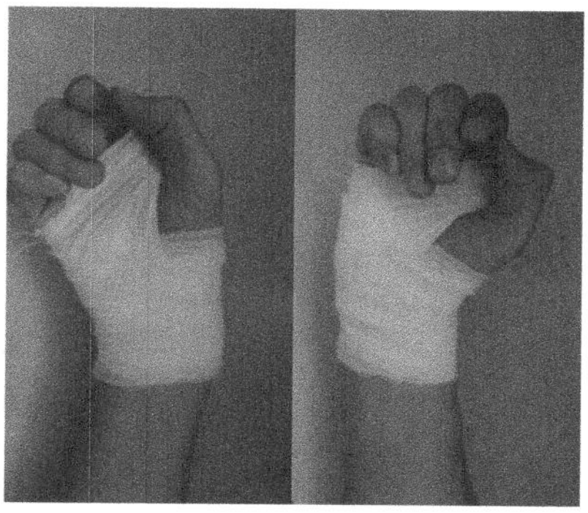

图 16-7　腕关节旋转法

十三、尺管综合征的病因有哪些？

答：肘外翻、尺神经半脱位、肱骨内上髁骨折、创伤性骨化等。

十四、尺管综合征的好发人群有哪些？

答：多见于中年人，尤其是屈肘工作者如键盘操作、乐器演奏者、投掷运动员，尤以枕肘睡眠者。

十五、什么是旋前肌综合征？

答：是指正中神经和骨间掌侧神经在前臂近侧受压后，所产生的该神经支配的肌肉运动障碍症状。尺神经、桡神经、正中神经分布支配如图 16-8 所示。

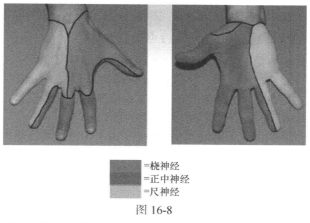

=桡神经
=正中神经
=尺神经

图 16-8

十六、旋前肌综合征的病因有哪些？

答：慢性劳损；急性扭伤、外伤；受寒；肿瘤或囊肿。

十七、旋前肌综合征的好发人群有哪些？

答：旋前肌综合征好发于 50 岁的女性患者，男女比例约 1∶4。

十八、旋前肌综合征患者的临床特点是什么？

答：（1）疼痛：前臂近端疼痛，以旋前圆肌区疼痛为主，抗阻力旋前时疼痛加剧。疼痛可向肘部、上臂放射，也可向颈部和腕部放射。一般无夜间痛史。

（2）感觉障碍：手掌桡侧和桡侧 3 个半手指麻木，但感觉减退比较轻，反复旋前运动可使感觉减退加重。

（3）肌肉萎缩：手指不灵活，拇、示指捏力减弱，拇、示指对指时拇指的掌指关节、示指的近节指间关节过屈，而远节指间关节过伸，鱼际肌有轻度萎缩。

临床体征如下。

（1）旋前圆肌触痛、发硬。

（2）Tinel 征：阳性率较高，常于发病 4～5 个月后出现。

（3）正中神经激发试验：①旋前圆肌激发试验，屈肘、抗阻力下使前臂做旋前动作，肌力减弱者为阳性。②指浅屈肌腱弓激发试验，中指抗阻力屈曲诱发桡侧 3 个半指麻木为阳性。③肱二头肌腱膜激发试验，前臂屈肘 120°，抗阻力旋前，诱发正中神经支配区感觉变化为阳性。

十九、什么是桡管综合征？

答：桡管综合征是桡神经深支在桡管内被旋后肌浅层腱弓或桡侧腕短伸肌腱弓卡压所致。

二十、桡管综合征的病因包括哪些？

答：慢性劳损、肿瘤、骨折和脱位、类风湿关节炎、外伤、病毒性神经炎、医源性损伤。

二十一、桡管综合征的临床特点有哪些？

答：①桡管综合征最主要的临床表现是疼痛。疼痛为钝痛，肘外侧痛，可向近端沿桡神经放射，也可向远端沿骨间后神经放射。上肢活动可使症状加重。夜间痛比较明显，严重者常夜间痛醒。静脉淤滞，特别是应用止血带时，也可使疼痛加重。②肌力减弱感觉迟钝和麻木较少见。伸指、伸拇肌力减弱常因疼痛所致。晚期亦可发生肌肉萎缩。

二十二、什么是骨间前侧神经卡压综合征？

答：骨间前侧神经卡压综合征是正中神经的骨间前神经支被指浅屈肌上缘的腱弓或纤维带卡压所致。

二十三、骨间前侧神经卡压综合征的病因有哪些？

答：直接创伤、部分正中神经损伤致前骨间神经损伤、卡压或前骨间神经炎症。

二十四、骨间前侧神经卡压综合征的临床特点是什么？

答：典型体征常有近端前臂掌侧、旋前圆肌区和腕掌侧的自发性疼痛，活动时症状加重，特别是前臂活动时症状更为明显。由于疼痛，限制了肢体的活动。疼痛可于数周或数月内自行减轻。典型的临床表现为拇长屈肌、示指和中指的指深屈肌及旋前方肌的肌力减弱，患者主诉常为写字或拿小物品困难，但无手部感觉变化。拇、示指捏握试验有助于诊断。

非典型性前骨间神经卡压综合征解剖及临床特点：由于常出现解剖变异，前骨间神经卡压的临床表现常存在一定的变化。

（1）中指指深屈肌可由尺神经支配（约 50%），因此有时临床表现仅为拇长屈肌和示指指深屈肌肌力减弱。

（2）正中神经与尺神经 Martin-Gruber 吻合约占 17%，其中较常见的异常吻合支为前骨间神经与尺神经的吻合支。当前骨间神经出现卡压时，可引起手内肌肌力的减弱。

（3）指深屈肌可完全由前骨间神经支配，因此，临床可表现为所有指指深屈肌肌力减弱。

（4）前骨间神经可发出分支支配指浅屈肌。

二十五、什么是肩胛上神经卡压综合征？

答：这是肩胛上神经在肩胛骨外上角的肩胛切迹内被卡压引起的神经卡压综合征。

二十六、肩胛上神经卡压综合征的临床特点是什么？

答：患者常有肩周区弥散的钝痛，位于肩后外侧部，可向颈后及臂部放射，但放射痛常位于上臂后侧。患者常感肩外展、外旋无力。然而，多数病例无明显的肌萎缩，因此，临床诊断比较困难。有创伤或劳损的患者肩部以锐痛为主，肩部活动时可加重。疼痛可为持续性，严重者影响睡眠。无明显的肌萎缩。抬臂困难或患侧手不能达对侧肩部。有些患者除有肩部疼痛外无其他症状，疼痛可持续数年。肩胛上切迹部压痛或位于锁骨与肩胛冈三角间区的压痛是肩胛上神经卡压最常见的体征，斜方肌区也可有压痛。如肩胛切迹处卡压，压痛点在肩胛切迹处，肩外展、外旋肌力减弱；冈上肌、冈下肌萎缩，特别是冈下肌萎缩；由于有肩胛上关节支支配肩锁关节，可出现肩锁关节压痛。如肩胛冈盂切迹处卡压，则疼痛较肩胛上切迹处卡压轻，压痛位于冈盂切迹处，局部除冈下肌萎缩外其他表现不明显。

二十七、什么是梨状肌综合征?

答:梨状肌综合征是引起急慢性坐骨神经痛的常见疾病。一般认为,腓总神经高位分支自梨状肌肌束间穿出或坐骨神经从梨状肌肌腹中穿出。当梨状肌受到损伤,发生充血、水肿、痉挛、粘连和挛缩时,该肌间隙或该肌上、下孔变狭窄,挤压其间穿出的神经、血管,因此而出现一系列临床症状和体征,称为梨状肌损伤综合征。

二十八、梨状肌综合征的病因有哪些?

答:臀部外伤出血、粘连、瘢痕形成;注射药物使梨状肌变性、纤维挛缩;髋臼后上部骨折移位、骨痂过大均可使坐骨神经在梨状肌处受压。此外,少数患者因坐骨神经出骨盆时行径变异,穿行于梨状肌内,当髋外旋时肌强力收缩,可使坐骨神经受到过大压力,长此以往产生坐骨神经慢性损伤。

二十九、梨状肌综合征的临床特点有哪些?

答:疼痛是本病的主要表现,以臀部为主,并可向下肢放射,严重时不能行走或行走一段距离后疼痛剧烈,需休息片刻后才能继续行走。患者可感觉疼痛位置较深,放射时主要向同侧下肢的后面或后外侧,有的还会伴有小腿外侧麻木、会阴部不适等。严重时臀部呈现"刀割样"或"灼烧样"的疼痛,双腿屈曲困难,双膝跪卧,夜间睡眠困难。大小便、咳嗽、打喷嚏时因腹压升高而使患侧肢体的窜痛感加重。

三十、什么是股外侧神经卡压综合征?

答:股外侧皮神经通过髂前上棘处,在髂前上棘与腹股沟韧带外端的两层之间形成的骨-纤维管内受到卡压引起本病。

三十一、股外侧神经卡压综合征有哪些临床表现?

答:股外侧神经卡压综合征表现为股外侧皮神经支配区灼痛、麻木、过敏,触、痛、温度觉可有减弱,髂前上棘前内侧可有压痛、放射痛,髋过伸可使疼痛加重,无运动障碍。

三十二、什么是腓总神经卡压综合征?

答:腓总神经卡压综合征是指腓总神经及其主要分支受压而引起的一系列症状和体征的症候群。腓总神经完全性损伤的患者足下垂,行走时呈跨越步,小腿外侧及足背感觉障碍,伸踇、伸趾、足背伸、足内外翻障碍,小腿前外侧肌群萎缩。

三十三、腓总神经卡压综合征的病因有哪些?

答:①外伤:多见于腓骨头、颈处骨折,胫骨外侧平台骨折,足内翻损伤,腘窝外侧软组织损伤等并发腓总神经损伤。②慢性损伤:多见于长时间蹲位、盘膝而坐、跪地足内翻畸形等,这些情况都可使腓骨长肌过度紧张致其起始部的腱性组织卡压腓总神经。③医源性因素:在临床上亦较为常见,如石膏、夹板过紧压迫神经、体位性神经损伤等。④肿物:腓骨头颈处的肿瘤如骨巨细胞瘤、软骨骨瘤血管瘤等;股二头肌肌腱、腓骨长肌起始部的腱鞘囊肿。⑤其他不明原因的卡压。

慢性损伤的患者开始时主诉小腿外侧疼痛,行走时加重,休息后减轻;随后渐出现小腿酸胀无力、易疲劳,小腿外侧及足背感觉减退或消失,胫骨前肌、趾长伸肌、踇长伸肌及腓骨长、短肌不同程度的麻痹,可引起足下垂并且轻度内翻。急性卡压的患者多在一次局部压迫后出现小腿侧及足背感觉障碍、足下垂。

三十四、腓总神经卡压综合征的临床表现有哪些?

答:总神经完全性损伤的患者足下垂行走时呈跨越步,小腿外侧及足背感觉障碍,伸踇、伸趾、足背伸、足内外翻障碍,小腿前外侧肌群萎缩。腓骨颈部叩击时有放射痛,即 Tinel 征阳性。

三十五、什么是跗管综合征?其临床表现有哪些?

答:跗骨管综合征是指神经在这个纤维骨管内受压迫,但此诊断已被不严格地用于不同原因引起的胫后神经痛。由于足功能异常或炎性关节炎引起的踝部屈肌腱滑膜炎有时可引起胫后神经继发压迫性神经痛。静脉淤滞水肿偶尔也可引起胫后神经痛。轻叩或触诊胫后神经在内踝下侧受压或外伤的部位常产生远端的刺麻感(Tinel 征)。电生理检查有助于明确诊断,对所有准备进行足部手术的患者都应做此检查。当神经区域有肿胀时,应寻找其原因(如风湿病、静脉炎或骨折)。

第十七章　骶髂关节炎

一、什么是骶髂关节炎?

答：骶髂关节炎，是关节炎中的骨关节炎的一种。大多数的骶髂关节炎并不是单独的一个疾病，而是由其他疾病引起的，如许多强直性脊柱炎的患者在发病初期表现为骶髂关节炎，风湿性患者可发生风湿性骶髂关节炎等。单纯的骶髂关节炎是指退行性变性所引起的骶髂关节炎，也称为退变性骶髂关节炎。

二、骶髂关节炎的病因包括哪些?

答：（1）原发性骶髂关节炎：关节软骨细胞活性低下，髋部肌肉等软组织支持力量减弱，软骨呈退行性变。往往受年龄、体质、遗传等因素影响。年龄越大，积累的损伤越多，老年人的关节软骨基质中黏多糖含量减少，纤维成分增加，软骨的韧性降低，易遭受损伤而产生退行性变。肥胖体形的人发病率较高。

（2）继发性骶髂关节炎：可产生生物力学的不平衡，使承重区范围缩小，承重区关节软骨承受压力增加导致关节软骨磨损引起骨性关节炎。扁平髋、股骨头骺滑脱、关节面不平整、机械性磨损，可引起骨性关节炎。髋关节某些疾病损害关节软骨如化脓性髋关节炎、髋关节结核、血友病、神经性髋关节病等。

三、骶髂关节炎的临床特点有哪些?

答：（1）疼痛：是该病的主要症状，也是导致功能障碍的主要原因。特点为隐匿发作、持续钝痛，多发生于活动以后，休息可以缓解。随着病情进展，关节活动可因疼痛而受限，甚至休息时也可发生疼痛。睡眠时因关节周围肌肉受损，对关节保护功能降低，不能和清醒时一样限制引起疼痛的活动，患者可能疼醒。

骶髂关节有广泛的神经支配，因此在临床上表现为多种疼痛形式，如下腰痛、臀区疼痛、大腿近端疼痛及腹股沟区疼痛。骶髂后韧带由第2~4骶神经支配，骶髂前韧带由第2腰神经至第2骶神经支配，骶髂关节韧带有致密的无髓神经纤维构成的伤害感觉系统分布，遍及关节囊整个厚度。由于其神经支配的联系复杂，因此骶髂关节病变与下腰痛有密切关系。

（2）晨僵：一般提示滑膜炎的存在，但和类风湿关节炎不同，晨僵持续时间比较短暂，一般不超过30分钟。活动后即可逐渐缓解。

（3）其他症状：可出现关节挛缩、功能紊乱、静息痛、负重时疼痛加重。由于关节表面吻合性差、肌肉痉挛和收缩、关节囊收缩及骨刺等引起机械性闭锁，可发生功能障碍。

四、骶髂关节炎的治疗方法包括哪些?

答：（1）宣传防病知识、保护关节：让患者对该病有所认识，体育锻炼要循序渐进，防止关节过度运动和负重，避免关节机械性损伤。严重时应制动或石膏固定，以防畸形。减轻体重，使用把手、手杖以减轻受累关节负荷。与职业有关者，应调换工作。进行有关肌肉群的锻炼，可保持和改善关节活动，以增强关节的稳定性。

（2）药物治疗：疼痛时可以使用镇痛药，但不要长期使用，以免形成依赖或降低作用。可尝试采用软骨保护类药物（如硫酸氨基葡萄糖、硫酸软骨素）缓解症状。如果是局部压痛点者，可做痛点封闭，但轻易不选择手术治疗。

（3）物理疗法：热疗、水疗、红外线、超短波、电刺激等均可增强局部微循环、缓解肌肉韧带结构紧张，减轻疼痛等症状。

五、骶髂关节炎术后护理要点包括哪些方面?

答:(1)患者在治疗期间睡木板床,睡觉的时候最好不使用枕头,或使用薄枕。

(2)患者应该坚持进行力所能及的劳动和体育活动,不要做过于剧烈的运动,另外患者每日早晚最好俯卧半小时,日常工作的时候应该注意工作姿势,这样有利于防止畸形。

(3)饮食护理,患者在日常饮食上应该注意多吃高蛋白、高热量、易消化的食物,多吃富含营养的食物,新鲜的瓜果、蔬菜、鱼肉及鸡、鸭等,在烹饪方法上应该以蒸、煮、炖为主。

第十八章 足部畸形

一、什么是马蹄足？

答：马蹄足也称下垂足、跖屈足。典型的马蹄足畸形表现：跟腱重度挛缩、足高弓、足趾背屈，五个跖头骨负重，其足趾不是下垂而是背屈。

二、马蹄足畸形的病因有哪些？

答：马蹄足成因复杂，且往往和下肢其他畸形并存。有些马蹄足畸形由髋、膝关节畸形所继发。股四头肌瘫痪是形成马蹄足的重要原因之一，因为股四头肌瘫痪后站立或行走时为防膝关节跪跌，小腿三头肌高度紧张，向后牵拉股骨内外髁和胫骨上端，久之跟腱逐渐挛缩，膝关节发生屈曲畸形往往加重了马蹄足畸形的程度。

三、马蹄足的分型包括哪些？

答：①跟腱挛缩性马蹄足；②跗骨高弓型马蹄足；③跖骨头下垂型马蹄足；④复合型马蹄足；⑤跟腱瘫痪型马蹄足。

四、什么是导致马蹄内翻足的原因？

答：马蹄内翻足十分常见，形成畸形的主要原因是足的外翻和背伸肌（即腓骨长短肌和趾长伸肌）瘫痪或部分瘫痪。

五、先天性马蹄内翻足的分型及临床表现有哪些？

答：（1）足踝关节松弛型：其表现为跟腱挛缩重，但足跗骨间关节松弛，负重时呈马蹄内翻位，但用手将足被动外翻其内翻畸形可以矫正，主要见于少年儿童或踝足肌肉瘫痪广泛的患者。

（2）马蹄前足内翻：跟腱挛缩较重，足内翻畸形主要表现在前足，伴有跖腱膜挛缩，跟骨并无内固定性内翻，以足的前外缘负重行走。

（3）马蹄后足内翻：胫后肌多合并瘫痪，跟腱挛缩和足的内翻畸形，足内翻的部位在跟骨，前足无固定性内翻。

（4）马蹄全足内翻：整个足皆有内翻，且少年后几乎皆有足的骨关节畸形改变。但肌力平衡，足的后内侧软组织挛缩情况，足内翻的类型、程度、特点等有若干不同，轻者用足的外缘着地，严重者仅用足背着地行走，在足背负重部位形成大的胼胝。

六、先天性马蹄内翻足的分类有哪些？

答：内翻、踝跖屈、足前部内收和胫骨内旋。

七、先天性马蹄内翻足的病因包括哪些？

答：原因尚不清楚，有关疾病的病因理论繁多，主要有以下几个方面：①遗传因素；②骨骼异常；③神经、肌肉异常。

八、先天性马蹄内翻足的主要畸形分类有哪些？

答：①前足内收内翻；②足跟内翻；③踝关节与距下关节跖屈呈马蹄形；④有时尚有高弓畸形或胫骨内旋。

九、先天性马蹄内翻足有哪些症状及体征？

答：（1）僵硬型：畸形严重，踝与距下关节跖屈畸形明显，距骨跖屈，可从足背侧皮下摸到突出的距骨头。因跟腱挛缩严重，当被动背伸外展时呈僵硬固定，此种畸形不易矫正。患儿站立困难、走路推迟、跛行、扶持站立时，可见足外侧或足背着地负重。年龄稍长，跛行明显，软组织与关节僵硬，足小，小腿细，肌萎缩明显，但感觉正常。

（2）松软型：畸形较轻，足跟大小接近正常，踝及足背外侧有轻度皮肤皱褶，小腿肌肉萎缩变细不明显。最大的特点是在被动背伸外翻时可以矫正其马蹄内翻畸形，能使患足达到或接近中立位。

十、先天性马蹄内翻足的治疗方法有哪些？

答：非手术治疗：①手法矫正；②外固定支具矫正；③长期维持和巩固。

手术治疗：手术宜在4～6个月后进行较为安全，患者足≥8cm时应立即手术，术前宜进行手法矫治。手法方式很多，包括软组织手术、骨性手术、软组织手术与骨性手术相结合的手术及近年来应用张应力原理的四维相矫治法。

十一、什么是导致马蹄外翻足的原因？

答：马蹄内翻足形成的主要原因是胫前肌和胫后肌瘫痪或部分瘫痪，而足的外翻肌力正常所致。

十二、马蹄外翻足的临床特点有哪些？

答：轻度者仅有足跟外翻，前足外展；中度或重度者，距骨指向内下，舟骨结节突出甚至成为行走的负重点，单跟腱和腓骨肌明显短缩后足外翻畸形即固定。

十三、马蹄外翻足的手术治疗方法包括哪些？

答：①腓骨长、短肌联合前置术：适用于无骨性畸形时；②距骨切除术；③跟骨内偏矫正术；④距下关节关节外融合术；⑤三关节融合术。

十四、什么是足副舟骨？

答：足的副舟骨是舟骨结节部第二骨化中心的先天异常，在舟骨结节处形成一个独立的副骨，足内侧隆起，久站或行走较长时，感觉足底内侧疼痛。

十五、足副舟骨有哪几种分型？

答：足副舟骨可分三种类型。

（1）为小的骨块，边缘整齐，圆形或椭圆形，和舟骨结节不相连，也可认为是胫后肌腱内籽骨。

（2）副舟骨和舟骨结节间以纤维软骨相连。

（3）副舟骨和舟骨结节间有部分骨相连。

十六、足骨舟骨临床体征是什么？

答：检查足隆起部位有压痛，有时在隆起近端胫后肌腱部位有压痛，抗阻力内翻时，足内侧疼痛加重。

十七、如何治疗足副舟骨？

答：非手术治疗：症状轻者可减少活动；穿矫正鞋固定予以减轻症状；如有滑囊炎、肌腱炎和腱鞘炎时，可用激素局部封闭。

手术治疗：症状严重，非手术治疗无效者可行手术治疗。

十八、什么是拇外翻？

答：拇趾向足的外侧过度倾斜称为拇外翻（hallux valgus）。

十九、拇外翻的病理改变包括哪些？

答：①拇外翻，跖趾关节半脱位；②第1跖内翻、拇囊炎；③第2、3跖骨头胼胝；④第2足趾呈锤状趾；⑤第1跖趾关节骨关节炎。

二十、拇外翻畸形的病因有哪些？

答：①遗传；②穿尖头高跟鞋；③关节病变。

二十一、跚外翻畸形的临床诊断有哪些方面？

答：（1）症状与体征：跚外翻症状最多为跚囊炎，疼痛，正常人跚趾长轴与第 1 跖骨长轴形成夹角，外形测量为 15°～25°，称为生理性跚外翻角。

（2）影像学检查：X 线包括跚跖关节向外侧半脱位，跚趾向中线移位，第 1 跖骨头内侧骨突出及硬化，籽骨向外侧移位。

二十二、跚外翻畸形的治疗方法有什么？

答：（1）非手术治疗：早期病变，疼痛较轻者，可采用非手术疗法，包括穿着前部宽大的跟高不超过 2.5cm 的鞋，按摩、搬动跚趾向足内侧，在沙土上赤足行走，锻炼足肌，热敷，休息等。

（2）手术治疗：主要目的是减轻疼痛，矫正畸形，适用于中晚期患者。手术方法种类繁多，大致归纳为以下五类：①软组织手术；②骨切除术；③矫正第 1 跖骨内翻截骨术，或同时实行软组织手术或骨切除术；④第 1 跖趾关节融合术；⑤小切口手术。

二十三、什么是足下垂？

答：足下垂是指由于胫骨前肌群肌力低、小腿三头肌痉挛、足跟腱挛缩等原因而使踝关节不能背伸的症状。

二十四、足下垂的临床特点是什么？

答：足下垂患者是由于神经根（腓总神经、足神经、坐骨神经腰骶神经根、大脑神经均可能）长期严重受压，神经根表面压力超过 50mmHg 持续 2 分钟即可引起神经功能障碍，而在 100mmHg 以上即可导致足周围神经损伤、脊髓运动神经损伤、肌营养不良和关节屈曲畸形，进而增加了僵硬度，使关节周围的肌肉结构发生活化而引起生物力学变化，软组织缺损或瘢痕牵拉于某一位置，其具体表现如下。

（1）腓肠肌、比目鱼肌：不产生前掌部的屈曲而可看见跟骨的明显运动。

（2）胫骨后肌，腓骨长、短肌：前掌部相对于后掌部呈跖屈，未见跟骨的明显运动。

（3）由趾长屈肌代偿，伴足趾的较强屈曲。

（4）由跚趾长屈肌代偿，伴跚趾的屈曲。

（5）椎管狭窄、黄韧带肥厚、关节突关节增生内聚，侧隐窝及神经根管狭窄，再加上间盘突出钙化，小腿的前肌群和外侧肌群麻痹，而小腿后肌的改变，肌小节的丧失、水分的丧失，胶原沉积和黏滞性的改变，造成肌肉张力增高、痉挛等引起足下垂。

二十五、足下垂的好发人群有哪些？

答：偏瘫、截瘫、腰椎间盘突出或腰椎管狭窄压迫第 5 腰椎神经根、腓总神经损伤、长期卧床、下肢石膏固定、皮牵引或骨牵引等长期制动的患者。

二十六、导致足下垂的高危因素有哪些？

答：神经损伤、长期失用、外界长久压迫。

二十七、预防足下垂的方法有哪些？

答：（1）踝关节的摆放：患者平卧位，足尖向上居中，保持踝关节于功能位。

（2）踝关节背伸运动：患者仰卧位，踝关节做背伸、外翻运动。

（3）长期卧床者应垫防足下垂护理用具。

（4）制订相关护理指引，进行相关培训，护士应具有能够准确评估发生足下垂的高危患者，并告知患者家属预防足下垂的重要性，指导患者家属正确、有效地使用防足下垂的护理用具，避免无效使用。

（5）指导督促术后患者进行足部主动及被动功能锻炼的方法，每日 4 次，20 分钟/次。

（6）建立患者足下垂登记表，制订持续改进措施，不断提高护理质量。

二十八、什么是脑性瘫痪？

答：脑性瘫痪（cerebral palsy，CP），简称脑瘫是指自受孕开始至婴儿期非进行性脑损伤和发育缺陷所致的综合征，主要表现为运动障碍及姿势异常。常并发智力低下、癫痫、视听觉障碍（弱视、耳聋等）、行为异常、语言障碍、髋关节发育不良等合并症。

二十九、诊断脑瘫的要素有哪些？

答：①脑损伤发生在生长发育期；②非进行性；③永久性。

三十、脑瘫的病因包括哪些？

答：出生前至婴儿期内，凡能够造成非进行性脑损伤和脑发育缺陷，继而引起中枢性运动障碍的因素都可视为小儿脑瘫的危险因素。根据脑损伤的危险因素发生时间分类如下：

（1）出生前：母亲孕期患风疹、巨细胞病毒、弓形体病、梅毒等感染；父亲吸烟、酗酒，以及妊娠用药、外伤、放射线、有机汞、一氧化碳等；此外胎儿期缺血缺氧症，如母亲重度贫血、妊娠中毒、胎盘异常等。

（2）围生期：围生期的循环障碍，如缺氧性、缺血性、淤血性脑损害等，早产儿各种因素而导致脑损伤、围生期窒息、过强阵痛、迁延分娩、胎盘异常、脐带绕颈、小儿的心肺异常、臀位分娩、产钳分娩等，新生儿期呼吸障碍、惊厥、高胆红素血症（核黄疸）、新生儿低血糖症、分娩外伤所致颅内出血及中枢神经系统感染等。

（3）出生后三个时期：中枢神经系统感染症、急性脑病、头部外伤、呼吸障碍、心搏停止、持续惊厥、营养障碍等。

三十一、脑瘫如何进行分型？

答：脑瘫按瘫痪部位分型：①单瘫，指一个肢体的瘫痪；②双瘫，指两个肢体的瘫痪；③三瘫，指三个肢体的瘫痪；④偏瘫，指一侧上下肢的瘫痪；⑤四肢瘫，指四肢都发生的瘫痪。

按临床表现分类如下。

（1）痉挛型：最常见，脑部的BrodmannⅣ区与Ⅵ区是锥体束起始的部位，此两区的病损统称为锥体束疾病，通常引起痉挛。

（2）强直型：是广泛脑部损伤的一种表现。脑瘫强直型的临床表现为肌肉弹性丧失。

（3）不随意运动型：是运动障碍性脑瘫的最常见形式。其引起运动障碍的病损是在大脑基底或在中脑，常累积整个身体，极少看到一个肢体的运动紊乱。

（4）共济失调型：是小脑损伤的一种临床表现。小脑病变所致的损害多为先天性，偶尔也可因分娩时出血所致。

（5）肌张力低下型：多见于幼儿，主要表现为肌张力明显下降。不能站立行走，头颈不能抬起，运动障碍明显，关节活动幅度过大，但腱反射活跃，可出现病理性反射，常伴有失语及智能低下。

（6）混合型：源于大脑几个区域的损害同时存在，但不是弥散性损害。患儿表现为几种类型症状相互混合，如痉挛型和共济失调型相混合等。

第十九章 臀肌筋膜挛缩症

一、什么是臀肌筋膜挛缩症？

答：臀肌筋膜挛缩症是由多种原因引起的臀肌及其筋膜纤维变性、挛缩，引起髋关节功能受限所表现的特有步态、体征的临床症候群。

二、臀肌筋膜挛缩症的临床特点是什么？

答：（1）步态异常，走路或跑步时呈外"八"字（足外旋），跑跳不灵活。

（2）站立时，双下肢不能完全靠拢，轻度外旋。

（3）坐位时，双膝分开，不能并拢。

（4）髋关节不能始终保持在中立位下做屈伸活动，在屈髋约90°时，屈髋受限，只能外展外旋髋关节才能继续屈髋，且双髋不能内收并拢。臀部可见部分皮肤凹陷成沟，并可触及硬索条物，严重者有皮下粘连。严重者下蹲时双膝不能并拢，有如蛙式样。伸屈髋关节时可有弹响。

三、如何诊断臀肌筋膜挛缩症？

答：（1）患儿常有多次臀部肌内注射药物病史。

（2）步态异常，跑跳不灵活，站立或坐位时双膝分开，不能靠拢。

（3）下蹲时不能始终保持在中立位屈髋，在约90°时屈髋受限；需外展外旋髋关节才能继续屈髋，且双髋不能内收并拢；严重者双膝不能并拢，如蛙式样。

（4）臀部皮肤凹陷，可触及硬索条物。

（5）骨盆X线摄片骨关节未见异常。

四、臀肌筋膜挛缩症如何治疗？

答：臀肌筋膜挛缩症一般与臀部反复、多次的肌内注射有关，尤其是化学药物，当然，瘢痕体质和外伤等也可以引起该病。该病最大的并发症就是髋关节活动障碍，骨盆变形，早期可以通过物理疗法进行康复，后期则需要手术治疗。

五、臀肌筋膜挛缩术后如何进行护理及功能康复指导？

答：（1）步态训练：臀肌筋膜挛缩症患者在康复期间一定要进行步态训练，患者挺胸抬头，踩直线行走，最好是在护士或家人的陪伴下进行，必要时将双手平伸，家人或护士扶着患者前行，这能很好地帮助患者调整姿势，使患者身体保持协调。进行步态训练对患者的康复很有帮助，患者一定不要忽视步态训练的重要性。

（2）主动肌肉收缩运动：臀肌筋膜挛缩症患者的双下肢并膝伸直位，进行股四头肌静位收缩，同时使臀部肌肉夹紧，这能很好地使肌肉收缩运动，对患者的康复也有很大的帮助。

（3）关节屈曲训练：臀肌筋膜挛缩症患者进行关节屈曲训练对患者的康复很有帮助，患者可以卧床进行直腿抬高、膝关节屈曲、双下肢交叉运动等。另外臀肌挛缩患者还可以练习双手抱膝屈髋运动，平卧内收内旋大腿，这些关节屈曲运动对患者的康复有一定的帮助。但是需要提醒的是，患者一定要遵循医嘱，不要过速锻炼，以免锻炼不当带来严重后果。

（4）并膝下蹲训练：这也是臀肌筋膜挛缩症患者的锻炼方法之一，患者可以扶住栏杆并膝下蹲训练。具体做法：双足双膝并拢，腰背部挺直，足跟不离地，然后扶住栏杆慢慢屈膝下蹲，切记下蹲动作一定不要过急过猛，以防髋关节外展外旋而导致患者的病症加重。

第二十章　肌腱、腱鞘炎

一、什么是肌腱炎？

答：肌腱炎通常是指由于肌肉纤维过度使用，反复强烈牵拉而引起肌腱胶原纤维退行性病变。

二、肌腱炎的病因有哪些？

答：肌腱炎是由于肌肉纤维过度使用，反复强烈牵拉而引起，是内源性和外源性因素相互作用的结果。内源性因素包括身体相关因素如对线不良、肌肉力量差等。外源性因素包括训练错误、装备和技术差、场地改变等。外在因素的相互作用也可能导致肌腱病的发生。外在因素包括训练错误，如距离、强度、斜坡运动，技术和疲劳，训练场地等，这些因素在急性损伤中有重要地位。

三、肌腱炎的好发部位有哪些？

答：跟腱炎、肱骨外上髁炎（网球肘）、肱骨内上髁炎（高尔夫球肘）、冈上肌肌腱炎、肱二头肌长头腱鞘炎、桡骨茎突狭窄性腱鞘炎、手指屈指肌腱腱鞘炎。

四、肌腱炎的临床特点有哪些？

答：关节或关节附近的触痛，尤其肩腕或跟腱炎等周围或肘外侧（网球肘），出现麻木或刺痛，伴有疼痛的关节僵硬，限制了受累关节的运动。偶尔关节轻微肿胀，持续疼痛，肌腱从原来的损伤复发后持续疼痛或很久以后再发。疼痛 7～10 天无好转，疼痛严重并伴有肿胀，可能有肌腱断裂，需立即进行治疗。避免转变为慢性肌腱炎，或合并其他疾病如滑囊炎、腕关节综合征或静脉炎。

五、如何治疗肌腱炎？

答：（1）常规治疗：急性期应使用冰敷，数小时冰敷患区 20 分钟；并且抬高并固定患肢；对于上肢的肌腱炎，可以使用支具或石膏固定于合适的功能位置，休息是缓解肌肉紧绷的最好方法；其他位置的肌腱炎，可以用弹性绷带包扎减轻水肿。急性期过后，制订适合的康复计划，提高肌肉的强度，恢复活动范围。

（2）药物治疗：可以使用非甾体抗炎药物缓解疼痛。严重的疼痛，可以局部注射类固醇激素，控制炎症、减轻疼痛。然而不推荐反复多次注射类固醇，因为多次注射类固醇可以减弱肌腱的强度，导致肌腱断裂。

（3）手术治疗：部分患者、尤其是产生粘连时，若以上治疗方式无效，可考虑手术治疗。手术纵行切开狭窄腱鞘，切除一小条腱鞘，从而根除疼痛来源。缺点：创伤大，痛苦大，恢复期长。

（4）理疗：洗按摩浴可帮助提高体温并促进血液循环。若肌腱炎发生在膝盖部位，可用温湿的毛巾热敷。近年来有采用超声波疗法治疗肌腱炎，特别是伴有钙化的肌腱炎的报道，但其疗效仍需要进一步证实。

六、肌腱炎有哪些注意事项？

答：（1）让肌肉休息，但避免休息过久，以免肌肉萎缩。

（2）若肌腱炎的发生是运动引起的，更换运动项目是个可考量的方法。

（3）洗按摩浴可帮助提高体温并促进血液循环。

（4）可以温湿的毛巾热敷膝盖部位。

（5）平时及运动前应多伸展肌肉。

（6）戴护膝，可强化肌肉与肌腱。

（7）使用冰块消肿镇痛，但心脏病或血管有问题的人不宜使用。

（8）抬高患部可控制发肿。

（9）服用不含类固醇的镇痛药可消炎及消肿。

（10）休息片刻，是纾解肌肉紧绷的最好方法。

七、什么是腱鞘炎？

答：腱鞘就是套在肌腱外面的双层套管样密闭的滑膜管，是保护肌腱的滑液鞘。它分两层包绕着肌腱，两层之间一空腔即滑液腔，内有腱鞘滑液。内层与肌腱紧密相贴，外层衬于腱纤维鞘里面，共同与骨面结合，具有固定、保护和润滑肌腱，使其免受摩擦或压迫的作用。肌腱长期在此过度摩擦，即可发生肌腱和腱鞘的损伤性炎症，引起肿胀，称为腱鞘炎。

八、腱鞘炎的病因包括哪些？

答：（1）外感风寒：手指部遭受寒凉刺激易患腱鞘炎，血运迟滞，瘀结不通，不通则痛而导致腱鞘炎的发作。这是常见的腱鞘炎的病因。

（2）肝肾亏损，气血不足：是常见的腱鞘炎的病因。随着年龄增长，肝肾精气衰退，气血不足，手指周围筋肉失于气血滋养，屈指肌腱退行性变性，滑膜鞘分泌功能减退，轻微外界刺激可导致局部腱鞘炎的炎症。

（3）积累劳损：手指劳作过度，频繁伸屈，积劳伤筋，屈指肌腱在骨性纤维管内受到反复摩擦挤压；或长期用力握持硬物，骨性纤维管受硬物与掌骨头的挤压，致使骨性纤维管发生局部充血、水肿。这是腱鞘炎的病因中比较常见的一种。

九、腱鞘炎有哪些临床表现？

答：（1）桡骨茎突狭窄性腱鞘炎：其表现特征是腕关节桡侧疼痛，并与拇指活动有密切关系。本病多发于40岁以上的女性，但在哺乳期妇女也有发病。

（2）屈指肌腱狭窄性腱鞘炎：常发生在拇指、中指、环指，发病年龄一般在40岁以上。起病初期在手指屈伸时产生弹响、疼痛，故又称"扳机指"。患者常自述关节活动不灵活，关节肿胀。严重时关节绞锁在屈曲或伸直位，关节不能伸直或屈曲。本病偶见于小儿，双侧拇指处于屈曲位，不能主动伸直。轻者在患儿熟睡时经局部按摩拇指可以伸直，重者被动也不能伸直拇指。

（3）肌鞘炎：又称轧砾性肌鞘炎。在腕部活动增多时，腕背近侧出现红肿、发热、局部压痛，压之可产生捻发音或踏雪音。

（4）尺侧腕伸肌腱鞘炎：是引起腕关节尺侧痛的原因之一。尺侧腕伸肌肌腱和周围的鞘管对远端桡尺关节和腕三角纤维软骨复合体起重要的支撑作用。在腕部活动度过大时，因反复牵拉或扭伤可诱发腕尺侧痛，尤其在用力时腕部酸痛无力。

十、如何诊断腱鞘炎？

答：（1）桡骨茎突狭窄性腱鞘炎：若在查体时拇指屈曲，其余四指握住拇指的状态下，使腕关节尺偏时疼痛加剧，即 Finkelstein 试验阳性，即可诊断。

（2）手指屈肌腱狭窄性腱鞘炎：在手掌远端鞘管起始部有明显压痛，大部分患者可于此处触及结节。

（3）尺侧腕伸肌腱鞘炎：检查时对抗腕尺偏伸直时，沿尺侧腕伸肌肌腱按压可诱发腕尺侧剧痛即可诊断。

十一、腱鞘炎的治疗原则有哪些？

答：（1）桡骨茎突狭窄性腱鞘炎：初诊或症状较轻时，可采用制动、理疗或局部封闭保守治疗。如果非手术治疗症状改善不明显或反复发作时可采用手术治疗。手术治疗并非切开腕背第一鞘管即告结束，还应检查鞘管内是否有解剖变异，若有则需将其多余部分切除。如果此处有肌腱粘连也应同时松解。由于此处有桡神经浅支及其分支在皮下通过，手术时应加以保护，不要损伤。

（2）手指屈肌腱狭窄性腱鞘炎：病变初起时可用理疗或局部封闭治疗，大多有效；病变重或反复发作者可采用手术治疗，手术要切除增厚的狭窄环，切除范围应在术中观察屈肌腱在手指屈伸时增粗处不受鞘管的阻挡为度。

（3）肌鞘炎：腕部制动，局部热敷，必要时行局部理疗或局部封闭，大多症状可消失；若长期反复发作，腱周、滑膜组织变厚，局部隆起可考虑手术治疗，切除增厚的滑膜及筋膜。

（4）尺侧腕伸肌腱鞘炎：早期需制动或局部封闭，晚期手术行滑膜切除或鞘管部分切除术。同理，在桡侧腕屈肌及尺侧腕屈肌也可发生类似病症，也常是由相应的腱鞘炎所致。若反复发作，患者亦可考虑手术治疗。

十二、如何预防腱鞘炎？

答：注意工作时保持正确姿势，避免关节的过度劳损，定时休息。

（1）在洗衣、做饭、编织毛衣、打扫卫生等家务劳动时，要注意手指、手腕的正确姿势，不要过度弯曲或后伸；提拿物品不要过重；手指、手腕用力不要过大。

（2）连续工作时间不宜过长，工作结束后要搓搓手指和手腕，再用热水泡手。

（3）冬天洗衣服时最好用温水，下雪后扫雪也要戴上棉手套，防止手部受寒。

（4）对于长期伏案办公人员来说，应采用正确的工作姿势，尽量让双手平衡，手腕能触及实物，不要悬空。

（5）手腕关节做 360°的旋转；或将手掌用力握拳再放松，来回多做几次或将手指反压或手掌反压几下，都可以有效缓解手部的酸痛。

（6）感觉身体关节疲劳时可以泡热水澡，纾解一下紧绷的肌肉，或是在酸痛的部位进行热敷。

第二十一章　深静脉血栓形成

一、什么是深静脉血栓形成?

答：深静脉血栓形成（deep venous thrombosis，DVT）是指血液在深静脉管腔内不正常凝结，阻塞管腔，导致静脉回流障碍的一种疾病。最严重的并发症是肺栓塞，死亡率极高。

二、DVT 形成的三要素是什么?

答：血流速度缓慢、血管壁的损伤、血液处于高凝状态。

三、发生 DVT 的高危人群有哪些?

答：发生 DVT 的高危人群包括外科手术、创伤（严重创伤或下肢损伤）、长期制动/瘫痪、恶性肿瘤、癌症治疗（激素治疗、化疗或放疗）、静脉血栓栓塞症（VTE）病史、高龄、妊娠及产后期、口服含雌激素避孕药或激素代替疗法、应用选择性雌激素受体调节剂、急性内科疾病、心脏或呼吸衰竭、炎症性肠病、肾病综合征、阵发性夜间血红蛋白尿、肥胖、吸烟、静脉曲张、中心静脉插管、遗传性或获得性易栓症、全麻时间超过 30 分钟。

四、DVT 发生时有哪些症状和体征?

答：下肢肿胀、疼痛、浅静脉扩张、患者皮温升高、Homans 征阳性。

五、何为 Homans 征，其意义是什么?

答：将足背急剧弯曲时，小腿肌肉深部感觉疼痛，称为 Homans 征阳性，这是由于腓肠肌及比目鱼肌被动伸长时刺激小腿血栓处静脉而引起的，Homans 征阳性常提示小腿深静脉血栓的形成。

六、DVT 的诊断方法包括哪些?

答：（1）临床表现（见问题 4、5）。

（2）实验室检查：如血浆 D-二聚体、血栓弹力图（TEG）。

（3）影像学检查：双下肢彩超、放射性核素扫描、螺旋 CT 静脉造影、静脉造影。

七、DVT 的预防措施有哪些?

答：（1）基本预防：①在四肢或盆腔邻近静脉周围的操作应轻巧、精细，避免损失静脉内膜；②术后抬高患者时，不要在腘窝或小腿下单独垫枕，以免影响深静脉回流；③鼓励患者尽早行足部主动锻炼，并做深呼吸及咳嗽动作，尽可能早期下床活动；④注意术中及术后补液量，鼓励患者多饮水，避免脱水；⑤改善生活方式，戒烟戒酒，控制血糖及血脂。

（2）机械预防措施：利用机械性原理促使下肢静脉血流加速，降低 DVT 发生率。

（3）药物预防措施：药物预防一般包括阿司匹林、维生素 K 拮抗剂、普通肝素、低分子量肝素、戊聚糖等，现在已经不多采用低分子右旋糖酐、抗凝血酶Ⅲ。

八、DVT 的护理措施有哪些?

答：（1）常规护理：抬高患肢，制动；戒烟酒；积极治疗高血压、糖尿病、动脉硬化等原发病；保持大便通畅，避免屏气用力；避免碰撞伤肢：在护理过程中嘱患者注意安全，严防再次碰撞伤；预防并发症：高热患者应加强口腔护理，黏膜溃疡者含化西瓜霜片，口唇干裂者涂石蜡油，保持皮肤清洁，经常更换体位，防止压疮发生。饮食护理：应给予高维生素、高蛋白、高热量、低脂、低胆固醇富含纤维素食物，忌食辛甘肥厚之品，以免增加血液黏稠度，加重病情。

（2）溶栓的护理：流质无渣饮食；不刷牙；禁止活动、患肢抬高制动，防止栓子脱落；观察全身新老穿刺点并给予加压包扎；用药后每 2h 观察患肤色泽、温度、感觉和脉搏强度。注意有无消肿起皱，每日定时用皮尺精确测量并与健侧肢体对照，对病情加剧者立即报告医生；如出现片状红斑者应即停药，急查凝血酶原时间和出凝血时间，并隔日检查凝血酶原时间，每周监测纤维蛋白原2 次。密切观察患肢周径及颜色的变化，如患肢周径不断增加，说明静脉回流受阻；颜色加深，温度升高说明出现感染，应及时通知医生，积极处置。

第二十二章 斜　颈

一、颈部解剖结构有哪些？

答：（1）主要肌肉：胸锁乳突肌、颈阔肌、舌骨上下肌群、颈三角肌。

（2）主要血管：颈总动脉、颈内动脉、颈内静脉、颈外静脉、椎动脉。

（3）主要神经：颈部的脊神经、颈部的脑神经（舌咽神经、迷走神经）、颈部交感神经。

二、斜颈的分类有哪些？

答：斜颈可分为先天性肌性斜颈和骨性斜颈。

三、什么是先天性肌性斜颈？

答：先天性肌性斜颈是一种很常见的先天性畸形，主要是因单侧胸锁乳突肌纤维化导致肌肉挛缩，从而使头歪向患侧，下颌部转向健侧的先天性疾病，被认为与遗传有关。

四、什么是骨性斜颈？

答：骨性斜颈是由先天性颈椎发育缺陷导致的，这种斜颈很少发生，如半椎畸形、颈椎未分节、枕骨或寰椎与枢椎间的骨性融合等。

五、斜颈的病因有哪些？

答：先天性肌性斜颈的病因目前存在争议。但大多数学者认为子宫内压力异常或胚儿胎位不正是产生先天性肌性斜颈的主要原因。胎儿胎位不正或受到不正常的子宫壁压力，使头颈部姿态异常而阻碍一侧胸锁乳突肌的血液循环，致该肌缺血、萎缩、发育不良、挛缩引起斜颈。也有学者认为，是由于分娩时一侧胸锁乳突肌受产道或产钳挤压或牵引而受伤出血，血肿机化挛缩而致。还有学者认为胸锁乳突肌的营养动脉栓塞或静脉回流受阻，导致肌纤维发生退行性变，因而形成斜颈。

六、斜颈的临床表现有哪些？

答：新生儿出生后的 7～14 天常被发现受累的胸锁乳突肌中下部有一质硬的肿块，可逐渐增大。2 个月后肿块开始缩小，最后完全消失，该肌成为无弹性的纤维索。乳突附着处肌肉呈索状也较常见。头逐渐被牵拉而倾向患侧，颈部扭转，面部倾斜，下颌偏向健侧。如不予以矫正，患侧颜面部发育较慢，形成颜面和头颅逐渐变形，两侧不对称。

七、斜颈如何检查及诊断？

答：斜颈可通过上述临床表现及 X 线检查和超声检查明确诊断。

八、斜颈有哪些并发症？

答：先天性肌性斜颈早期未得到有效治疗，2 岁后即会出现颜面部畸形。主要表现为面部不对称，双侧眼外角至口角的距离不对称，患侧距离缩短，健侧增长。患侧眼睛位置平面降低，因双眼不在同一水平线上，易产生视物疲劳而出现视力减退。健侧颜面部圆而饱满，患侧则窄而平。颈椎可发生代偿性侧凸畸形。此外，患儿整个面部，包括鼻、耳等也可出现不对称性改变。

九、斜颈的治疗方法有哪些？

答：（1）非手术治疗：方法包括局部热敷、按摩、卧床固定和手法牵引等。适用于出生后不满半岁的婴儿，治疗越早效果越好。

（2）手术治疗：适用于 6 个月以上至 12 岁、采用非手术疗法失败或斜颈明显的患儿。12 岁以上者，若颈椎无结构改变，脸部畸形不严重，也可考虑行手术矫正。对年龄较大，且合并严重脸部畸形者，手术矫正可有明显效果，但面部畸形不能恢复正常。常用的手术是直视下切断胸锁乳突肌在锁骨和胸骨部的肌腱。

十、斜颈术后护理及康复指导有哪些？

答：术后佩戴颈围置于矫正后的中立位 4～6 周，告知患者将头颈部向术前相反的方向偏移，避免术后因粘连导致斜颈复发。术后每 2～3 天换药，14 天拆线。

第二十三章　骨化性肌炎

一、什么是骨化性肌炎？

答：骨化性肌炎（myositis ossificans）：是一种非肿瘤性疾病，病理组织以纤维组织增生为特征，伴有大量的新骨形成，同时还可以有软骨形成。

二、骨化性肌炎的好发部位包括哪些？

答：骨化性肌炎常发生在外伤后，好发于肘、肩、大腿、臀部和小腿的腹侧肌肉，常发生在肌肉与骨连接部，也可发生在筋膜、肌腱、骨膜、韧带、血管壁上，病程可长可短。

三、骨化性肌炎的病理特点是什么？

答：在病理学上，骨化性肌炎实质是一种异位性骨化，是人体修复的一种特殊形式。经历创伤、炎症、肉芽组织和异位骨化四个阶段。早期病理表现为外伤后肌肉坏死和出血，并形成软组织肿块，周围软组织肿胀明显，但缺乏钙化或骨化。临床上常伴有疼痛、肿胀、局部皮肤温度升高。后期，整个病变逐渐骨化，由于病灶及周围软组织肿胀减轻，病灶逐渐缩小，并由于肌肉组织的应力作用而塑形，变为长圆形或梭形。

四、骨化性肌炎的临床体征是什么？

答：常见于儿童或青壮年，以男性为多见。60%～75%的病例有外伤史。主要临床表现：局部肿块，肿块质硬、肿胀、疼痛、受累关节活动受限。临床上分Ⅳ期，①反应期：肿块增大快、钙化快、消肿快。②活跃期：可表现为发热、局部皮肤温度升高、压痛、质硬的肿块。③成熟期：出现壳状骨性软骨。④恢复期：停止生长，坚硬的肿块常在 1 年后变小甚至可完全消失，具有自限性。

五、骨化性肌炎的治疗方法有哪些？

答：（1）非手术治疗：目前骨化性肌炎还没有特殊有效的治疗方法，非甾体消炎镇痛药联合局部放疗治疗骨化性肌炎有较好疗效。药物治疗：临床常用吲哚美辛、布洛芬、阿司匹林等非甾体消炎镇痛药，能抑制骨基质细胞或成骨细胞形成，可阻止骨化性肌炎形成。放射治疗：可用于骨折后多次整复患者，也可作为预防术后复发的手段。避免损伤后血肿形成、清除血肿、避免骨膜多次损伤、避免强制被动活动是预防骨化性肌炎发生的重要原则。

（2）手术治疗：手术适应证为存在骨化性肌炎并造成严重关节功能障碍的患者，要严格把握手术适应证及手术时机，①经药物的有效控制；②病情稳定 1 年半以上，骨化成熟，方可考虑手术；③X 线检查显示骨化已成熟，边缘已形成完整的骨皮质，或骨扫描证明骨化已成熟，碱性磷酸酶（AKP）、血沉（ESR）正常后方可手术；④严重功能丧失者尽早手术，避免严重的骨质疏松及病理性骨折。

六、骨化性肌炎治疗后的护理要点有哪些？

答：（1）饮食护理：饮食宜清淡，忌辛辣刺激性食物。

（2）生活护理：保证睡眠，病房环境应舒适、整洁，保持安静，有利于患者充足睡眠。在患者睡觉前关好门窗、拉好窗帘、减少陪住，使患者更好地休息与睡眠。保持大便通畅，预防便秘，每日合理进食粗纤维食物、香蕉、蜂蜜水；排便时不宜过度用力，养成定时排便习惯，必要时使用缓泻药。

第二十四章　疼痛护理管理

一、什么是疼痛?

答：疼痛是一种令人不愉快的感觉和情绪上的感受，伴随着现有的或潜在的组织损伤，是一种主观感受。

二、什么是疼痛护理管理?

答：疼痛护理管理是使医院中和疼痛有关的护理、物力、技术、信息和时间等要素有机结合起来，并最优运转，达到提高疼痛护理效果和效率的工作。

三、疼痛管理的意义有哪些?

答：（1）合理、有效的镇痛可减轻或防止疼痛对身体和心理造成的一系列不利影响，促进康复进程。

（2）减轻疾病带来的痛苦，提高患者生活质量，尤其是癌痛的管理和临终关怀的有效管理手段。

（3）是评价医护服务质量的重要指标，良好的疼痛控制能帮助提高医护护理服务，提高患者满意度、员工满意度，减轻医护工作量，提高工作效率。

四、什么是疼痛专科护士?

答：疼痛专科护士是指在疼痛护理领域具有较高水平和专长的专家型临床护士，能利用自己在疼痛领域的专业信息和建议，帮助患者减免疼痛，指导和帮助其他护理人员提高对患者的疼痛护理质量。

五、疼痛专科护士的责任和义务是什么?

答：（1）疼痛知识教育，不仅要让护士具备疼痛护理的能力，还要让患者了解疼痛的相关知识，相互配合，降低疼痛带来的痛苦及不良后果。

（2）评估疼痛：指导患者正确描述疼痛，注意观察疼痛的表现，掌握患者疼痛变化曲线及趋势，针对疼痛变化特点，采取干预措施。

（3）执行镇痛方案：落实医护共同制订的个性化镇痛方案，多模式镇痛，减轻疼痛，参与镇痛方案的制订，及时反馈镇痛效果及不良反应，对于不合理的镇痛方案有监督义务和拒绝执行的权利。

（4）疼痛护理总结及研究：不断对临床不同性质的疼痛护理效果进行评价和总结，从各个方面进行护理研究，为临床疼痛治疗提供参考意见。

六、如何培训护士疼痛护理的能力?

答：（1）疼痛知识的培训，从意识和思想上转变护士对疼痛的认识，不断借鉴成功案例经验，临床实践中总结适合患者的疼痛护理方案。

（2）通过个案累计、护理查房、临床示教等方法提高护士实践能力，切实将适合患者的疼痛方法落实到患者身上。

（3）关爱和关注患者疼痛的感觉，以解决患者的痛苦为目的，注重人文关怀。

（4）学习和掌握关于疼痛护理的最新进展。

（5）多学科共同学习和商讨疼痛方案，提高护士在疼痛管理中的地位。

（6）加大疼痛相关知识的宣教及宣传力度，提高全民疼痛认知，医护患共同配合，减少疼痛护理落实的阻力。

七、疼痛护理的程序有哪些?

答:(1)疼痛护理评估:从接触患者第一时刻尽早评估疼痛,根据专科特色安排疼痛评估时间,制订的评估方法要能反映专科疾病的疼痛变化曲线,为镇痛方案的制订和护理措施的制订提供依据。

(2)疼痛评分的记录:表格式、曲线式均可。

(3)疼痛诊断:根据疼痛的病程分为急性疼痛和慢性疼痛;根据疼痛程度分为微痛、清痛、甚痛、剧痛等。

(4)疼痛护理方案制订:根据疼痛评估资料,与医生甚至麻醉师共同制订个性化镇痛方案。

(5)疼痛护理措施:有物理止痛、药物止痛、心理止痛、机械止痛、催眠等方法。

(6)疼痛护理评价:评价止痛效果及不良反应。

八、在疼痛护理过程中,护士承担的主要工作有哪些?

答:疼痛评估、疼痛原因分析、疼痛敢于实施、监控给药、监测副作用、与患者及家属沟通、疼痛再评估。

第二十五章 无痛病房

一、什么是无痛病房？

答："无痛病房"包括无痛治疗、无痛检查。所谓无痛病房，就是在无痛原则下，医护人员对患者进行积极的医疗和护理工作，尽可能地减少患者的痛苦，使患者轻松度过治疗过程。

二、为什么要建立无痛病房？

答：（1）现状：很多人在遭受急性疼痛困扰时并未采取及时有效的药物治疗，担心镇痛药会引起胃肠损伤或者担心服用镇痛药会产生依赖性，导致成瘾等，而采取忍的态度。

（2）疼痛的特征：急性疼痛一般是损伤以后所引起的疼痛，常见的如手术后疼痛、创伤疼痛、月经痛等，损伤后持续超过1~3个月都属急性疼痛。此外，椎间盘突出症的急性发作也属急性疼痛的范围。

（3）疼痛带来的后果：急性疼痛如果不进行及时治疗，会导致神经可塑性改变，可能逐渐转为慢性疼痛，其严重危害不可估量。慢性疼痛不仅严重影响患者的躯体功能，其导致的焦虑、抑郁和睡眠障碍，会严重影响患者的日常生活，有的患者甚至因无法忍受长期疼痛而产生自杀的念头。

（4）新型药物的出现：塞来昔布、帕瑞昔布等新一代非甾体消炎镇痛药治疗药物，不仅没有人们担心的"成瘾性"，而且大大减少了传统镇痛药对胃肠道损害和血小板影响等不良反应，已在国际上广泛使用。

（5）疼痛的重要性：疼痛是组织损伤或潜在组织损伤所引起的不愉快感觉和情感体验。国际上，疼痛已成为继体温、脉搏、呼吸、血压之后的第五大生命体征。

（6）认识误区：人们对疼痛的认识存在误区，认为疼痛是疾病的一种自然过程，能忍就忍，运用镇痛药会成瘾，且不良反应很大。

（7）医院医、护、患对疼痛的认识不够：病房中，一部分人特别是中、老年人，往往用坚强的意志克制自己强忍剧痛。而在临床医学上，医务人员也只是在患者疼痛剧烈时才为他们使用镇痛药。

（8）新进展：以往的观念制订的方案已明显落伍。现代观念是不应该熬痛。现在的镇痛药物成瘾性小，就算是吗啡、哌替啶，在适当使用下，也不会上瘾。如果疼痛严重，往往会使患者胃肠功能紊乱、血压升高、心动过速、失眠、焦虑、内分泌紊乱等，造成身体机能、免疫力下降。现代医学认为，应当积极控制疼痛，以免造成恶性循环，影响人的机体功能。

伴随医学发达，医院有了各种先进的镇痛药，同时临床上患者也需要先进的镇痛方案为他们提供更人性化的服务。所以，无痛病房就应运而生。

三、如何开展无痛病房？

答：（1）参观、学习、借鉴其他无痛病房开展成功经验，把握动态。

（2）临床实践：借助规范化疼痛管理流程、表格和工具开展临床疼痛管理临床实践。

（3）科内培训：医生、护士科内培训疼痛管理知识（理论培训、操作培训、情景模拟、小组讨论），可参考无痛病房医生、护士培训资料。

（4）定期召开科室内会议，由医生护士分享疼痛管理临床实践的数据和心得体会。

（5）总结、推广经验：医生分享无痛病房疼痛管理经验，护士分享疼痛评估、患者教育经验。

四、无痛病房启动有哪些准备工作？

答：（1）建立一个由科室主任、骨科医师、护士、患者及家属组成的团队。

（2）成立由护士长、疼痛护士和组员组成的疼痛护理小组。

（3）组织科室业务培训，转变疼痛护理理念，主动干预患者疼痛问题。

（4）制作疼痛宣教手册、综合疼痛评估尺、疼痛护理记录单。

五、无痛病房疼痛管理流程有哪些?

答：（1）入院疼痛评估和教育。

（2）术前疼痛评估及教育。

（3）围术期镇痛方案制订。

（4）围术期疼痛方案实施及调整。

（5）术后疼痛评估及患教。

（6）出院后镇痛方案制订和患教。

六、无痛病房评估的工具有哪些?

答：无痛病房疼痛评估表；无痛病房术后康复评估表；床尾动态评估疼痛尺；随身带疼痛尺；患教板报等。

第二十六章　骨科疼痛评估

一、疼痛产生的原因有哪些?

答：疼痛通常由导致组织损伤的伤害性刺激引起。

（1）因素：刀割、棒击等机械性刺激，电流、高温和强酸、强碱等物理化学因素均可成为伤害性刺激。

（2）内部因素：疾病如癌症等导致组织细胞发炎或损伤时，释放入细胞外液中的钾离子、5-羟色胺、乙酰胆碱、缓激肽、组胺等生物活性物质亦可引起疼痛或痛觉过敏。

（3）其他因素：受凉、受潮、过度劳累和长期不适当的工作体位后发生疼痛。

二、疼痛产生的机制是什么?

答：近年来的神经生物学研究表明，长期存在的疼痛刺激可直接损伤神经系统，形成慢性神经源性疼痛，这是慢性疼痛性疾病的主要发病机制。神经源性疼痛的发病机制包括外周机制和中枢机制。外周机制包括损伤的外周传入纤维异位放电，神经元的交互混传现象，交感神经对损伤感觉神经元的兴奋作用和损伤局部形成神经瘤。中枢机制包括 Na^+ 通道上调，甲基门冬氨酸受体上调，Ca^{2+} 大量进入细胞，激活 NO 合成等产生过氧化物，促进神经细胞凋亡，加重神经损伤（蛋白激酶 C 依赖性）。长期存在的疼痛刺激可促使神经细胞兴奋性提高，脊髓背角神经元的敏化、脊髓抑制性中间神经元功能下降，以及传入脊髓的 Aβ 纤维发芽和脑中枢的敏化。

三、疼痛的临床表现有哪些?

答：疼痛有时极难描述人们通常可以指出疼痛的部位和程度，但要准确说明其性质则较为困难，人们通常是用比拟的方法来描述如诉说刺痛、灼痛、跳痛、钝痛或绞痛。疼痛可以引起逃避、诉痛、啼哭、叫喊等；躯体行为也可伴有血压升高、心率加快和瞳孔扩大等生理反应，但这些均非为疼痛所特有。疼痛作为感觉活动，可用测痛计进行测量，身体可认知的最低疼痛体验称为痛阈，其数值因年龄、性别、职业及测定部位而异。疼痛作为主观感受，没有任何一种神经生理学或神经化学的变化可以视为判断疼痛，特别是慢性疼痛的有无或强弱的特异指征。

四、疼痛的危害有哪些?

答：疼痛不仅使患者遭受痛苦，更重要的是可对机体造成明显的不良影响，带来各种并发症，有些严重的并发症是致命的，如心肌梗死、高血压、脑出血等。

（1）对心血管系统的影响：疼痛刺激可引起患者体内激素和活性物质的释放增加引起患者血压升高、心动过速和心律失常。对于冠心病患者，可导致心肌缺血甚至心肌梗死。对心脏功能低下的患者可引起充血性心力衰竭。

（2）对呼吸系统的影响：胸腹部疼痛引起的肌张力增加，可造成患者呼吸系统的通气功能下降，使患者发生缺氧和二氧化碳蓄积，长时间的呼吸做功增加可导致呼吸功能衰竭。

（3）对机体免疫机制的影响：由于疼痛引起的应激反应可导致淋巴细胞减少，白细胞增多和网状内皮系统处于抑制状态等免疫系统的改变，使患者对病菌的抵抗力减弱，受感染和其他并发症的发生率增加。肿瘤患者因体内杀伤性 T 细胞的功能下降和数量减少等免疫改变，可导致肿瘤转移或复发。

（4）对凝血功能的影响：疼痛引起的应激反应对机体凝血功能的影响包括使血小板的黏附功能增强，纤维蛋白溶解能力降低，使机体处于高凝状态，有心血管、脑血管异常的患者，有导致脑血栓或心血管意外的可能。

（5）对内分泌功能的影响：疼痛可引起体内多种激素的释放，导致高血糖、蛋白质和脂质分解代谢增强，使糖尿病患者的病情加重。内源性儿茶酚胺的释放增加可使外周伤害感受神经末梢更加敏感，使患者处于儿茶酚胺释放痛的不良循环状态中。

（6）疼痛刺激还可以使患者出现恐惧感、失眠、焦虑等心理上的改变，严重影响其和他人的正常交往。所以，有效地治疗疼痛，可以改善患者的生活质量，并避免严重并发症的发生。

（7）对骨科患者围术期的影响：影响睡眠和康复效果，甚至术后出现关节僵硬、深静脉血栓、肌肉萎缩等并发症。

五、疼痛评估的内容有哪些？

答：（1）一般情况：姓名、年龄、职业、教育背景、民族、信仰和家庭情况。

（2）疼痛的部位：如体表痛、胸痛、腹痛、头痛等。

（3）疼痛的性质：如刺痛、烧灼痛、牵拉痛、痉挛痛、绞痛、牵涉痛等。

（4）疼痛的时间：疼痛开始时间，持续时间，有无规律性等。

（5）疼痛的程度：对疼痛程度的评价可用评价工具。

（6）疼痛的伴随症状：如局部有无红、肿、热、痛的炎症表现，有无肢体的功能障碍；腹痛是否伴有腹肌紧张，发热，胃肠道功能紊乱；头痛是否有脑膜刺激征表现；有无生命体征变化等。

（7）疼痛的表达方式：如咬牙沉默，呻吟，大声哭叫等。

（8）与疼痛有关的因素：了解进食、月经周期、天气、体位、活动等与疼痛是否有关系。

（9）疼痛对患者的影响：是否影响睡眠和休息，影响正常工作和生活，是否有抑郁退缩等情绪变化，以及家庭的支持情况。

（10）以往类似疼痛的处理方法：采用何种措施，效果如何。

六、疼痛程度评估的工具有哪些？

答：疼痛是人的主观感觉，每个人对疼痛的表述方法不尽相同，为了使评估者和被评估者对疼痛的程度有比较一致的理解，可以采用评估工具对疼痛的程度进行评估。骨科常用的评估工具有语言评价量表（VDS）、面部疼痛表情量表（FPS-R）、主诉疼痛分级法（VRS）、视觉模糊评分（VAS）、数字评价量表（NRA）。为了使用方便，经常将多种评估工具制作在同一疼痛评分尺上。

七、如何使用数字疼痛量表进行疼痛评分？

答：适用于沟通良好和理解能力好的患者。数字分级法用0～10代表不同程度的疼痛，0为无痛，10为剧痛。应该询问患者："你的疼痛有多严重？"或让患者自己圈出一个最能代表自身疼痛程度的数字。

疼痛程度分级标准为：0，无痛；1～3，轻度疼痛；4～6，中度疼痛；7～10，重度疼痛。此方法在国际上较为通用。

八、如何使用语言评价表描述疼痛量表进行疼痛评分？

答：让患者根据自身感受说出，即语言描述评分法，这种方法患者容易理解，但不够精确。具体方法是将疼痛划分为4级：①无痛；②轻微疼痛；③中度疼痛；⑤剧烈疼痛。

0级：无疼痛。

Ⅰ级（轻度）：有疼痛但可忍受，生活正常，睡眠无干扰。

Ⅱ级（中度）：疼痛明显，不能忍受，要求服用镇痛药物，睡眠受干扰。

Ⅲ级（重度）：疼痛剧烈，不能忍受，需用镇痛药物，睡眠受严重干扰可伴自主神经紊乱或被动体位。

九、如何使用面部表情疼痛量表进行疼痛评分？

答：对婴儿或无法交流的患者用前述方法进行疼痛评估可能比较困难。可通过画有不同面部表情的图画评分法来评估，选择一张最能表达疼痛程度的脸谱。0：无痛；2：有点痛；4：稍痛；6：

更痛；8：很痛；10：最痛。

十、如何使用视觉模糊评分法进行疼痛评分？

答：

无
痛

剧
痛

画一条长线（一般长为 100mm），线上不应有标记、数字或词语，以免影响评估结果。保证患者理解两个端点的意义非常重要，一端代表无痛，另一端代表剧痛，让患者在线上最能反映自己疼痛程度之处划一交叉线。评估者根据患者划交叉线的位置估计患者的疼痛程度。部分患者包括老年人和文化教育程度低的患者使用此评分法可能有困难，但大部分人可以在训练后使用。

十一、疼痛评估的目的是什么？

答：（1）分析和判断疼痛的特性，为疼痛治疗提供可靠依据。

（2）全面掌握患者的疼痛状态，及时给予干预措施，对医护人员来说做到心中有数。

（3）反复监测疼痛变化，减小治疗疼痛的偏差。

（4）判断疼痛治疗的效果。

（5）明确疼痛治疗措施的有效性，及时更改方案，制订个性化镇痛方案。

十二、疼痛评估时机有哪些？

答：（1）针对每个入院患者都进行疼痛评估，入院 8 小时内完成首次评估。

（2）间隔一定的时间需要完成一次疼痛评估，可根据疾病特征选择间隔时间的长短，曲线监控疼痛发展进程。

（3）疼痛发生时及时评估。

（4）疼痛干预后，根据干预措施，半个小时或 1 小时评价药效及不良反应。

（5）持续疼痛≥3 分，应积极处理，达到有效镇痛。

十三、疼痛评估的技巧有哪些？

答：（1）针对不同的患者选择适合的疼痛评估工具。

（2）做好疼痛宣教，让患者及其家属了解疼痛相关知识，能够重视及配合。

（3）培训医护人员沟通能力，采用规范化通俗易懂的语言，指导患者能够正确描述疼痛。

（4）积极采取有效措施减轻疼痛带来的不适，取得患者的信任。

（5）关注疼痛干预措施带来的不良反应，解除患者的顾虑。

（6）共同制订适合患者的个性化镇痛方案，增强镇痛疗效的同时减少不良反应。

（7）住院期间反复宣教疼痛知识，纠正认识的误区。

（8）出院后随访。

第二十七章 骨科常用镇痛药及配合用药

一、什么是镇痛药？

答：镇痛药主要作用于中枢神经系统，选择性抑制和缓解各种疼痛，减轻疼痛而致恐惧紧张和不安情绪，镇痛同时不影响其他他觉如知觉、听觉，并且能保持意识清醒。但有些镇痛药反复使用，易产生成瘾性。凡易成瘾的药物，通称"麻醉性镇痛药"，在药政管理上列为"麻醉药品"，国家颁布《麻醉药品和精神药品管理条例》，对生产供应和使用都严格加以管理和限制，以保障人民健康。

二、镇痛药如何分类？

答：药物治疗是疼痛治疗最基本、最常用的方法，主要分为三类：阿片类镇痛药物（强阿片类、弱阿片类）、非阿片类镇痛药物、其他辅助类药物。

三、非阿片类药物有哪些？

答：（1）阿司匹林类：又名乙酰水杨酸，临床应用于抗风湿（首选），预防术后疼痛，预防冠心病。不良反应：胃肠道反应（最常见）、呼吸性碱中毒、耳鸣、恶心、呕吐、头痛等。

（2）对乙酰氨基酚：又名扑热息痛，临床应用于解热镇痛作用缓和、持久，抗炎作用弱。不良反应：患肝病的患者易发生肝中毒，包括黄疸，过量使用产生高铁血红蛋白血症、溶血性贫血。

（3）保泰松：临床应用于风湿性关节炎、类风湿关节炎、强直性脊柱炎。不良反应：发病率高，胃肠道反应最常见，抑制骨髓造成白细胞、血小板减少，引起水钠潴留。

（4）吲哚美辛：又名消炎痛，临床应用于急性痛风性关节炎、骨关节炎、强直性脊柱炎，用于治疗顽固性、恶性肿瘤发热。不良反应：主要是消化道反应（食欲缺乏、上腹部不适），中枢神经系统症状（头痛、头晕、幻觉、精神错乱）。

（5）布洛芬：又名异丁苯丙酸，临床应用于风湿性关节炎、类风湿关节炎、软组织损伤。不良反应：少见，严重时见消化道溃疡、出血、穿孔等。

（6）酮咯酸：临床应用于术后疼痛、产后痛、癌痛、坐骨神经痛、纤维肌痛、骨关节病、关节慢性软组织痛综合征。不良反应：神经系统和胃肠道反应。

（7）吡罗昔康：又名炎痛喜康，临床应用于风湿痛、类风湿关节炎、骨关节炎、粘连性脊柱炎、急性痛风、腰肌劳损、肩周炎。不良反应：少数出现消化道、神经系统反应，停药后可立即消失。

四、阿片类镇痛药物有哪些？

答：阿片类镇痛药主要包括可待因、双氢可待因、氢吗啡酮、羟考酮、美沙酮、吗啡、芬太尼、哌替啶（杜冷丁）和曲马多等。

五、弱阿片类镇痛药物有哪些应用？

答：弱阿片类药物有可待因、曲马多、双氢可待因、丁丙诺啡、美沙酮等。弱阿片类药物主要用于轻至中度急慢性疼痛和癌痛的治疗。

（1）可待因：临床应用于各种原因引起的剧烈干咳和刺激性咳嗽，尤适用于伴有胸痛的剧烈干咳。由于本品能抑制呼吸道腺体分泌和纤毛运动，故对有少量痰液的剧烈咳嗽，应与祛痰药并用。可用于中度疼痛的镇痛。局部麻醉或全身麻醉时的辅助用药，具有镇静作用。不良反应：一次口服剂量超过 60mg 时，一些患者可出现兴奋、烦躁不安、瞳孔缩小、呼吸抑制、低血压、心率过缓。小儿过量可致惊厥，可用纳洛酮对抗。亦可见恶心、呕吐、便秘及眩晕。

（2）曲马多：临床上广泛用于中度和严重急慢性疼痛和疼痛手术及外科手术、手术后镇痛，诊断措施或治疗引起的疼痛。不良反应：出汗、眩晕、恶心、呕吐、口干、疲劳。极少数病例可能出现心血管系统的反应。

（3）丁丙诺啡：镇痛作用强于哌替啶。起效慢，持续时间长。对呼吸有抑制作用，但临床未见严重呼吸抑制发生。药物依赖性近似吗啡。注射后吸收好，可通过胎盘及血脑屏障，在肝中代谢，由胆汁、粪便排泄。主要用于各种术后镇痛、癌性痛、烧伤、肢体痛、心绞痛等。作用持续时间6～8小时。不良反应：常见不良反应有头晕、嗜睡、恶心、呕吐等。颅脑损伤及呼吸抑制患者、老弱患者慎用。本品有一定依赖性。不良反应类似吗啡。

（4）美沙酮：临床应用于创伤、术后、癌症引起的重度疼痛的镇痛治疗；阿片类依赖的脱毒治疗；阿片类依赖的替代维持治疗。不良反应有：与吗啡类似，但相对较轻，主要有头痛、眩晕、恶心、出汗、嗜睡、欣快（过量时）、便秘、直立性低血压；具有成瘾性，长期使用应注意组织蓄积产生的过量中毒及导致的药物依赖（主要为身体依赖），美沙酮导致的药物依赖属中度至重度，表现为突然停药后出现阿片戒断症状；长期使用美沙酮的妊娠期妇女，娩出的新生儿可出现戒断综合征，表现为震颤、肌肉强直、烦躁不安（啼哭）、呵欠、喷嚏、呕吐、腹泻等，可采取镇静和对症治疗。美沙酮过量可导致呼吸抑制，呼吸抑制主要表现为昏迷，呼吸变浅、变慢，瞳孔缩小呈针尖状（严重呼吸抑制可因脑缺氧而散大），血压下降甚至休克，严重者可因呼吸抑制而死亡。

六、强阿片类镇痛药物有哪些应用？

答：强阿片类药物有哌替啶、吗啡、芬太尼，吗啡控释片（美施康定）、羟考酮控释片（奥施康定）、芬太尼透皮贴剂（多瑞吉）等。强阿片类药物应用于全身麻醉诱导和维持的辅助用药及术后镇痛和中度至重度癌痛、慢性痛的治疗。

（1）吗啡：临床上应用于严重创伤、战伤、烧伤等引起的急性锐痛和晚期癌症的持续疼痛。对于内脏平滑肌痉挛引起的绞痛，应在明确诊断后与解痉药合用。并可暂时缓解心肌梗死和左心室衰竭患者出现心源性水肿的情况，用于麻醉和手术前可缓解疼痛和焦虑情绪。不良反应：眩晕、恶心、呕吐、瞳孔缩小、呼吸抑制、便秘、排尿困难、胆道压力增高、嗜睡、直立性低血压等，偶有引起烦躁不安，情绪改变或过敏。过量可引起急性中毒，主要表现为昏迷、深度呼吸抑制、瞳孔缩小呈针尖样的三联症候群，伴有血压下降、严重缺氧和尿潴留。

（2）盐酸哌替啶：又名杜冷丁，临床应用于创伤、术后、晚期癌症疼痛及平滑肌痉挛引起的绞痛，还可用于麻醉前辅助用药、静脉复合麻醉或心源性哮喘发作。不良反应：眩晕、出汗、恶心、呕吐、口干等，重复用药可致成瘾。短时间反复给予大剂量，可引起震颤、肌肉抽搐、瞳孔散大、反射亢进和惊厥，与吗啡中毒不同。

（3）芬太尼：临床应用于各种疼痛及外科、妇科等手术后和手术过程中的镇痛；也用于防止或减轻手术后出现的谵妄；还可与麻醉药合用，作为麻醉辅助用药；与氟哌利多配伍制成"安定镇痛剂"，用于大面积换药及进行小手术的镇痛。不良反应：个别病例可能出现恶心和呕吐，约1小时后，自行缓解，还可引起视觉模糊、发痒和欣快感，但不明显；妊娠期妇女、心律失常患者慎用。支气管哮喘、呼吸抑制、对本品特别敏感的患者及重症肌无力患者禁用。

（4）羟考酮控释片：又名奥施康定，临床应用于缓解持续的中度至重度疼痛。不良反应：可能出现阿片受体激动剂的不良反应。可能产生耐受性和依赖性。常见不良反应：便秘（缓泻药可预防便秘）、恶心、呕吐、头晕、瘙痒、头痛、口干、多汗、嗜睡和乏力。如果出现恶心和呕吐反应，可用止吐药治疗。服药过量可发生呼吸抑制。

（5）吗啡控释片：又名美施康定。临床应用于晚期癌症患者第三阶梯镇痛及缓解剧痛。不良反应：恶心、呕吐、便秘、眩晕、排尿困难、直立性低血压。耐受性和依赖性可能发生。如有不良反应，应立即停用并就医。

（6）芬太尼透皮贴剂：又名多瑞吉。临床应用于治疗中度至重度慢性疼痛，以及那些只能依靠阿片样镇痛药治疗的难消除的疼痛。不良反应：可能出现耐药、身体依赖和心理依赖。在某些从以前的阿片类镇痛药改用本品或治疗突然停止的患者中，可能会出现阿片类药物的戒断症状，如恶心、呕吐，腹泻、焦虑和寒战。

七、镇痛药的作用机制是什么？

答：镇痛机制：痛觉向中枢传导过程中，痛觉刺激感觉神经末梢并释放谷氨酸（Glu）和 P 物质（SP），作用于相应受体而完成痛觉冲动向中枢的传递引起疼痛。内源性阿片肽由特定的神经元释放后可激动感觉神经突触前、后膜上的阿片受体，通过 G 蛋白偶联机制，抑制腺苷酸环化酶、促进 K^+ 外流、减少 Ca^{2+} 内流，使突触前膜递质释放减少、突触后膜超极化，最终减弱或阻滞痛觉信号的传递，产生镇痛作用。吗啡类药物通过激动脊髓胶质区、丘脑内侧、脑室及导水管周围灰质 μ 受体，模拟内源性阿片肽而发挥镇痛作用，作用于边缘系统和蓝斑的阿片受体，则可减缓疼痛所引起的不愉快、焦虑等情绪并致欣快。

八、镇痛药物常见的不良反应有哪些？

答：（1）治疗量：产生恶心、呕吐、便秘、排尿困难等。

（2）耐受性：是指长期用药后中枢神经系统对其敏感性降低，需要增加剂量才能达到原来的药效。

（3）依赖性：指本类药物被人们反复使用后，使用者将对它们产生瘾癖的特性，又可分为身体依赖性（physical dependence）和精神依赖性（psychological dependence）。

（4）急性中毒：表现为昏迷、瞳孔极度缩小、深度呼吸抑制、血压下降、严重缺氧及尿潴留等，多死于呼吸麻痹。抢救：人工呼吸、适量给氧、静脉注射纳洛酮。

九、如何减轻镇痛药的不良反应？

答：（1）正确评估疼痛程度，根据患者的疼痛特性给予个性化镇痛方案。

（2）按时按量给予镇痛药物，服药到口。

（3）使用药物前仔细评估患者病史及用药史。

（4）使用药物后及时评价药效，评估药物不良反应。

（5）当出现不良反应后及时给予对症处理措施，减轻其带来的痛苦，并立即查找原因，调整镇痛方案。

十、镇痛药使用的误区是什么？

答：（1）按需镇痛。

（2）疼得不能忍受时才使用镇痛药物。

（3）合理使用镇痛药会成瘾。

（4）疼痛时直接使用强效镇痛药，立即镇痛。

（5）对每个患者都使用同类药物。

（6）医生开具什么药物就给患者服用什么药物。

第二十八章　骨科疼痛治疗和护理

一、疼痛治疗的原则是什么?

答：疼痛性疾病的病因复杂，表现的症状各异，患者对疼痛耐受的程度和治疗的反应个体差异明显，因此，在临床上治疗的个体化、灵活性较大，很难界定统一的治疗标准。反之，也正因此而很有必要制订一个从宏观上概括的且为多数人认同的治疗原则。

（1）先诊断、后治疗的原则：重视诊断和鉴别诊断；诊断性（或症状性）治疗，必须目的明确；复诊应核实诊断的正确性，三次复诊仍无法做出诊断或诊断性治疗无疗效者。

（2）综合措施，有效、安全为主的原则：合理用药；用药应规范；联合用药要注意配伍禁忌；实施各种治疗措施。

（3）节省医疗资源，减轻医疗负担的原则。

二、疼痛治疗的目标是什么?

答：（1）患者疼痛评分≤3分。

（2）24小时疼痛频率≤3次。

（3）24小时内需要解救药物的次数≤3次。

（4）消除患者对手术的恐惧及焦虑情绪。

（5）术后患者尽早进行无痛功能锻炼。

（6）降低术后并发症。

三、如何在临床践行疼痛治疗方案?

答：（1）科室有可参考的镇痛方案。

（2）医护患共同参与制订适合患者的个性化镇痛方案。

（3）强化患者教育，包括患者、家属、陪护，正确认识镇痛的重要性和必要性提高依从性。

（4）医务人员严格按照疼痛治疗原则和方案落实镇痛措施。

（5）医务人员相互监督镇痛方案落实的力度和强度，加强沟通，提高疗效。

（6）阶段性总结、分析、改进，必要时采用监督机制，提高医务人员执行镇痛方案的依从性。

四、骨科疼痛护理的方法有哪些?

答：（1）非药物止痛：物理止痛（电疗法、光疗法、超声波、冲击波、冷疗、热疗、磁疗、水疗、生物反馈疗法）；针灸止痛（耳针疗法、电针疗法、穴位注射法、腕踝针）；心理疗法（安慰剂治疗、暗示疗法、催眠疗法、松静疗法、认识疗法、行为疗法）。

（2）药物镇痛：阿片类镇痛药、非阿片类镇痛药、局部麻醉药、神经破坏药、糖皮质激素。

（3）其他：体位摆放功能位；环境安静、空气清新；人文关怀等。

五、什么是自控镇痛泵?

答：镇痛泵一种液体输注装置，能使药物在血液中保持一个稳定的浓度，可以帮助用更少的药物达到更好的镇痛治疗。通常允许患者自行按压以在持续输注量的基础上增加一个额外输注剂量，因此治疗更加个体化，符合疼痛感觉个体化差异大的特征。可以用于术后镇痛、癌痛、分娩镇痛等。

六、如何使用患者自控镇痛泵?

答：镇痛泵因里面所装的药物不同而分成硬膜外泵和静脉泵两种。硬膜外泵常使用局麻药、吗啡等，而静脉泵常用芬太尼等，两者的使用需严格区分，不能把硬膜外泵接到静脉输液端，也不能把静脉泵接到硬膜外接头处，否则会出现局麻药的全身麻醉作用或因阿片类药物过量引起患者呼吸抑制、恶心呕吐等严重并发症，一旦在病房发生以上意外是非常危险的。所以，除麻醉医生外，任何人都不允许随意改变镇痛泵的给药方式。在手术患者带着镇痛泵回到病房前，麻醉医生会做好以下事情：根据患者情况选择48小时泵，配好镇痛药物，加入镇痛泵使扩张囊的顶端到达泵体的100ml刻度处。在手术接近结束时先为患者推注一次首剂量，使镇痛药物迅速达到一定的浓度，以衔接麻醉后到镇痛泵起作用这段时间，保证患者不痛。然后，把镇痛泵连接到患者身上，硬膜外泵需用胶布固定妥当，静脉泵接到输液端，如使用三通应保证接头通畅。当病房护士接班时，应了解所用镇痛泵为哪一类型，是否连接妥当。必要时向患者或其家属解释有关注意事项。在镇痛泵使用过程中，检查镇痛泵的连接情况及泵体、管道有无漏液情况，了解患者镇痛的效果，不良反应的发生率。在为患者换补液或静脉推药后，始终保持三通接头的通畅，以免影响镇痛泵的进药。随着药物的减少，镇痛泵的扩张囊会渐渐缩小，直至完全瘪陷，才表明药物已经用完，硬膜外泵可等待麻醉医生来移除，静脉泵则可由病房护士卸除。任何使用中的问题都可联系麻醉科值班医生。

七、镇痛泵常见的不良反应有哪些？

答： 术后镇痛的并发症因所用的药物不同而有区别，主要有以下几点。

（1）镇痛不全：首先检查镇痛泵的连接是否正确，硬膜外泵有无不进药，静脉泵的通路有无堵塞；再询问患者有无按压加药器，按压的力度够不够；亲自为患者按压，同时检查进药情况。如果镇痛药物已经用完（镇痛泵的透明扩张囊已经完全瘪陷，紧贴塑料柱体），患者仍有镇痛要求的，可往镇痛泵里再次加药。

（2）恶心呕吐：术后的恶心呕吐原因很多，可因麻醉本身、手术、术后用药、镇痛用药、患者体质及病友的影响而发生。如果镇痛药物选择了阿片类药，比不用时恶心呕吐发生率高。区分恶心呕吐的原因，对因、对症处理。从精神方面安慰、鼓励患者，同时应用止吐药。阿扎司琼有很强的防止及治疗恶心呕吐的作用，可以选用。不应盲目夹闭镇痛泵，患者有要求不痛的权利。

（3）嗜睡：术后镇痛选用了麻醉性镇痛镇静药，则患者会有轻度的嗜睡，老年及体弱患者嗜睡的程度可能要重一些。只要不至于影响神志及呼吸，可不必处理，但应多加观察。

（4）尿潴留：局麻药、阿片类药都有可能引起尿潴留，一旦发生，首先鼓励患者按平常习惯姿势试行排尿，不成功者视其疼痛程度可考虑夹闭镇痛泵或插尿管。

（5）皮肤瘙痒：为阿片类药物的副作用。程度轻者可不处理，重者可试用抗过敏药。效果不佳的只有夹闭镇痛泵。

（6）下肢麻木：偶见于硬膜外镇痛的患者，不伴肢体乏力。在排除了术中局麻药的残留作用或神经损伤的可能后，可以不处理。待镇痛药物用完，症状自行消失。

八、如何使用冰敷减轻疼痛？

答：（1）评估患者年龄、性别、诊断、疼痛程度及疼痛部位性质。

（2）使用准用冰袋，必要时使用制冷装置。通常使用简易冰袋装冰水混合物，冰敷冰袋应柔软、贴合度高，及时更换，保证冰凉温度。

（3）有效冰敷：减少间隔衣物，伤口敷料尽量薄软，伤口无渗液时可不覆盖伤口敷料。

（4）预防渗水污染伤口：用毛巾包裹吸收冰袋外小水珠，同时保温。

（5）冰敷部位：除了伤口上可冰敷，伤口周围均可以作为冰敷部位的选择。

（6）评价镇痛效果：每2小时评价冰敷及镇痛效果。

（7）评估皮肤：每2小时评估冰敷部位感觉、血运及皮肤完整性，是否有冻伤、苍白、淤血及皮肤破损。

九、如何对患者进行疼痛健康教育？

答：（1）患教方式有多种：口头宣教、单页、板报、小手册、座谈会、幻灯讲解，要求通俗易懂、图文并茂，多种方式结合。

（2）重视首次疼痛知识宣教，引起患者及家属的兴趣。

（3）长期反复宣教，加深患者印象。

（4）邀请家属共同参与疼痛相关知识的学习。

（5）借鉴成功案例，病友间相互交流经验。

（6）医护一致，强调镇痛的重要性，并积极治疗疼痛。

十、什么是超前镇痛？

答：超前镇痛现在基本被定义为一种为阻止外周损伤冲动向中枢传递及传导而建立的镇痛治疗方法，是指在术前、术中和术后通过减少有害刺激传入所导致的外周和中枢敏感化，从而减少术后疼痛和镇痛药的用量。目前有关超前镇痛的方法和结论不尽相同，造成此种差异的原因主要在于：实验结果的统计方面、外科手术所致的有害刺激过低或过高、外周神经阻滞的不完善、中枢抑制的不充分和治疗过程的不足够。超前镇痛必须保证所用的神经阻滞能够持续到使外周炎症组织的损害性刺激降低至足以产生中枢敏感化的程度以下。

十一、什么是 WHO 三阶梯镇痛？

答：WHO 三阶梯镇痛是一种根据患者疼痛等级为治疗原则的止痛方法，一阶是指轻度疼痛给予非甾体抗炎药加减辅助镇痛药，二阶中度疼痛给予弱阿片类加减非甾体抗炎药和辅助镇痛药，三阶重度疼痛给予阿片类加减非甾体抗炎药和辅助镇痛药。

十二、WHO 三阶梯镇痛给药原则有哪些？

答：（1）口服给药。简便、无创、便于患者长期用药，对大多数疼痛患者都适用。

（2）按时给药。注意：是"按时"给药，而不是疼痛时才给药。

（3）按三阶梯原则给药。按患者疼痛的轻、中、重不同程度，给予不同阶梯的药物。下面分别列举各阶梯中的常用药物：第一阶梯轻度疼痛给予非阿片类（非甾体抗炎药）加减辅助镇痛药；注意：非甾体镇痛药存在最大有效剂量（天花板效应）的问题。第二阶梯中度疼痛给予弱阿片类加减非甾体抗炎药和辅助镇痛药。弱阿片类药物也存在天花板效应；第三阶梯重度疼痛给予阿片类加减非甾体抗炎药和辅助镇痛药。强阿片类药物无天花板效应，但可产生耐受，需适当增加剂量以克服耐受现象。以往认为用吗啡镇痛会成瘾，所以不愿给患者用吗啡，现在证明这个观点是错误的：使用吗啡的癌痛患者极少产生成瘾性。

（4）用药个体化。用药剂量要根据患者个体情况确定，以无痛为目的，不应对药量限制过严而导致用药不足。

（5）严密观察患者用药后的变化，及时处理各类药物的不良反应，观察评定药物疗效，及时调整药物剂量。

十三、对疼痛患者的处理流程是什么？

答：（1）每天按评估要求评估患者疼痛。

（2）患者主诉疼痛时，护士及时评估并立即采取非药物干预措施，立即报告医生。

（3）医生根据患者的病情在镇痛方案的基础上，开医嘱：适合患者的镇痛药物，尽快治疗。

（4）护士协助监督药物使用是否符合镇痛原则及患者病情。

（5）正确、有效执行镇痛医嘱。

（6）用药物后及时评估药物作用及不良反应。口服药物服用后一般 1 小时后评价药物镇痛后疼痛程度，其他用药途径后半小时评估，随时关注药物不良反应，及时处理药物不良反应带来的不舒适。

（7）持续疼痛，重复以上流程，在镇痛目标的基础上不断进行镇痛，将疼痛控制在 3 分以内。

（8）对疼痛控制不理想的案例，及时讨论，制订合理的镇痛方案。

第二十九章　截肢的治疗和护理

一、什么是截肢？

答：截肢是指将没有生命和功能或因局部疾病严重威胁生命的肢体截除的手术，包括截骨（将肢体截除）和关节离断（从关节分离）两种。初次截肢：在直至最终结局（痊愈或死亡）的一系列过程的第一次截肢。重复截肢：在先前截肢未治愈而再次从远端开始截肢。双侧截肢：两下肢同时截肢，不管其截肢水平段的高低。小截肢：在踝关节及其以下水平关节离断。大截肢：踝关节水平以上的截肢。

二、截肢的适应证有哪些？

答：（1）创伤。

（2）肿瘤。

（3）周围血管疾病。

（4）感染。

（5）畸形。

（6）其他：主动脉粥样硬化闭塞性疾病和糖尿病并发症。

三、截肢平面选择原则有哪些？

答：（1）上臂截肢：肩峰到远端 20～25cm。

（2）前臂截肢：鹰嘴向远端 5～15cm。

（3）大腿截肢：股骨大转子向远端 15～25cm。

（4）小腿截肢：胫骨平台向远端 5～15cm。

四、截肢术后护理观察要点有哪些？

答：（1）心理护理：认真分析每位患者的心理状态，拟定个性化康复计划，联合心理专科护士，甚至心理治疗师联合护理。

（2）伤口护理：观察伤口渗血、红肿、皮肤色泽及温度情况。

（3）肿胀护理：骨折或软组织损伤后局部会发生反应性水肿，局部内出血、感染、血液循环等障碍也会造成不同程度的损伤。

（4）皮肤护理：保持皮肤干燥，预防压疮。

（5）体位护理：既要摆放功能位，又要预防关节畸形。

（6）残端塑型：术后第一天开始需要为患肢残端进行塑型，为义肢安装和使用创造良好的肢体条件。

（7）疼痛和幻肢痛护理：减轻患者的疼痛，度过幻肢痛阶段是康复的一个必经阶段。

（8）康复护理：是装配义肢前必需的准备措施。

（9）饮食护理：营养丰富且容易消化的食物，如鱼、肉、蛋、蔬菜、水果等高蛋白、高维生素等增强抵抗力和组织修复能力的食物。

五、截肢后如何进行体位护理？

答：根据截肢部位和平面不同，摆放体位要求均有所不同，保持合理的体位，预防残肢畸形，要求残肢保持伸直。

（1）膝下截肢：下肢摆放功能位，膝关节保持伸直，腘窝悬空抬高患肢，必要时弯曲的膝关节可用沙袋压直。

（2）膝上截肢：禁止摆放外展抬高位。摆放伸直中立位，避免外展及抬高，预防髋关节屈曲、外展畸形。

（3）肘下截肢：肘关节应保持45°屈曲位。

六、截肢术后如何预防肿胀？如何进行残端塑型？

答：上肢截肢术后预防残肢肿胀可采取以下措施。

（1）弹性绷带包扎技术：截肢术后一般2周残肢伤口愈合，可拆线。截肢术后或伤口拆线术后，持续进行弹性绷带包扎残肢，是预防与减少残肢肿胀，促进残肢塑型的最普通、最重要的方法。具体如下：用15～20cm宽的弹性绷带包扎残端，包扎是先顺残肢长轴包绕2～3次，再从远端开始斜行向近段包扎，缠绕时应斜八字形方式缠绕，压力应从远心端向近心端逐渐减小，否则会使末端肿胀加重。弹性绷带每4小时改缠绕一次，晚间可持续包扎。具体包扎方法如图29-1所示

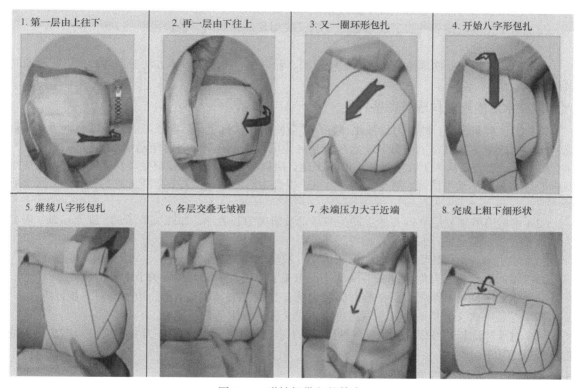

图29-1 弹性绷带包扎技术

（2）硬绷带包扎技术：是截肢术后，使用普通石膏绷带或弹力石膏绷带包扎残肢，以减少残肢肿胀，促进残肢定型的方法。具体方法是先用纱布包扎截肢伤口，再用U型石膏绷带包扎固定。手术后48小时或72小时将石膏固定暂时去除，拔除引流条，换药后重新包扎并应用U型石膏夹固定。术后硬绷带包扎的时间为2～3周，伤口拆线后改为弹性绷带包扎。

伤口无渗血、渗液、发热及剧烈疼痛时即可开始残端塑型。

（1）软绷带包扎技术：残端远端向近端包扎，且远端包扎较紧，以不影响残端血液循环为宜；经常给予均匀的压迫和按摩，减轻疼痛和促进组织恢复，防止肌肉萎缩；经常用手轻轻拍打残端，可以减轻其敏感性。

（2）取站立位，残端踩在柔软物品上，逐渐由软到硬。

（3）尽早安装义肢，磨合残端皮肤，由穿戴一种带气囊的临时义肢练习开始。

七、什么是患肢痛？

答：幻肢痛又称肢幻觉痛，是指患者感到被切断的肢体仍在，且在该处发生疼痛。疼痛多在断

肢的远端出现，疼痛性质有多种，如电击样、切割样、撕裂样或烧灼样等。表现为持续性疼痛，且呈发作性加重。各种药物治疗往往无效。对幻肢痛的发生原理，目前尚无统一意见，西医亦缺乏有效疗法。据临床报告，50%以上的截肢患者术后伴有幻肢痛（phantom limb pain）。疼痛多为持续性，尤其以夜间为甚。

八、如何护理患肢痛？

答：至今尚无缓解幻肢痛的有效手段。近几年基础医学和临床医学研究初步显示，幻肢痛与"大脑皮质功能重组"（cortical reorganization）之间有着密切关系，为临床缓解幻肢痛提供了新的思路。患肢痛1～3个月消失，常见的护理方法如下。

（1）引导患者重视残肢，接受截肢现实。

（2）应用放松疗法等心理治疗手段逐渐消除幻肢感。

（3）对于持续时间长的患者，可轻叩残端，或用理疗、封闭、神经阻断的方法消除幻肢痛。

（4）药物镇痛。

（5）非药物镇痛：物理镇痛，尤其是听音乐、看电视、娱乐节目等方法分散注意力，能够及时缓解患肢疼痛。

九、截肢术后的康复护理有哪些？

答：（1）术前康复：健肢力量强化训练，学会使用拐杖行走，抬臀练习、俯卧撑及呼吸功能锻炼利于术后康复。尤其是上肢截肢，术前应学会使用健侧上肢满足日常生活需求。

（2）术后康复：从床上功能锻炼过渡至下地，由被动功能锻炼过渡至主动功能锻炼，同时注重肌肉锻炼和关节活动度锻炼，减少术后并发症，提高生活质量。髋关节离断者进行腰腹肌、腰髂肌的练习。

（3）术后麻醉恢复后立即开始主动关节活动及肌肉等长收缩，如踝关节活动、踝泵运动、股四头肌等长收缩、腘绳肌等长收缩、抬臀练习等。

（4）术后第3天可以尝试短时间下床活动，被动活动关节。

（5）术后6天左右开始主动关节活动，预防关节僵硬及挛缩，加强关节的灵活性。

（6）术后1周可穿戴带气囊的临时义肢训练：穿戴方法、站立平衡、迈步练习、步行练习。

（7）穿戴临时义肢后6个月左右可更换正式义肢训练生活自理能力。

（8）对于非理想残肢康复：需要各种康复治疗护理手段。牵引、矫正及穿戴义肢等方法尽可能恢复残肢的功能。

十、截肢术后家庭护理有哪些注意事项？

答：（1）加强康复练习和营养。

（2）残端不可以酒精擦拭，以免皮肤干裂，不可贴胶布，以免形成张力性水疱。

（3）注意残端有无发红、撕裂、压痛、皮肤糜烂等情况。

（4）术后1～3个月可收缩至原来肢体的大小，可安装义肢。

（5）伤口愈合后每日用中性肥皂清洗残端。不能浸泡或在残端涂润肤品，以免软化残端皮肤。

（6）穿戴义肢后，保护好义肢不变形、破裂，保持清洁。

第三十章　骨科围术期康复

一、什么是康复？

答：康复（rehabilitation）：WHO 对康复的定义是综合、协调地应用各种措施，预防或减轻病、伤、残者身心、社会功能障碍，以达到和保持生理、感官、智力精神和社会功能最佳水平，使病、伤、残者提高生存质量和重返社会。

二、什么是骨科康复？

答：骨科康复是一门在骨伤科领域对患者进行综合康复评定及治疗的学科。既是康复医学的一个分科，也是骨科学的一个分支。

三、康复治疗的方法有哪些？

答：姿势体位治疗、运动疗法、作业疗法、言语康复、心理康复、康复工程。

四、姿势体位治疗的目的是什么？

答：姿势体位治疗，目的是在创伤早期抬高患肢，有利于静脉血、淋巴液回流，促进消肿，将关节尽可能固定或置于功能位，防止关节畸形、挛缩。

五、运动疗法的定义及目的是什么？

答：运动疗法是运动在医学中的应用，是以运动学、生物力学和神经发育学为基础，以改善躯体、生理、心理和精神的功能障碍为主要目标，以作用力和反作用力为主要因子的治疗方法。运动疗法既包括主动躯体活动训练，也涉及被动躯体活动，其作用包括改善运动组织（肌肉、骨骼、关节、韧带等）的血液循环、代谢和神经控制，促进神经肌肉功能，提高肌力、耐力、心肺功能和平衡功能，减轻异常组织压力或施加必要的治疗压力，改善关节活动度，放松肌肉，纠正躯体畸形和功能障碍，镇痛等。

六、作业治疗的定义和目的是什么？

答：作业治疗指的是指应用与日常生活及职业有关的各种作业活动或工艺过程，指导残疾者或部分恢复功能的患者参与选择性活动的一门科学和艺术。目的是进一步改善和恢复患者的身体、心理和社会方面的功能。最终目标是提高患者生存质量，训练患者成为生活中的主动角色，积极进行必需的生活活动和工作，参与到社会活动中去。

七、心理康复的定义和目的是什么？

答：心理康复是运用系统的心理理论和方法，研究残疾人的心理和社会问题，从心理–社会的医学模式出发，对残疾人的心理障碍进行诊断、评估、咨询与治疗，以提高残疾患者的心理健康水平。心理康复的目的就是要改善残疾患者的非适应社会行为，通过接受系统的心理干预，逐渐适应面对的各种困难，理智地看待自己的伤残，学会处理各种社会心理问题，如情绪好坏、家庭关系、日常生活、社会活动状态、就业等，并在此基础上形成一种积极的心理调节机制，保持心理健康，改善功能，提高生存质量，平等参与社会活动，实现自身的价值。

八、康复工程的定义和目的是什么？

答：运用工程和技术的手段替代或补偿减退和丧失的功能，矫正畸形，预防功能进一步退化的工程学称为康复工程（rehabilitation engineering），应用信息技术、微电子技术、仿生技术、光机电一体化技术、基因技术、生物工程、医学工程等方法，使患者最大限度地满足生活自理的需要，回归家庭和社会。

九、骨科术后康复原则有哪些？

答： 早期康复；注重个体差异；功能训练安排的科学性（确保安全、整体观、全面性、循序渐进）；对手术的从属性；重视心理康复。

十、骨科术后康复功能练习的禁忌证有哪些？

答： 生命体征不稳定；出血；发热；疼痛剧烈；明显衰弱无力；无运动意愿。

十一、临床上康复功能锻炼的团队如何组成？

答： 在住院期间主体上应由手术医生及责任护士负责，专业康复训练应由康复理疗师结合患者的实际情况制订个性化康复计划，配有专业康复锻炼器械及场地。疼痛控制方面由麻醉医生参与，个别案例心理护士会介入，减轻患者的焦虑。

第三十一章　关节与骨病的矫形支具

一、什么是支具?

答：支具又名矫形器，是用于人体四肢、躯干等部位，通过力的作用以预防、矫正畸形，治疗骨骼、关节、肌肉和神经疾病并补偿其功能的器械。

二、关节与骨病科外科常用的外固定支具有哪些?

答：（1）静态支具：石膏托、颈托、肩人字矫形器、髋人字托、足踝矫形器等。

（2）动态支具：多角度可调膝关节支具、肩肘固定带、肘关节动态支具、骨科软固定支具等。

三、支具的基本功能是什么?

答：（1）稳定和支持肢体的功能。

（2）减少肢体轴向承重。

（3）既能保护肢体，又能产生动力功能。

（4）纠正和预防畸形。

（5）固定保护功能。

（6）抑制痉挛。

（7）改进肢体活动时的功能。

四、佩戴支具时如何保护皮肤?

答：每次佩戴前评估下肢皮肤完整，无压迫、红疹、痱子；检查支具功能正常，无破损、棱角，清洁、无异味，长度大小合适；穿着裤腿柔软，无扣子、系带等异物；定时（2 小时）松解支具，清洁皮肤，观察伤口有无出血、皮肤有无压痕，肢体肿胀情况，给予按摩；必要时清洁支具，无异味，防变形。

五、什么是石膏固定?

答：石膏型的种类较多，按形状可分为石膏托、管型石膏、石膏围领等几种，按有无衬垫可分为有垫石膏和无垫石膏，按固定部位可分为上臂石膏、前臂石膏、上肢肩人字形石膏、小腿石膏、大腿石膏、下肢髋人字形石膏等。

六、石膏固定术的适应证有哪些?

答：（1）稳定骨折复位术后：关节脱位复位术后、骨折切开复位及内固定术后、关节扭伤、韧带撕裂及撕脱等。

（2）术后促进愈合及防止病理性骨折：神经吻合、肌腱移植、韧带缝合、关节融合固定、截骨术、骨移植、关节置换、显微外科、骨髓炎等术后。

（3）纠正先天性畸形：如先天性髋关节脱位、先天性马蹄内翻足的畸形矫正等。

（4）骨病：慢性骨关节病、骨关节感染等。

七、石膏固定术的禁忌证有哪些?

答：（1）全身情况较差，年纪较大，骨质疏松，不能耐受石膏固定者。

（2）小儿生长迅速，影响发育。

（3）伤口发生厌氧菌感染者。

（4）皮肤问题或石膏影响伤口换药者。

（5）不稳定骨折：斜形骨折、螺旋骨折、粉碎性骨折及双重骨折。

八、石膏固定后有哪些护理注意事项？

答：（1）及时评估生命体征、皮肤颜色、温度、感觉、运动、肿胀及末梢血液循环，神经、血管损伤表现及心理状态有无异常。

（2）注意石膏固定是否合适：松紧以容下患者2指为宜，石膏边缘圆滑，功能位时不能割压皮肤，石膏形状适应肢体的形态，表面光滑，无压痕，无裂缝。石膏被浸湿时，制动至少2小时，待干定型（可用烤灯加速定型），标记并观察浸润范围有无扩大。石膏边缘加衬垫减压并吸汗。闻石膏内有异味时警惕伤口有无污染或感染。

（3）肢体摆放功能位，抬高患肢，减轻肿胀，紧密观察肢体肿胀造成石膏固定过紧。借助健侧力量安全移动躯体及活动。

（4）指导患者早期活动及适度功能锻炼，以肌肉等长收缩运动为主，促进血液循环，预防肌肉萎缩。适度活动未制动的关节，预防关节僵硬。

（5）天气热时适当给予降温（冰敷）、散热（风扇或空调），缓解石膏发热带来的不舒适。天气冷时加棉被保暖，防止冻伤。

（6）疼痛：警惕骨筋膜室综合征的发生。伤口感染、肿胀、石膏压迫都会造成疼痛。

九、石膏固定术后肢体末梢观察要点有哪些？

答：肢体末端正常应为颜色红润、温暖、指（趾）腹饱满，毛细血管充盈时间≤2秒。

（1）末端冰凉、颜色苍白、指（趾）腹干瘪、毛细血管充盈时间长，速度慢，表明动脉血液循环障碍。评估生命体征，石膏有无压迫肢体（压迫血管），近心端有无出血，足背动脉搏动情况，肢体过度抬高也有可能造成末梢血运差。

（2）末端发热、颜色淤紫或发绀、指（趾）腹肿胀，表明静脉血液循环障碍。评估肢体肿胀情况，石膏是否过紧。

（3）感觉麻痹：石膏包扎过紧压迫周围神经，导致麻痹。

十、膝关节固定支具使用有哪些注意事项？

答：（1）特性：膝关节固定支具属于康复护具，又称多角度可调式膝关节支具，轻便、透气、简洁、舒适，根据不同的个体，尽量量身定做。

（2）适应证：膝关节镜治疗术后康复、膝关节软组织损伤保守治疗、保护韧带、稳定膝关节等。

（3）评估肢体无中度及以上的肿胀，感觉运动、末梢血运正常；评估疼痛在3分以内；每天评估肌力，作为功能锻炼的依据及下床活动的安全性评估条件之一。

（4）佩戴时松紧合适，捆绑系带时以容下患者2指为宜，过紧影响下肢血运。过松则起不到固定、保护的作用。角度调节盘对准膝关节，将角度调定于 0°，将支具固定好后，再根据康复与活动的需要调节所需要的角度。

（5）功能锻炼：床上功能锻炼做肌肉等长收缩，股四头肌收缩、直腿抬高每个坚持5～10秒，每次20～30组，一天3次；踝泵运动每次20～30组，一天3次；根据需要调节角度器，活动膝关节，预防关节僵硬。饭后半小时进行功能锻炼，训练原则活动幅度由小到大，运动量由少至多，循序渐进，以患者不感到疲劳为宜。

（6）下床活动前注意不能空腹，以免发生低血糖晕倒；注意3个30秒：床上坐30秒，床边坐30秒，站立30秒，以免发生直立性低血压而晕倒；下床时注意轴向平移佩戴支具的肢体，借助拐杖站立，根据医生安排患者患肢由不负重逐渐过渡至部分负重，直至完全负重，一般伤及骨质及韧带时早期48小时内，建议不负重行走。

（7）活动时间小于半小时，减轻肿胀，返回病床，建议马上有效抬高患肢，使患肢高于心脏30°～40°。注意夜间睡眠时建议佩戴支具，以免睡眠中不清醒而二次损伤患肢。

（8）饮食注意：以清淡、营养易吸收为宜，补充含蛋白类食物，促进伤口生长，提高自身免疫力，不宜油腻、脂肪含量过高，短时间内增加体重会导致支具佩戴不合适及患肢负重过重。

（9）佩戴时间：1～3 个月，适当延长至 6 个月。

十一、肩肘固定带使用有哪些注意事项？

答：（1）作用：限制上肢的活动，固定上肢于屈肘 90°、内收功能位，减轻肿胀，限制活动带来疼痛、出血等。下地活动时必须佩戴。

（2）选择合适的型号（成人、小儿），以贴胸屈肘 90°，前端露出手指为宜。

（3）先将上肢穿进布兜包裹，再穿头部，斜挎肩肘固定带，调节系带长度，使上肢贴胸屈肘 90°。将系带上的减压软垫垫于肩部受力位置。

（4）返回病床卧位时，及时取下肩肘固定带，观察伤口有无渗血，肩背部有无压红，患肢的肿胀情况。

（5）及时给予合适的上肢抬高垫，促进血液循环，减轻肿胀。

（6）功能锻炼：靠近伤口的关节活动幅度宜小，以免引起伤口出血、肿胀、瘢痕加重，术后 48 小时以后可在医护人员的监督下小范围活动该关节，之后循序渐进，在疼痛评分小于 3 分以内的活动，其他关节应尽可能多活动；肌肉锻炼早期以肌肉等长收缩为主：握拳运动、捏皮球、握手练习，每次动作保持 5～10 秒，每组动作 20～30 个，每天 3 次。

十二、髋人字托使用有哪些注意事项？

答：（1）它适用于髋关节矫形术后患儿，成人少见。

（2）预防压疮：足底部贴泡沫减压敷料预防压疮，每 2 小时松出足底减少压迫时间；准备软薄吸汗毛巾，垫于支具内部；固定支具松紧合适，能容下 2 横指；学会调节髋人字拖，适应肢体的长度。

（3）擦澡：先擦拭健肢、上身头部，将髋人字支具固定好，擦拭某个部位，只松解该部位，其他位置应保持有效固定状态，以免患者活动时支架移位；温水擦拭，同时更换衣物及吸汗毛巾，顺便按摩支具内皮肤，促进血液循环。

（4）更换尿布：及时更换，以免尿液浸湿伤口引起伤口污染；购买大小合适的尿布，以免漏尿；脱出健侧肢体，从健侧取出和穿入尿布，适当固定尿布，能起到吸尿的作用即可；每次更换尿布，清洁皮肤，观察有无尿疹或其他皮肤异常。

（5）怀抱患儿：分为竖式和横式怀抱法，怀抱前应正确佩戴好支具。竖式怀抱法：双手托患儿腋下将患儿抱起，趴在胸前，将一手着力点放在患儿健侧臀部托住，另一手从患儿腰部斜伸至对侧肩部，稳稳抱住，适用于外出行走较长时间怀抱；横式怀抱法：患儿平躺，一手从患儿近侧肩部斜伸至对侧腰臀部，另一手从两腿间穿过拖住脊柱，适用于更换尿布、观察皮肤、短距离移动等段时间怀抱。

（6）佩戴时间有半年、一年等不同时间，需要根据患儿身高调节支具。

十三、颈部支具使用有哪些注意事项？

答：（1）它适用于斜颈术后矫形。

（2）评估患者呼吸正常，四肢感觉运动正常。

（3）选择大小合适（大、中、小）的颈托，建议使用相对柔软的材料。衣着柔软，无边角及扣子，建议穿着圆领衣服。

（4）佩戴时分清前、后部件，前部托住下颌，后部托住后脑勺，先固定健侧，将颈头矫正经可能正常位置同时固定患侧，达到矫形的位置，限制头部转动，不影响呼吸为宜。

（5）睡觉、进食、饮水时可取下，颈托固定不能代替功能锻炼，取下颈托后注意维持姿势，形成良好的习惯及记忆，不可立即放松。

（6）定时清洗（清水擦拭），阴干。

十四、常用踝足矫形器有哪些？它们的使用有哪些注意事项？

答：临床常用踝足矫形器有两种，一种为固定式，通常使用石膏，其优点是固定性强、便宜，但缺点是笨重、不透气，无法观察内部皮肤及伤口。另一种为可拆卸式，一般为量身定做，采用可塑性材料，按照患者的踝部尺寸定做成适合的矫形器，其优点是舒适度提高、轻便，可取下支具观察皮肤、伤口换药、拆线等，缺点是价格昂贵，佩戴方法要求严格，固定效果一般。注意事项：观察末梢血运，有无苍白或瘀血；观察足趾感觉运动情况，有无麻木、疼痛及失去知觉；评估支具佩戴是否过紧，能容下患者的2指，支具边缘圆滑，以免锋利边缘割伤皮肤。

第三十二章 牵 引

一、什么是牵引？

答：牵引是应用外力对身体某一部位或关节施加牵拉力，使其发生一定的分离，周围软组织得到适当的牵伸，从而达到治疗目的的一种方法。

二、牵引的作用有哪些？

答：（1）解除肌肉痉挛，缓解疼痛。

（2）改善局部血液循环，促进水肿的吸收和炎症的消退，帮助修复与损伤的软组织。

（3）帮助松解粘连的组织，牵伸挛缩的关节囊和韧带。

（4）使错位的关节得到适当的复位。

（5）增加关节的活动范围，改善和恢复关节的生理位置及功能。

（6）骨折后早期制动和复位的作用。

（7）在治疗下肢不等长和髋关节脱位疾病时，利用牵引为手法或手术治疗创造条件。

三、骨科最常见的牵引种类及其牵引用物有哪些？

答：（1）皮肤牵引：牵引床、皮肤牵引带、牵引绳、牵引架、牵引重量。

（2）骨牵引：牵引床、牵引针、牵引弓、牵引绳、滑轮、牵引重量、床脚垫。

四、什么是皮肤牵引？

答：皮肤牵引是使用胶布或皮套等包裹患侧肢体进行牵引，进而维持骨折的复位和稳定，主要用于12岁以下儿童，老年人的稳定粗隆间骨折或手术前后的辅助固定治疗等。牵引重量不超过5kg，随时观察血运神经症状改变。一般维持3～4周。其牵引力通过皮肤、筋膜、肌肉，间接达于骨或关节。皮肤有创伤、炎症、溃疡、粘膏过敏及静脉曲张等疾病者，不宜使用。

五、皮肤牵引的患者如何护理？

答：（1）护理评估：评估患者病情、体重、局部皮肤状况（血液循环、肿胀、皮温、感觉、脉搏）、意识、合作程度及心理状况。牵引期间评估牵引强度是否合适，有无出现疼痛，牵引部位皮肤是否有压疮、破损、感染等异常。

（2）准备用物：牵引用物、棉垫、软枕，必要时准备泡沫敷料（防压疮）。

（3）有效牵引：重量适宜，能够减轻疼痛且重量不超过5kg，过重容易引起皮肤损伤，影响继续牵引治疗；每班巡视牵引装置是否稳定，随时调整；维持牵引功能体位，轴线牵引；每班测量伤肢长度，防止过度牵引。

（4）护理要点：选择合适型号的牵引带，过度消瘦的患者伤肢内加棉垫不仅可以起到填充的作用还可以减轻皮肤压力，预防压疮，尤其是足踝和足后跟处，必要时贴泡沫敷料预防压疮；牵引期间注意观察皮肤有无压疮，重视皮肤清洁，可使用温水擦拭，促进局部血液循环；关注患者舒适度，牵引不够可能感觉不能减轻疼痛，过度牵引可能导致皮肤破损、疼痛加重、过度拉长肢体等；体位改变时，注意轴线活动，也可松解牵引，手法牵引适应体位改变后再行皮肤牵引；卧位时注意翻身拍背1次/2小时，根据患者的病情，给予半卧位或坐位；安慰家属和患者，协助床上活动及清洁，尤其是排便时指导正确使用便盆及尿壶，增加患者及其家属的安全感和恢复健康的信心。

（5）功能锻炼：活动踝关节、踝泵运动预防足下垂；股四头肌等长收缩、腘绳肌拉伸练习预防肌肉萎缩，增强肌力；抬臀练习锻炼四肢肌力，预防骶尾部压疮，缓解腰部不适，完成床上使用便盆的动作；适度活动膝关节，放松膝关节，预防关节挛缩；呼吸功能锻炼（缩唇呼吸、吹气球）预防坠积性肺炎。

（6）饮食：进食高蛋白、高热量、富含钙及容易消化的食物（鱼肉、瘦肉、鸡蛋、虾仁、骨头汤等），营养搭配新鲜蔬菜和水果，鼓励多饮水（2000ml 以上）。

六、什么是骨牵引？

答： 骨牵引是通过圆针直接牵引骨骼，从而使骨折、脱位患者进行有效的复位和固定。常常用于皮肤损伤、肿胀严重、创口感染或骨骼粉碎严重不宜行内固定的患者。方法主要：颅骨牵引、尺骨鹰嘴牵引、股骨髁上牵引、胫骨结节牵引、跟骨牵引等。常见部位：尺骨鹰嘴突、桡尺骨下缘、指骨远端、股骨髁上、胫骨结节、胫骨下端、跟骨。

七、骨牵引的分类有哪些？

答：（1）股骨髁上牵引：牵引重量为体重的 1/7，适用于骨盆骨折、股骨颈骨折。

（2）尺骨鹰嘴牵引：牵引重量为体重的 1/20，适用于复位困难的肱骨髁上骨折。

（3）胫骨结节牵引：牵引重量为体重的 1/12～1/7，适用于股骨干骨折。

（4）跟骨牵引：牵引重量为体重的 1/12，适用于股骨骨折。

八、骨牵引的患者如何护理？

（1）护理评估：评估患者病情、体重、局部皮肤状况（血液循环、肿胀、皮温、感觉、脉搏）、意识、合作程度及心理状况。牵引期间评估牵引强度是否合适，有无出现疼痛，牵引针孔处有无红肿、渗血、感染等，牵引针有无移位、变形。

（2）准备用物：牵引用物、软枕，必要时准备泡沫敷料（防压疮）。

（3）有效牵引：重量适宜，根据牵引的部位不同，重量计算也不同；每班巡视牵引装置是否稳定，随时调整；维持牵引功能体位，轴线牵引；每班测量伤肢长度，防止过度牵引。

（4）护理要点：适当抬高床尾，形成反牵引力；预防压疮，尤其是足踝和足后跟处，必要时贴泡沫敷料预防压疮；牵引期间注意观察皮肤有无压疮，重视皮肤清洁，可使用温水擦拭，促进局部血液循环；牵引针孔换药按照常规外科换药的方法进行换药，不再使用酒精滴针孔处；关注患者舒适度，牵引不够可能感觉不能减轻疼痛，过度牵引可能导致牵引针变形、移位、疼痛加重、过度拉长肢体等；体位改变时，注意轴线活动，注意不要移动和压迫牵引针，注意包裹牵引针两端，以防刺伤；卧位时注意翻身拍背 1 次/2 小时，根据患者的病情，给予半卧位或坐位；安慰家属和患者，协助床上活动及清洁，尤其是排便时指导正确使用便盆及尿壶，增加患者及其家属的安全感和恢复健康的信心。

（5）功能锻炼：活动踝关节、踝泵运动预防足下垂；股四头肌等长收缩、腘绳肌拉伸练习预防肌肉萎缩，增强肌力；抬臀练习锻炼四肢肌力，预防骶尾部压疮，缓解腰部不适，完成床上使用便盆的动作；适度活动膝关节，放松关节，预防关节挛缩；呼吸功能锻炼（缩唇呼吸、吹气球）预防坠积性肺炎。

（6）饮食：进食高蛋白、高热量、富含钙及容易消化的食物（鱼肉、瘦肉、鸡蛋、虾仁、骨头汤等），营养搭配新鲜蔬菜和水果，鼓励多饮水（2000ml 以上）。

第三十三章　骨科常用康复辅助器具

一、骨科临床常用康复辅助器具有哪些？

答：助行器、轮椅、冰敷系统、持续被动运动仪器、下肢静脉泵。

二、什么是助行器？

答：辅助人体支撑体重，保持平衡和行走的工具称为助行器（working aids）。主要用于行走不稳，下肢短缩或一侧下肢不能支撑或不太平衡的患者。临床上常用：手杖、拐杖和助行器。

三、如何正确选择助行器？

答：原则上应选取带有收缩杆，高度可调节式助行器，可根据身高调节，使用性能稳定、轻便，把手带有软垫，着地点有防滑脚垫。助行器选择如下。

（1）手杖：分为单足手杖、多足手杖、直手杖、可调式手杖、带坐式手杖、多功能手杖和盲人用手杖等。适用于：偏瘫、下肢肌力减退（下肢神经损伤或脊髓灰质炎）、下肢骨与关节疾病（骨性关节炎、下肢骨折、骨质疏松或半月板切除）、平衡障碍、老年人、单侧下肢佩带假肢、全盲或偏盲。

（2）拐杖：有普通木拐杖、折叠式拐杖、前臂、腋杖和平台杖。适用于：小儿麻痹后遗症、胫腓骨骨折或骨不连、截瘫、双髋制动者。手关节严重损害的类风湿患者或手有严重损伤的患者使用平台杖，由前臂负重。

（3）助步器：常见的有框架式（两轮、三轮、四轮式）、截瘫行走器、交替式行走器等。适用于偏瘫、截瘫、截肢术后患者。

四、手杖使用有哪些注意事项？

答：（1）选择：单足手杖适用于握力好、上肢支撑力强的偏瘫患者，如偏瘫患者、老年人；三足的手杖适用于平衡能力稍欠佳、使用单足手杖不安全的患者；四足手杖适用于平衡能力欠佳、臂力较弱或上肢患有震颤麻痹、用三足手杖不够安全的患者。

（2）手杖测量：单手杖对无直立困难的患者测量股骨大转子至地面的高度就是手杖的长度，对直立困难患者屈肘150°，同侧小趾外侧15cm至手背伸手掌面的长度为手杖的长度。

（3）行走使用方法：行走时手杖三点式先伸出手杖，后迈出患肢，再迈出健肢；手杖两点步行同时伸出手杖与患肢（负重），后迈出健肢，反复交替。

（4）上下楼梯使用方法：上楼梯时健侧手扶栏杆向前移动，后健侧下肢迈上一阶梯，手杖上移，再迈患肢；下楼梯时健侧上肢扶栏杆向下移，后手杖下移一台阶，患侧下肢下移，再健侧下肢下移。

五、拐杖使用有哪些注意事项？

答：（1）选择：可单侧、双侧使用，用于减轻下肢承重，可靠稳定，但比较笨重，长期使用或使用不当易使腋窝血管、神经受损，适用于支撑能力较差者（脊髓损伤、下肢伤残、颅脑损伤、脑卒中偏瘫、骨关节疾病、年老体弱患者）。

（2）腋杖测量：身长减去41cm即为腋杖的长度，使用时离腋窝约2横指宽。站立时股骨大转子的高度即为把手位置，或屈肘15°～30°，同侧小趾外侧15cm至手背伸手掌面的长度为把手的位置。

（3）行走时使用：四点法为左拐杖—右脚—右拐杖—左足，较为稳定；三点法为双拐与患肢同时往前—健肢向前，患肢稍可或完全不负重；二点法左拐与右足一致—右拐与左足一致；摇摆法双拐为同时前进—双足一起摆荡向前，快速通过时使用。

（4）站立及坐下时使用：站立时拐杖置于患侧，另一手支撑扶手起身，坐下时相反。

（5）上下楼梯使用：上楼时健肢上—患肢上—拐杖上；下楼时拐杖下—患肢—健肢。

六、步行器（框架式）使用有哪些注意事项？

答：（1）选择：是一种铝合金材料制成的前面和左右两侧的三边形结构框架，可带脚轮，患者扶持左右两侧，立于框架中，支撑重量便于患者站立及行走，其支撑面积大，故稳定性好。主要有固定型、交互型、有轮型和步行车。

（2）测量：紧握把手时，手肘关节屈曲成 30°，或测量髂前上棘至地面距离减 10cm 为步行器把手至地面的高度。

（3）固定型步行器使用：行走时站稳—移动步行器—患肢—健肢；坐下时，双腿后侧靠近椅子边缘，患肢往前伸，双手扶椅子扶手坐下，或者将步行器拉近扶步行器坐下；起身时，往前伸患肢，扶步行器站立，同时缓慢收回患肢。

（4）交互型步行器使用：体积小，无脚轮，可调节高度。使用时先移动一侧，再移动另一侧，如此来回移动前行。适用于立位平衡差，下肢肌力差的患者及老人。

（5）两轮型步行器使用：适用于上肢肌力差，单侧或整个提起步行有困难者。前轮着地，步行时伴随脚步向前推行即可。

（6）步行车：此车有四个轮子，移动容易，可把前臂置于垫圈上前行，适用于步态不稳的老年人使用，但要注意身体与地面垂直，以防摔倒。

七、轮椅使用有哪些注意事项？

答：（1）选择：主要考虑轮椅尺寸，座位宽窄、深浅与靠背的高度及脚踏板至坐垫的高度是否合适，还要考虑患者的安全性、操作能力、轮椅的重量、使用地点、外观问题。分为普通轮椅、电动轮椅和特殊轮椅。

（2）轮椅装置

1）座位宽度：坐下时两边留有 2.5cm 的空隙。

2）座位长度：坐下时后臀部至小腿腓肠肌之间的距离减去 6.5cm。座位太短体重落在坐骨结节，局部易受压过重，座位过长会压迫腘窝部，影响局部血液循环。

3）座位高度：坐下时足跟至腘窝的距离加上 4cm，放置在脚踏板时，板面至少离地 5cm。

4）坐垫：预防压疮座位、靠背均放软垫。

5）靠背高度：低靠背，坐面至腋窝的距离减去 1cm；高靠背，坐面至肩部或后枕的实际高度。靠背越高越稳定，越低则上肢活动范围越大。

6）扶手高度：坐下时，上臂垂直，前臂平放于扶手上，测量椅面至前臂下缘的高度加上 2.5cm。

7）其他：手柄摩擦面、车闸延伸、防震装置、臂托、轮椅桌。

（3）从床上向轮椅转移（以偏瘫患者为例）：床铺高度要与轮椅座接近，床头宜装一短扶手，轮椅带有制动器和拆卸式搁脚板。轮椅放在患者的健侧。轮椅与床尾稍成一定角度（30°～45°），患者坐在床旁，首先锁上轮椅的制动器，躯干向前倾斜，同时用健肢、健侧臂和手向下撑，而移向床边，将健肢膝屈至 90°以上，并把健侧足移到患侧足的稍后方，便于两足自由转动，抓住床扶手（假如平衡不稳则抓住较远轮椅扶手的中部），患者的躯干向前移动，用自己的健侧臂向前撑，使大部分体重转移至健侧小腿。达到站立体位，患者将手移至轮椅远侧扶手的中部，并移动两足，使自己呈准备坐下的体位。

（4）从轮椅向病床转移：轮椅朝向床头位置，刹上制动器后，用健侧手将患侧提起，然后将搁脚板移向侧边，将躯干向前倾并向下撑，面部移至轮椅的前线，直至两足垂下，健足后于患足；抓住轮椅扶手（或床扶手），患者躯体向前移，用健侧上下移动支撑体重而达到立位，当患者坐上轮椅以后调整自己的位置，松开制动器。后退轮椅离开床，最后患者将搁脚板摆到原来位置，用健侧手将患腿提起，并把足放在搁脚板上，站立后把手移至床扶手上，并移动两足，使自己呈准备坐到床上去的体位；坐到床边后躺下。

（5）从轮椅到便桶的转移：患者必须能自己穿脱衣服，便桶座最好高于地面 50cm 并能升降，便桶旁边的墙上最好能安装扶手。轮椅斜放，使患者的健侧靠近便桶，刹上制动器，然后足离开搁脚板并把搁脚板移至侧边，用健侧手按到轮椅的扶手上，然后患者躯干前倾。在轮椅内向前移动，用健侧腿支撑自己的大部分体重从轮椅内起立。起立的力量主要来自于健侧腿，站立后，转动两足，直至站立在便桶前面。患者将裤子退下并坐在便桶上。从便桶上转移至轮椅上时，可按上述程序反过来进行。

第三十四章　骨科手术治疗后自理能力的恢复

一、麻醉后的恢复包含哪些内容？

答：（1）感觉恢复：全麻术后患者观察四肢及全身感觉，其他麻醉方式观察患肢感觉及运动情况，有无麻木和神经损伤的表现。

（2）运动恢复：健肢、患肢肌力恢复等级，与术前肌力进行对比，关节活动是否正常。

（3）精神状态恢复：神志是否清，是清醒、嗜睡、昏睡还是昏迷，回答是否切题，面色是红润、苍白还是发灰。

（4）膀胱恢复：留置尿管的患者在麻醉感觉恢复后尽早拔除尿管，多饮温开水，排尿困难时及时给予热敷腹部、听流水声、咳嗽等方法诱导排尿，诱导无效后给予一次性清洁导尿（一次不超过1000ml），病情允许的情况下可协助患者使用习惯排尿方式排尿，尽量扶行至厕所排尿，注意预防跌倒。

（5）胃肠道恢复：手术患者因麻醉、饮食习惯被打乱、活动减少或疼痛等会引起便秘。术后进食高蛋白、易消化的食物，手术当天进食半流食，术后第一天恢复正常饮食，如出现恶心、呕吐、胃口不好时，及时查找原因，去除诱因，可根据医嘱使用开胃、助消化的药物。尽早下床活动，从床上使用便盆过渡至床边凳子上使用便盆，尽早如厕（坐厕）。每天排便前顺时针按摩腹部。术前教会患者使用便盆，指导抬臀练习，控制患者疼痛，能满足活动时疼痛在轻微疼痛范围内。提醒医生在使用有便秘不良反应的药物时，辅助使用通便药物。

（6）并发症缓解：恶心、呕吐、头晕、乏力是麻醉后常见并发症。术后及时评估各类药物使用的药效及不良反应，尽早去除诱因，如镇痛泵、镇痛药的使用，体位的不舒适。腰麻后严格按照麻醉开始时间平卧6小时，改变体位时应缓慢适应，一旦出现不舒适，立即恢复平卧位，饮食可适当偏咸，多饮水，出现脑脊液漏临床表现时，大量静脉补液，也可辅助饮淡盐水，中和脑脊液漏带来的不适。

二、如何评估患者术后进食、进水能力？

答：（1）评估患者意识、精神状态：能够清醒地交流，对答切题，口齿清楚，较术前无异。

（2）评估胃肠道恢复情况：听肠鸣音2～3次/分。

（3）评估麻醉方式：全麻术后清醒患者可立即饮水，接着进食；腰麻、臂丛阻滞麻醉开始时间后6小时开始进食；神经阻滞麻醉、局麻术后可立即进食、进水；

（4）评估术后可进食的东西：无渣半流质，不喝产气食物如豆浆、牛奶、汽水，不空腹吃水果。

（5）评估双上肢肌力，达4级及以上可自主进食、进水，否则需要协助进食、水。

（6）洼田饮水实验：无呛咳。

（7）改变体位：缓慢抬高床头，无恶心、呕吐、头晕。

（8）观察少量进食后有无恶心、呕吐等胃肠道反应。

三、术后坐位及下床活动的注意事项有哪些？

答：（1）预防直立性低血压：注意"三慢"和"3个30秒"，起身、坐立、站立。

（2）评估患者精神状态。

（3）评估患者的睡眠及饮食情况，预防低血糖头晕、体力透支等。

（4）评估患者有无使用药物，尤其是会导致跌倒、头晕风险的药物。

（5）下床过程中注意观察伤口及体位，预防伤口疼痛、出血及脱位。

（6）注意询问患者有无任何不适。

（7）每次下床活动时间小于 30 分钟，可多次下床活动，减少每次活动的时间和距离。

（8）如厕时应提前安排，以免着急跌倒。

（9）选择合适的防滑布鞋，衣物穿戴整洁、合身，鞋带绑好。根据病情选择合适的助行器。

四、术后行走的注意事项有哪些？

答：（1）与医生沟通，选择合适助行器，是否负重行走，是否使用护具提前了解术中情况。

（2）评估健肢肌力达 4 级及以上，患肢肌力至少 2～3 级，可下地使用助行器行走。

（3）教会使用不同的助行器（拐杖、助步器等）行走。

（4）每次行走距离、强度应控制在患者略感疲劳为宜，过度疲劳不仅不能帮助康复，反而会延长康复期，增加疼痛、肿胀等并发症，打击患者信心。

（5）有效控制患者疼痛在微痛范围内，增加患者主动行走的意愿和积极性。

（6）重视肌肉力量练习和关节活动度练习，加强机能恢复，不断锻炼躯体活动协调性。

（7）行走过程中注意集中注意力，时刻提醒和纠正不适当的行走方法，并掌握日常生活注意事项。

（8）每次行走过后卧床有效抬高患肢，时间长于行走时间，观察有无疼痛、头晕、乏力等不舒适。

五、如何教会骨科患者术后如厕？

答：（1）术前学会使用便盆，进行抬臀练习和腹部按摩。

（2）饮食宣教：饮食营养易消化，预防便秘，无饮食禁忌的情况下，可进食火龙果、香蕉、酸奶助于通便、排便，每日饮水大于 2000ml，保证如厕顺利。

（3）术后力量恢复、控制疼痛、尽早拔除尿管是如厕前必备条件。

（4）先在床边模拟学会如厕（坐厕）。

（5）穿防滑拖鞋，地板及厕所干燥无水迹。

（6）如厕三步走：腿靠近坐厕边缘；患肢向前伸直；拉近助行器匀速坐下。

（7）起身时注意适应体位改变，预防跌倒。

六、骨科患者术后沐浴及洗头的注意事项有哪些？

答：保证安全的基础上，骨科患者可以尽早沐浴（不含盆浴），增加患者舒适度，保持干净，减少感染。

（1）能够行走，体力十足，精神好的患者可尽早协助淋浴及擦浴，一般由患者喜好的协助者协助。

（2）准备好洗浴用品，简单、容易使用。

（3）全程携带助行器。

（4）淋浴时间小于 15 分钟。

（5）保护伤口（可使用保鲜膜、防水型伤口敷料），预防伤口淋湿。

（6）淋浴时，不可直接淋洗伤口，可选择坐位、抬高患肢等方法让伤口远离水源。

（7）对站立洗头有困难的患者可采用坐位洗头，甚至床上洗头。

（8）洗浴后可适当涂抹润肤品，起身时注意适应体位改变。

（9）吸干地上水迹，预防跌倒。

（10）返回床位尽快吹干头发，预防感冒，卧床休息，观察有无身体不适。

七、骨科患者术后上下楼梯的注意事项有哪些？

答：（1）选择楼道较宽、台阶较矮、栏杆结实的楼道行走。

（2）使用专用训练楼梯进行前期学步。

（3）健肢肌力 4 级以上，患肢 3 级及以上的患者，可以在旁人看护及协助下上下楼梯。

（4）上下楼梯以满足生活需求为基本，不应长时间、长距离上下楼梯，一般术后3个月左右可恢复正常。

（5）手扶栏杆，上楼梯时健肢迈上，患肢跟上同一阶梯；下楼梯时相反，患肢先迈下，健肢跟着下同一台阶。当双下肢肌力达5级，疼痛控制在3分以内时，可正常一步一台阶行走。

（6）感觉腿无力、剧烈疼痛时应立即停止活动，休息。

第三十五章　骨病治疗后的家庭照护

一、肿胀时怎么办?

答:(1)寻找发生肿胀的原因,如肢体下垂时间太长、活动量大、过度功能锻炼、心肺疾病等。

(2)肢体有效抬高:肿胀肢体抬高,高于心脏平面15～20cm,每次时间至少30分钟以上。

(3)等长肌肉收缩:如下肢的踝泵运动、股四头肌等长收缩等。

(4)饮食注意:避免进食过咸的食物如腌制品、海产品等;可吃含钙丰富的食物如苹果、粟米、扁豆等,可以中和钠离子,减轻水肿;另外一些利尿的食物也可以帮助消肿,如蒜头、红酒、提子、辣椒、鸡肉等。注意少食多餐,不可过量。

(5)着装:肢体衣物不宜过紧,宽松舒适为宜,但是可以穿大小适宜的丝袜或弹力袜,注意袜子边缘机械损伤。术部敷料包扎应容2指,预留肿胀的空间。

(6)良好的姿势:跷二郎腿、屈曲、盘曲等动作会加重肿胀的程度。

(7)适量运动:完成必需的康复功能锻炼,以轻微疲劳、微出汗为度,控制量和程度,调整适应自己的承受能力;日常生活以完成自我照顾为主,不宜长时间散步、从事劳力活动。

(8)按摩:抬高肿胀肢体的同时适当按摩利于血液循环、淋巴回流而减轻肿胀。

(9)热敷:加速血液循环,减轻肿胀,注意防烫伤。

(10)警惕DVT发生:进行性肿胀病伴有剧痛、皮肤颜色改变、皮温升高时应警惕DVT发生,制动肢体,前往医院复查。

二、疼痛时怎么办?

答:(1)评估疼痛情况:部位、程度、性质及疼痛带来的不良后果。

(2)检查是否按时、按量服用镇痛药至术后1～3个月。

(3)及时复查调整镇痛方案。

(4)减少下床运动量,以床上肌肉锻炼为主,选择在服用镇痛药或疼痛较轻的时刻进行功能锻炼。

(5)术部间断或持续冰敷能够降低疼痛敏感性,冰敷时间可至术后3个月。肢体热敷也有利于减轻疼痛,吸收炎症。

(4)禁止擅自滥用镇痛药物。

三、骨科随访有哪些注意事项?

答:(1)定人:患者的责任护士;定时:术后1周、1个月、3个月及半年随访,跟随患者意愿选择时间段。

(2)随访时间控制在10分钟内,提高随访质量。

(3)患者住院期间留下较完整的资料,特别是电话号码应至少留2个,以免联系不到。

(4)随访内容应简短易懂,事先设计好随访问卷,演练熟悉后进行随访,对患者的疑问应耐心并解答清楚,解决不了的问题及时联系主管医生协助解决。

(5)出院宣教将随访相关事宜介绍给患者及家属,提高患者及家属接受随访的意愿,减轻顾虑。

(6)对患者的资料要保密,必要时做好满意度调查。

四、伤口注意事项有哪些?

答:(1)伤口敷料无渗液的情况下,2～3天去正规场所换药。

(2)伤口干燥无渗液推荐每日消毒1次,不覆盖敷料。

(3)不可自行拆开敷料及挠抓伤口及周围皮肤。

（4）伤口可能会出现轻微痒感，但是红肿热痛时须及时就医复查。

（5）伤口渗液日渐增多、颜色异常、气味难闻及时复查。

（6）不可涂抹民间常用有色液体。

（7）去瘢痕可选择在拆线后立即开始，建议去正规美容机构选择合适的药膏或贴剂。

（8）洗澡时保护伤口勿打湿，若不小心污染敷料，及时更换。

（9）增强自身免疫力及抵抗力，促进伤口愈合。

五、如何加强营养？

答：（1）供给高蛋白、高糖膳食：在补充蛋白质的同时必须供给足够的碳水化合物，以参与蛋白质内源性代谢，减轻伤口水肿、防止感染。

（2）供给富含胶原的猪皮或猪蹄类食物：此二者可为患者提供外源性蛋白质，以合成胶原纤维和蛋白聚糖，同时也可获得较多量的锌及甘氨酸、脯氨酸。

（3）富含铜的食物：瘦肉、肝、水产、虾米、豆类、白菜、口蘑、鸡毛菜、小麦、粗粮、杏仁、核桃。

（4）富含锌的食物：牡蛎、虾皮、紫菜、猪肝、芝麻、黄豆、瘦猪肉、绿豆、带鱼、鲤鱼。

（5）富含铁的食物：动物肝、心、肾、动物全血、蛋黄、虾米、瘦肉类、鱼类为首选；其次绿叶蔬菜、水果（红果、葡萄）、干果（柿饼、红枣）、海带、木耳、红小豆、芝麻酱、红糖等植物性食物，含铁丰富，亦可选用，但吸收率不如动物性食物。

（6）富含钙的食物：鱼松、虾皮、虾米、芝麻酱、干豆、豆制品、奶制品等，蔬菜里有雪菜、茴香、芥菜茎、油菜、小白菜等（对于草酸含量高的蔬菜，如菠菜、苋菜等，要在开水中焯一下，使草酸溶于水中，可减少草酸对钙吸收的影响。

（7）富含维生素 A 的食物：植物性食物如菠菜、杏干、韭菜、油菜、茴香、莴笋叶、芥菜、苋菜、雪菜、胡萝卜、红薯；动物性食物如动物肝脏、河螃蟹、鸡蛋、黄油、全脂牛奶、鸭蛋、鹌鹑蛋。

（8）富含维生素 A 的食物：新鲜蔬菜（番茄、大白菜、小白菜等）、新鲜水果（柑、桔、红果、鲜枣、草莓等），以及猕猴桃、刺梨、沙棘等野果。

（9）骨科尤其是关节置换术后，伤口愈合后应适当控制体重，肥胖会引起假体承重过度而间断假体使用寿命。

六、关节与骨病术后康复期（3～6 个月）如何参与家庭活动？

答：（1）以提高自理能力为主，在康复过程中学习及适应家庭生活。

（2）完全康复，能够安全独立完成自我照顾的情况下，在家属保护、监督下完成家务活动，慢慢过渡至社会生活。

（3）关节置换术后至少 1 个月后才能弃拐行走，个体有差别，评判的标准：自我正确评估安全，行走平稳，不跛行。

（4）关节置换术后健肢肌力 5 级，患肢肌力 4 级及以上，可以完成上下楼梯的活动，但避免长时间过劳、过度爬楼梯。

（5）高风险的环境及活动要避免，如建筑工地、人员嘈杂场地等。

（6）髋关节置换术后应注意避免脱位，加强行为锻炼，家属不断提醒和教育正确安全的行为及姿势。

（7）伤口愈合后游泳有利于功能康复，爬山、爬楼梯、羽毛球、篮球等对老年人有损伤膝盖的风险。

（8）公共场合下，座位不够高时，可采用加高坐垫、身体后靠、患肢伸直等方法加大髋关节角度使大于 90°。

七、髋关节置换术后家庭环境如何改装？

答：（1）安装坐厕，带扶手，夜间留灯。

（2）添置高凳，至少高于患者小腿长度。

（3）沙发及床垫高，尽量为硬板沙发和床。

（4）家庭杂物少，宽敞明亮。

（5）洗浴间改装：带扶手栏杆，铺设防滑砖或防滑垫，尽量使用盆浴，安装固定高凳。

（6）常用物品放在触手可及的地方。

（7）地面台阶铺平，减少绊倒的机会。

（8）穿鞋处准备凳子、鞋拔，鞋子改换不带鞋带的布鞋或软底鞋。

八、哪些因素影响会影响关节置换术后的假体？

答：（1）过早负重行走，骨质正常的情况下应由半负重慢慢过渡至全负重。

（2）缺钙、缺铁，骨质疏松。

（3）过早丢弃助行器，跛行状态。

（4）行走或站立姿势不良。

（5）从事劳力强的活动。

（6）体重肥胖。

（7）假体选材。

（8）危险因素：疾病、药物、外伤等。

九、髋关节置换术术后性生活有哪些注意事项？

答：人工全髋关节置换手术的患者在日常生活动要尽量避免做患侧髋关节过度的屈曲、内收、内旋动作，以减少髋关节脱位的发生率。在进行性生活时也要避免将患侧的髋关节过度的屈曲、内收、内旋。常见的性生活体位有如图 35-1 中的 12 种体位。

经科学研究发现，性生活时过度屈曲、内收、内旋患侧髋关节可能发生脱位。

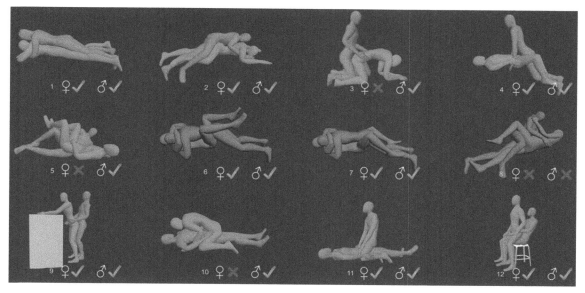

图 35-1　常见性生活体位

图 35-1 中打√号的代表安全体位。打×号的代表危险体位（此时患侧髋关节容易因过度屈曲、内收、内旋而发生脱位）。

第三十六章　急救技术

一、什么是创伤急救技术？

答：创伤，是指各种物理、化学和生物等致伤因素作用于机体，所造成的组织结构完整性损害或功能障碍。创伤急救，是骨伤科学的重要组成部分，是提高伤员存活率，减少伤残的首要环节。

二、创伤急救的目的是什么？

答：创伤急救的目的：挽救伤员的生命，避免继发性损伤和防止伤口感染。创伤救护步骤是复苏、通气、止血、包扎，妥善固定，采用正确的搬运方法及时地转送。在处理复杂伤情时，应优先解除危及伤员生命的情况，使病情得到初步控制，然后再进行后续处理，并尽可能稳定伤情，为转运和后续治疗创造条件。必须优先抢救的急症主要包括心搏、呼吸骤停，窒息、大出血、张力性气胸和休克等。

三、现代急救医学的急救五项技术是什么？

答：现代急救医学将通气、止血、包扎、固定、搬运称为现场创伤急救的五项技术。

第三十七章　骨科清创术

一、什么是清创术？

答：清创术就是清除伤口内的异物、坏死组织和细菌，使污染伤口转变成为干净伤口，缝合后使之能一期愈合。

二、清创的最佳时间是何时？

答：清创时间越早越好，伤后 6～8 小时清创一般都可达到一期愈合。超过 6～8 小时，在 24 小时以内，感染尚未形成，仍可清创。超过 24 小时的污染伤口，已有细菌侵袭深部组织，应予以清创，建立引流，留待二期处理。此外，污染程度也是十分重要的因素，伤口污染越严重感染越快。反之，污染较轻时超过 24 小时仍可进行彻底清创。

三、清创术的步骤及注意事项是什么？

答：（1）准备：在麻醉下进行伤口的清洗和消毒。麻醉成功后，先用无菌敷料覆盖伤口，剃去伤口周围毛发，用无菌刷和肥皂液由伤口向四周清洗周围皮肤 3 次。冲洗液不应流入伤口内，以防加重污染。去除敷料后可取出明显可见的异物、血块及脱落的组织碎片，用生理盐水反复冲洗伤口，必要时结合 3%过氧化氢溶液冲洗。常规消毒，铺无菌巾。

（2）清创：清创是使用刀、剪等器械切除受污染的及失去生命力的组织。清创要做到彻底，必须按一定顺序，由一点开始，逐渐扩大手术范围，由浅及深，仔细操作。伤后时间短和污染轻的伤口，若清创彻底可予以一期缝合。如伤口污染较重或处理时间已超过伤后 8～12 小时，但尚未发生明显的感染，皮肤缝线暂不结扎，伤口内留置引流条；24～48 小时后伤口仍无明显感染者，可将缝线结扎使创缘对合。缝合时不能留有死腔，否则易积液感染；缝合要保持一定的张力，但不宜过密、过紧，以伤口边缘对合为度。

四、清创术后如何处理？

答：术后处理：术后予以包扎并定期更换敷料，必要时制动固定。抬高患肢与心脏位于同一水平线上，既有利于消肿，又不会导致组织缺血。密切观察肢体远端血液循环和神经功能，防止发生骨筋膜室综合征。早期使用破伤风抗毒素，预防破伤风发生，合理使用抗生素。如果出现感染，及早进行细菌培养及药敏试验，选用敏感抗生素进行治疗；另一方面要拆开缝线，充分引流、冲洗和换药。

第三十八章　创伤性休克

一、什么是创伤性休克？

答：创伤性休克是机体受到严重创伤后发生的，以有效循环血容量下降、微循环灌注不足，引起生命器官缺血、缺氧和红细胞代谢障碍为主要表现的一种复杂的临床综合征。创伤性休克是严重创伤的常见并发症，临床表现有血压下降、面色苍白、出冷汗、脉搏频弱、尿量减少和神志淡漠等。

二、创伤性休克的病因病机是什么？

答：根据创伤后休克的病因可分为以下五种，其中以创伤性低血容量性休克最为常见。

（1）创伤性低血容量性休克。

（2）创伤性心源性休克。

（3）创伤性血管源性休克。

（4）创伤性神经源性休克。

（5）创伤后感染性休克。

休克病理过程可分为休克代偿期、休克失代偿期（代偿衰竭期）和休克晚期（严重期）三个阶段。如休克不能及时纠正，常可产生弥散性血管内凝血（DIC）现象，使微循环衰竭更加严重，预后甚差。

三、创伤性休克的临床表现有哪些？

答：休克的临床表现与其严重程度有关。

（1）意识与表情：轻度休克，患者表现为兴奋、烦躁、焦虑或激动，随着休克的加重，患者表现由表情淡漠或意识模糊到神志不清与昏迷等。

（2）皮肤：面色苍白，发绀，皮肤湿冷。严重时有瘀斑，四肢厥冷。表浅静脉不充盈，毛细血管充盈时间延长。

（3）脉搏：脉率增快，常可超过 120 次/分。当出现心力衰竭时，脉搏又变缓慢且微细欲绝。

（4）血压：在休克代偿期，血压波动不大，随着休克加重，血压下降。当血压下降超过基础血压的 30%，脉压低于 30mmHg 时，要考虑休克的发生。

（5）呼吸：常有呼吸困难和发绀。

（6）尿量：尿量减少是休克早期的征象。若尿量每小时少于 25ml，有休克存在。

四、创伤性休克的辅助检查有哪些？

答：（1）血红蛋白及血细胞比容测定：两项指标升高，常提示血液浓缩，血容量不足。

（2）电解质测定：可发现钾、钠及其他电解质紊乱。

（3）血小板计数、凝血酶原时间和纤维蛋白原含量测定：如三项全部异常则说明休克可能已进入 DIC 阶段。

（4）血气分析：动脉血氧分压降低至 30mmHg 时，组织进入无氧状态。另外动脉血二氧化碳分压、静脉血气和 pH 的测定与动脉血相对照，可表明组织对氧的利用情况。

（5）中心静脉压（CVP）：正常值是 5～12cmH_2O，休克患者通常低于 5cmH_2O。

（6）心电图：目前最常用的非损伤性监测方法，休克患者主要表现为心律改变、ST-T 改变。

五、创伤性休克的诊断依据是什么？

答：根据创伤病史、临床表现和相关检查可做出诊断。

六、创伤性休克如何治疗？

答：创伤性休克除应按一般休克治疗原则救治外，还应注意以下几点。

（1）控制活动性出血：导致创伤性休克最主要的原因是活动性大出血，故首要任务是快速有效地止血。

（2）处理创伤：伴开放性创伤的患者，经抗休克治疗情况稳定后，应尽快手术清创缝合，消灭创口，防治感染，争取一期愈合。开放性创伤不处理则休克难以纠正者，则应在积极抗休克的同时，进行手术清创缝合。对于骨折与脱位等要进行复位和适当的固定，对危及生命的张力性或开放性气胸与连枷胸等应紧急处理。

（3）补充与恢复血容量：在止血的情况下，补充与恢复血容量是治疗创伤性休克的根本措施。

此外，还应注意维持电解质和酸碱平衡、恢复血管活性、抗感染与防治并发症等。

七、创伤性休克的病情观察及护理要点有哪些?

答：（1）一般情况：①面容与表情。急性病容，患者表现为面色潮红、呼吸急促、兴奋不安、口唇干裂、表情痛苦等，见于急性热病的患者；慢性病容，患者表现为面色苍白或灰暗、面容憔悴、精神萎靡、双目无神等，见于肺结核、恶性肿瘤等慢性消耗性疾病的患者。②饮食与营养。③姿势与体位。④皮肤与黏膜。颜色、温度、湿度、弹性、有无出血、水肿、皮疹等。⑤休息与睡眠。⑥呕吐。时间、方式、性状、量、颜色、气味、伴随症状。⑦排泄物：性状、量、颜色、味、次数。

（2）生命体征：①体温的变化。体温突然升高，多见于急性感染的患者；体温低于35.0℃，见于休克和极度衰竭的患者；持续高热、超高热、体温持续不升均表示病情严重。②脉搏的变化。应注意观察患者脉搏的频率、节律、强弱的变化，如出现脉率低于60次/分或高于140次/分，以及间歇脉、脉搏短绌、细脉等，均表示病情有变化。③呼吸的变化。应注意观察患者呼吸的频率、节律、深浅度、音响等的变化。如出现呼吸频率高于40次/分或低于8次/分，以及潮式呼吸、间停呼吸等，均是病情危重的表现。④血压的变化：应注意监测患者的收缩压、舒张压、脉压的变化，特别是观察高血压及休克患者的血压具有重要意义。如收缩压持续低于70mmHg或脉压低于20mmHg，多见于休克患者；如收缩压持续高于180mmHg或舒张压持续高于100mmHg，是重度高血压的表现。

（3）意识状态：意识是大脑高级神经中枢功能活动的综合表现，是人对环境的知觉状态。意识正常的患者，其反应精确、语言清楚、思维合理、情感正常，对时间、地点、人物的判断力及定向力正常。意识障碍是指个体对外界环境的刺激缺乏正常反应的精神状态。根据其轻重程度可分为嗜睡、意识模糊、昏睡、昏迷。

1）嗜睡：持续处于睡眠状态，能被轻度刺激唤醒，回答问题简单缓慢，很快又入睡。

2）意识模糊：定向力障碍，思维和语言不连贯，有幻觉、错觉、精神错乱等。

3）昏睡：持续处于熟睡状态，不易唤醒，强烈刺激可被唤醒，回答问题答非所问，且很快入睡。

4）昏迷：浅昏迷指意识大部丧失，无自主活动，对光、声刺激无反应，对疼痛可有痛苦表情或肢体退缩等防御反应；深昏迷指意识完全丧失，对强刺激无反应。

（4）瞳孔：首先为瞳孔的形状及大小。正常瞳孔：在自然光线下，瞳孔直径为2～5mm，圆形，两侧等大、等圆、边缘整齐。异常瞳孔：瞳孔直径小于2mm称为瞳孔缩小；瞳孔直径大于5mm为瞳孔扩大。常见异常：①双侧瞳孔缩小，常见于有机磷农药、吗啡、氯丙嗪等药物中毒；②双侧瞳孔扩大，常见于颅内压增高、颅脑损伤、颠茄类药物中毒等；③瞳孔不等大，双侧瞳孔大小不一，常见于脑外伤、脑肿瘤、脑疝等。其次为瞳孔对光反应。检查方法：用拇指和示指把上下眼睑分开，露出眼球，用聚光电筒直接照射瞳孔，以观察瞳孔对光线的反应。正常情况下，双侧瞳孔经光线照射立即缩小，移去光源后又迅速复原，称为对光反应灵敏。如瞳孔经光线照射后，其大小不随光线的刺激而变化，称为对光反应消失，常见于深昏迷或危重患者。

（5）自理能力。

（6）心理状态。

（7）治疗后反应的观察。

八、创伤性休克患者如何进行饮食调护？

答： 创伤性休克患者主要补充营养和水分：休克患者机体分解代谢增强，消耗大，对营养物质的需要量增加，而患者多胃纳不佳，消化功能减退，为保证患者有足够营养和水分，维持体液平衡，应设法增进患者饮食，并协助自理缺陷的患者进食，对不能进食者，可采用鼻饲或完全胃肠外营养。对大量引流或额外体液丧失等水分丢失较多的患者，应注意补充足够的水分。

第三十九章　骨折概论

一、骨折的定义是什么？

答：骨的完整性或连续性遭到破坏称为骨折。

二、骨折的病因病机是什么？

答：外因如下。

（1）直接暴力：骨折发生在暴力直接作用的部位，常引起横形、粉碎性和开放性骨折，骨折周围软组织损伤较严重。

（2）间接暴力：骨折发生在远离暴力作用的部位。间接暴力包括传达暴力和扭转暴力等。骨折一般发生在骨力学结构的薄弱处，造成斜形、螺旋骨折，骨折处软组织损伤较轻。

（3）肌肉牵拉：由于肌肉的强力收缩，导致肌肉起止点周围骨折。

（4）持续劳损：由于反复的应力刺激，使骨骼的强度下降而产生骨折。

内因如下。

（1）年龄和健康状况：年轻力壮者不易骨折；年老体弱、缺乏锻炼或长期失用者容易发生骨折。

（2）骨骼的解剖结构特点：骨骼力学结构薄弱处是骨折的好发部位，如小儿的骨骺分离，老年人的桡骨远端骨折和股骨粗隆间骨折。

（3）骨骼本身的病变：骨代谢异常、骨的感染性疾病和骨肿瘤等容易导致病理性骨折。

三、骨折的分类有哪些？

答：根据骨折断端是否与外界相通分类如下。

（1）闭合性骨折：骨折处皮肤或黏膜无破裂，断端与外界不相通者。

（2）开放性骨折：骨折处皮肤或黏膜破裂，断端与外界相通者。

根据骨折线形态分类（图 39-1）如下。

（1）横形骨折：骨折线与骨干纵轴接近垂直。

（2）斜形骨折：骨折线与骨干纵轴斜交成锐角。

（3）螺旋骨折：骨折线呈螺旋形。

（4）粉碎性骨折：骨碎裂成三块以上的骨折。其中骨折线呈"T"形或"Y"形时，分别称为"T"形或"Y"形骨折。

（5）青枝骨折：仅有部分骨质和骨膜被拉长、皱折或破裂，骨折处有成角和弯曲畸形，与青嫩的树枝被折时的情况相似。多见于儿童。

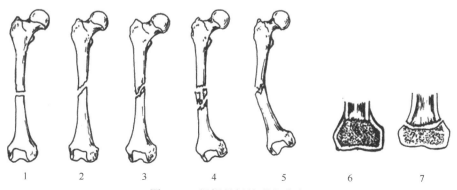

图 39-1　根据骨折线形态分类

1. 横形骨折；2. 斜形骨折；3. 螺旋骨折；4.粉碎性骨折；5.青枝骨折；6. 嵌插骨折；7. 骨骺分离

（6）嵌插骨折：发生在长管骨干骺端密质骨与松质骨交界处。骨折后，密质骨嵌插入松质骨内，多发于股骨颈和肱骨外科颈。

（7）裂缝骨折：骨折间隙呈裂缝或线状，多发于颅骨、肩胛骨。

（8）骨骺分离：骨折后骨骺与骨干分离，骨骺的断面可带有数量不等的骨组织。多见于儿童和青少年。

（9）压缩骨折：松质骨因压缩而变形，多发于脊柱及跟骨。

根据骨折整复后的稳定程度分类如下。

（1）稳定骨折：复位固定后不易发生再移位者，如裂缝骨折、横形骨折、嵌插骨折、压缩骨折、青枝骨折等。

（2）不稳定骨折：复位固定后易发生移位者，如斜形骨折、螺旋骨折、粉碎性骨折等。

根据骨折程度分类如下。

（1）完全骨折：骨的连续性完全中断者。

（2）不完全骨折：骨的连续性仅部分断裂者。

根据骨折后就诊时间分类如下。

（1）新鲜骨折：2周以内的骨折。

（2）陈旧骨折：2周以上的骨折。

根据受伤前骨质是否正常分类如下。

（1）外伤性骨折：骨折前骨质结构正常者，经外力作用而发生骨折。

（2）病理性骨折：骨折前骨折部位有病变者，如骨髓炎、骨结核、骨肿瘤等，经轻微外力作用而发生骨折。

根据骨折后有无神经、重要血管或脏器损伤分类如下。

（1）单纯性骨折：无重要血管、神经或脏器损伤的骨折。

（2）复杂性骨折：合并有重要血管、神经或脏器损伤的骨折。

四、骨折的诊断依据是什么？

答：（1）病史：有外伤史。了解暴力的大小、方向、性质、形式及其作用的部位。

（2）临床症状：局部可见疼痛、肿胀、功能障碍。

（3）体征：局部压痛、纵轴叩击痛，畸形、骨擦音及异常活动是骨折特有的体征。

（4）其他可利用健侧作为对比，有时还需一些特殊体位。复杂骨折或伴有血管神经损伤的患者还需根据具体情况选择CT三维重建、磁共振检查、血管彩超、数字减影及肌电图等检查。

五、骨折合并伤与并发症是什么？

答：（1）合并伤：骨折的同时合并有血管、神经和内脏损伤者称为合并伤（图39-2～图39-5）。合并伤最常见的是脑、脊髓和肺部损伤，其次为周围神经损伤和腹腔内脏损伤。其中一部分是由骨折直接造成的损伤，另一部分是与骨折同时发生的损伤。

（2）并发症：骨折后引发的机体病理性反应称为并发症。并发症有早期和晚期之分，早期的并发症有创伤性休克、感染、脂肪或血管栓塞、成人呼吸窘迫综合征（ARDS）、多脏器功能衰竭（MODS）等。晚期的并发症有压疮、坠积性肺炎、尿路感染、骨化性肌炎（图39-6）、创伤性关节炎（图39-7）、缺血性骨坏死（图39-8）、迟发性畸形和关节僵硬等。

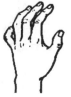
爪形手

第4、5指屈不全

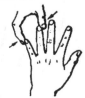
第4、5指不能外展和内收

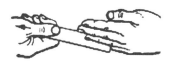

第4、5指屈不能夹紧纸片　　　　　感觉障碍区

图 39-2　尺神经损伤

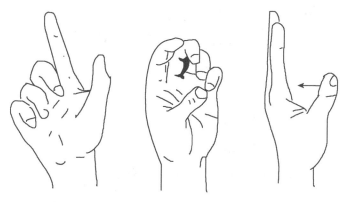

第1、2指不能屈曲，第3指屈不全　　拇指不能对掌，不能掌运动

图 39-3　正中神经损伤

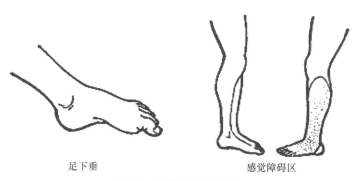

足下垂　　　　　　　　　感觉障碍区

图 39-4　腓总神经损伤

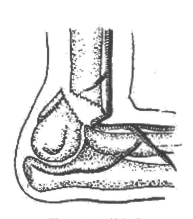

图 39-5　血管损伤

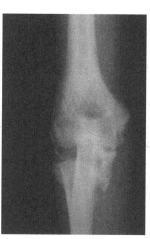 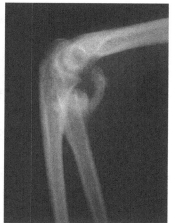

图 39-6　骨化性肌炎

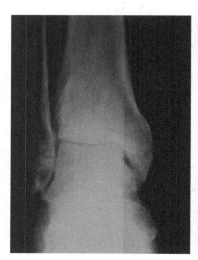
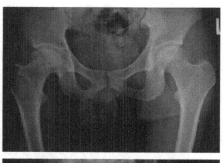
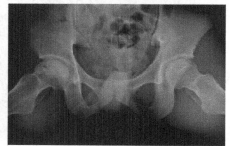

图 39-7　创伤性关节炎　　　　图 39-8　缺血性骨坏死

六、骨折的愈合过程分几个阶段?

答: 骨折愈合的过程就是"瘀去""新生""骨合"的过程。整个过程是持续渐进的, 一般分为血肿机化期、原始骨痂形成期和骨痂改造塑形期。

(1) 血肿机化期: 骨折后 3 周内。骨折后断端血肿于伤后 6~8 小时即开始凝成血凝块, 局部坏死组织引起无菌性炎症反应。骨折断端因血液循环中断, 逐步发生坏死, 约有数毫米长。随着红细胞的破坏, 纤维蛋白渗出, 毛细血管增生侵入, 血肿逐渐演变成纤维结缔组织, 使骨折断端初步连接在一起, 称为纤维性骨痂。此期相当于损伤三期辨证的早期, 以气滞血瘀为主要临床表现。

(2) 原始骨痂形成期: 骨折后 4~8 周。骨折后, 断端处内外骨膜增生肥厚, 内外骨膜与骨皮质由成骨细胞的增生而分别形成内骨痂和外骨痂, 这种成骨方式称为骨膜内成骨; 由血肿机化而形成的纤维结缔组织大部分转变为软骨, 软骨细胞经过增生、分化, 在断端之间形成髓腔内骨痂和环状骨痂, 统称为中间骨痂, 这种成骨方式称为软骨内成骨。当内外骨痂和中间骨痂会合后, 又经过不断钙化, 其强度足以抵抗肌肉的收缩、成角、剪力和旋转力时, 则骨折已达临床愈合。此期相当于损伤三期辨证的中期, 以营血不和为主要临床表现。

(3) 骨痂改造塑形期: 骨折后 8 周以后。原始骨痂中新生骨小梁逐渐增加, 且排列逐渐规则致密, 骨折断端经死骨清除和新骨形成的爬行替代形成骨性连接, 这一过程需要 8~12 周。随着肢体活动和负重, 应力轴线上的骨痂不断得到加强, 应力轴线以外的骨痂逐渐被清除, 并且骨髓腔重新沟通, 恢复骨的正常结构, 最终骨折的痕迹从成骨细胞大量产生, 钙盐也逐渐在成骨细胞周围沉积下来, 纤维组织逐渐变为骨组织。此期相当于损伤三期辨证的后期, 以肝肾不足为主要临床表现。

七、什么是临床愈合标准和骨性愈合标准?

答: (1) 临床愈合标准

1) 局部无压痛, 无纵轴叩击痛。

2) 局部无异常活动。

3) X 线片显示骨折线模糊, 有连续性骨痂通过骨折线。

4) 在解除外固定情况下, 上肢能平举 1kg 重物达 1 分钟, 下肢能连续徒步行走 3 分钟, 并不少于 30 步。

5）连续观察两周骨折处不变形，观察的第 1 天为临床愈合日期。

第 2）、4）两项的测定必须慎重，防止发生变形或再骨折。

（2）骨性愈合标准

1）具备临床愈合标准的条件。

2）X 线片显示骨小梁通过骨折线。

成人骨折临床愈合时间见表 39-1。

表 39-1　成人骨折临床愈合时间参考表

骨折名称	愈合时间（周）
锁骨骨折	4～6
肱骨外科颈骨折	4～6
肱骨干骨折	4～6
肱骨髁上骨折	3～6
尺、桡骨干骨折	6～8
桡骨远端骨折	3～6
掌、指骨骨折	3～4
股骨颈骨折	12～24
股骨转子间骨折	7～10
股骨干骨折	8～12
髌骨骨折	4～6
胫腓骨骨折	7～10
踝部骨折	4～6
跖部骨折	4～6

八、影响骨折愈合的因素有哪些？

答：（1）年龄：小儿的组织再生和塑形能力强，骨折愈合较快；年老体弱者，愈合则较慢。

（2）健康情况：身体强壮者骨折愈合快；有慢性消耗性疾病，如糖尿病、重度营养不良、钙代谢障碍、骨软化症、恶性肿瘤或骨折后有严重并发症者骨折愈合迟缓。

（3）骨折断面的接触：断面接触大则愈合较快，断面接触小则愈合较慢。

（4）断端的血运：断端血运破坏不严重或松质骨骨折愈合较快；而断端血运破坏严重，血运不良者则愈合较慢，甚至发生延迟愈合、不愈合或缺血性骨坏死。

（5）损伤的程度：有大块骨缺损、骨折粉碎，移位严重或软组织损伤严重的骨折，愈合速度慢。骨膜的完整性对骨折愈合影响较大，骨膜损伤严重者，断端血肿大，愈合也较困难。

（6）感染：感染引起局部长期充血、组织破坏、脓液和代谢产物堆积，均不利于骨折的修复，迟缓愈合和不愈合率大为增高。

（7）治疗方法的影响：手法粗暴或反复多次的整复、手术对血运的破坏过多、固定不稳或固定时间过短，以及牵引过度均可导致骨折迟缓愈合或不愈合。

九、骨折后如何治疗？

答：（1）复位：是将移位的骨折恢复至正常或近乎正常的解剖关系。在全身情况许可下，应尽早复位。复位的方法分闭合复位和切开复位。闭合复位又可分为手法复位和持续牵引。持续牵引既有复位作用，又有固定作用。

1）复位手法：分为拔伸牵引、旋转屈伸、端提挤按、夹挤分骨、折顶回旋、摇摆触碰等方法。整复时要求稳、准、巧，不增加损伤，力争一次整复成功。

复位标准：解剖复位：骨折移位完全纠正，恢复了正常的解剖关系，对位（指两骨折端的接触面）和对线（指两骨折端在纵轴线上的关系）完全良好。功能复位：骨折移位虽未完全纠正，但骨折在此位置愈合后，对肢体功能无明显妨碍，称为功能复位。功能复位的标准：①对线。骨折处的旋转移位必须完全矫正。成角移位若与关节活动方向一致，日后可在骨痂改造塑形时有一定的矫正和适应，但成人不宜超过 10°，儿童不宜超过 15°。成角若与关节活动方向垂直必须矫正；膝关节的关节面应与地面平行，否则日后可继发创伤性关节炎；前臂双骨折成角畸形会影响前臂旋转功能。②对位。长骨干骨折，对位应达 1/3 以上，干骺端骨折对位应达 3/4 以上。③长度。儿童下肢骨折缩短不得超过 2cm，成人要求缩短移位不超过 1cm。

（2）固定：分为外固定和内固定。外固定包括小夹板、石膏固定、外固定器（图 39-9）和牵引固定；内固定是指闭合或切开复位后采用克氏针、钢板螺钉、髓内钉（图 39-10）等内固定器械固定骨折的方法。小夹板固定是中医骨伤科所特有的固定方法。

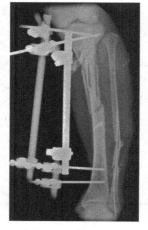 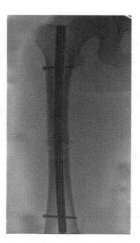

图 39-9　外固定器　　　　图 39-10　髓内钉固定

（3）药物治疗：包括内服药和外用药。以"瘀去、新生、骨合"为用药指南，分三期辨证论治。

1）早期：筋骨损伤，瘀血凝结，肿胀疼痛。宜活血化瘀、消肿止痛。内服药选用复元活血汤、活血止痛汤、新伤续断汤等；外用药有双柏散、消瘀止痛药膏、清营退肿膏、定痛膏等。

2）中期：此时肿渐消、瘀渐化，疼痛明显缓解。宜和营生新、接骨续筋。内服药选用桃红四物汤、续骨活血汤、接骨紫金丹等，接骨药有自然铜、血竭、地鳖虫、骨碎补、续断等；外用药选用接骨续筋药膏、外敷接骨散等。

3）后期：骨已接续，但气血未复，筋骨未坚。宜养气血、补肝肾、壮筋骨。内服药选用六味地黄汤、八珍汤、健步虎潜丸等，同时应当注意补益脾胃，可合用参苓白术散、补中益气汤等；外用药选用万应膏、损伤风湿膏、坚骨壮筋膏等，同时为防止关节僵硬，恢复肢体功能可外用熏洗、熨药及伤药水，可选用海桐皮汤、骨科外洗一方、骨科外洗二方等。

（4）练功：包括主动和被动锻炼，以主动锻炼为主。早期进行骨折上下关节的轻微活动或等长肌力训练，卧床患者还需扩胸呼吸锻炼。中期进行患肢肌肉收缩活动，逐步活动骨折的上下关节。后期根据患部的特点有针对性的锻炼，如前臂的旋转、下肢的负重、胸腰椎的腰背肌锻炼。被动锻炼包括他人辅助或借助器械的功能锻炼。

十、骨折后愈合异常会有哪些情况？

答：骨折愈合异常包括畸形愈合、迟缓愈合和不愈合。

（1）畸形愈合：骨折有重叠、旋转和成角的愈合。骨折复位固定后，定期作 X 线复查，可及时发现骨折的再移位，防止畸形愈合的发生。早期发现骨折畸形可在麻醉下做手法整复，中晚期建议在麻醉下手术矫正畸形。邻近关节或小儿骨骺附近的畸形愈合，不宜手法折骨，避免损伤关节周围韧带和骨骺。对功能无明显影响的畸形愈合无须处理。

（2）迟缓愈合：是指骨折超过临床愈合时间患处仍有骨折的症状体征，X线检查骨痂量少，但仍有继续生长能力的情况。通过分析固定方法是否恰当、判断断端血运破坏是否严重，以及是否存在感染情况等，找出原因，做针对性治疗，骨折仍可愈合。

（3）不愈合：是指超过骨折愈合所需时间后断端仍有异常活动，X线检查示骨折断端分离、骨痂稀少，断端萎缩、硬化，骨髓腔封闭的情况。临床上常由于骨折端有软组织嵌插；或开放性骨折清创中过多地去除碎骨片，造成骨缺损；多次手术整复影响了血液循环；对造成骨折迟缓愈合的因素没有及时去除等。临床上常用的治疗方法有植骨内固定术等。

十一、骨折后如何进行饮食调护？

答：（1）早期（1～2周）：受伤部位瘀血肿胀，经络不通，气血阻滞，此期治疗以活血化瘀、行气消散为主。中医认为，"瘀不去则骨不能生"、"瘀去新骨生"。可见，消肿散瘀为骨折愈合的首要。饮食配合原则上以清淡为主，如蔬菜、蛋类、豆制品、水果、鱼汤、瘦肉等。

（2）中期（2～4周）：瘀肿大部分吸收，此期治疗以和营止痛、祛瘀生新、接骨续筋为主。饮食上由清淡转为适当的高营养补充，以满足骨痂生长的需要，可在初期的食谱上加以骨头汤、田七煲鸡、动物肝脏之类，以补给更多的维生素A、维生素D、钙及蛋白质。

（3）后期（5周以上）：受伤5周以后，骨折部瘀肿基本吸收，已经开始有骨痂生长，此为骨折后期。治疗宜补，通过补益肝肾、气血，以促进更牢固的骨痂生成，以及舒筋活络，使骨折部的邻近关节能自由灵活运动，恢复往日的功能。饮食上可以解除禁忌，食谱可再配以老母鸡汤、猪骨汤、羊骨汤、鹿筋汤、炖水鱼等，能饮酒者可选用杜仲骨碎补酒、鸡血藤酒、虎骨木瓜酒等。

第四十章 锁骨骨折

一、锁骨的解剖特点是什么?

答:锁骨为两个弯曲的长管状骨,是肩胛带和上肢与躯干的唯一骨性联系。其位置表浅,呈"~"形,内侧前凸,外侧后凸,因为其弯曲形态,以及不同横切面的不同形态(图40-1,图40-2),易在中 1/3 及中外 2/3 交界处形成应力上的弱点而发生骨折。严重骨折可引起锁骨后方的臂丛神经及锁骨下血管损伤。

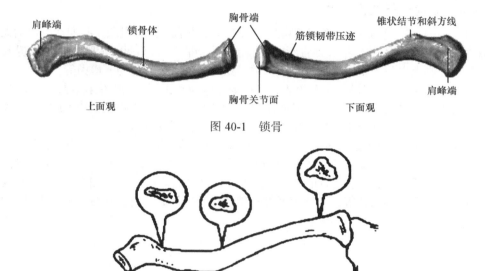

图 40-1 锁骨

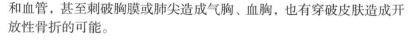

图 40-2 不同部位的锁骨横切面形态

二、锁骨骨折病因病机是什么?

答:锁骨骨折多为间接暴力所致,常见于跌倒时手掌或肩部先着地,冲击力上传至锁骨而发生,以短斜形或横形骨折常见。断端内侧段由于胸锁乳突肌的牵拉而向后向上移位;外侧段由于受上肢重力及胸大肌、斜方肌、三角肌的牵拉而向下向前移位(图40-3)。直接暴力所致骨折,多引起横形骨折或粉碎性骨折,临床较少见。粉碎性骨折严重移位时,骨折片有时会压迫和刺伤锁骨下神经和血管,甚至刺破胸膜或肺尖造成气胸、血胸,也有穿破皮肤造成开放性骨折的可能。

三、锁骨骨折的诊断依据是什么?

答:(1)病史:有明确的外伤史。

(2)临床症状:锁骨局部疼痛,臂部活动时疼痛加重。

(3)体征:锁骨局部压痛、肿胀明显,或可见皮下瘀斑,锁骨上、下窝变浅或消失,臂部活动功能障碍。移位骨折可闻及骨擦音和异常活动。

(4)辅助检查:X线正、斜位片可显示骨折类型与移位方向。

四、锁骨骨折如何辨证论治?

答:大多数锁骨骨折采用非手术方法治疗。幼儿无移位骨折、青

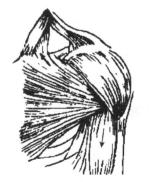

图 40-3 锁骨骨折的典型移位

枝骨折可用三角巾悬吊患侧上肢，有移位骨折可按照以下方法治疗。

（1）整复：患者坐位挺胸抬头，双手叉腰，术者将膝部顶住患者背部正中，握其两肩外侧向背侧牵引，使之挺胸伸肩，骨折移位即可复位或改善。如仍有移位可用提捺手法矫正（图40-4）。

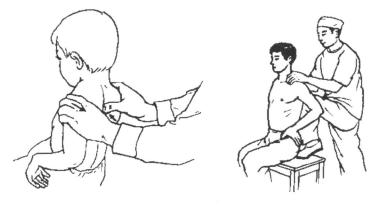

图 40-4　整复

（2）固定：双肩横"8"字绷带固定法（图40-5）将棉垫置于两腋下，用绷带从患侧肩后绕过肩前上方，横过背部经对侧肩前上方，绕回背部至患侧腋下，包绕8～12层，用三角巾悬吊患肢于胸前。亦可用斜"8"字、双圈固定法（图40-6）。

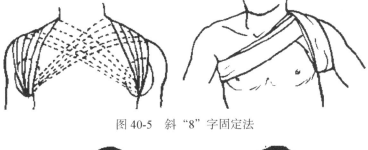

图 40-5　斜"8"字固定法

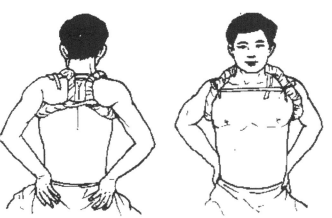

图 40-6　双圈固定法

（3）药物：按照骨折三期辨证原则进行药物治疗。

（4）手术：对于开放性、多发性或严重移位的锁骨骨折，合并有神经、血管损伤者；以及骨折不愈合等情况可采用克氏针、钢板或螺丝钉等固定。

五、锁骨骨折后如何进行功能锻炼?

答: 向患者解释功能锻炼可以预防关节僵硬,防止肌肉萎缩,有利于局部肿胀的消退,骨折整复固定后(伤后 2 周内),指导练习手部及腕肘关节的活动,如手指握拳,伸屈肘关节,肩关节外展、后伸(如做挺胸、双手插腰动作),但禁做肩前屈、内收等动作。以促进血液循环和骨折愈合。中后期解除外固定后,进行全面的肩关节活动,范围由小到大,次数由少至多,如肩关节环转、抬举活动,两臂做划船动作等,防止肩关节因固定时间太长而致功能受限。

六、锁骨骨折病情观察及护理要点是什么?

答: 局部以"8"字形绷带或肩锁固定带固定,应检查固定情况,保持有效牵引,腋窝不能压迫过紧。密切观察患肢远端的血运、活动、感觉等情况。采取外固定者应观察呼吸情况,如有异常应立即报告医生处理。注意有无血管神经损伤,观察患肢局部肿胀程度、患肢血液循环变化,如患肢肢端苍白、厥冷、发绀、疼痛、感觉减退及麻木等,若手指不能主动活动,皮肤感觉减退,但血液循环好,可能是神经损伤,及时报告医生,进行下一步检查及治疗。

切开复位术后,应注意观察患肢的末梢血液循环情况、伤口渗血情况、感觉、手指活动及肿胀情况等。术后伤口疼痛,可适当给予镇痛药。

体位:卧床时需平卧免枕,肩胛间垫高,以保持双肩后仰,有利于维持骨折对位。患者初期对去枕不习惯,有时甚至自行改变卧位,应向其讲清治疗卧位的意义,使其接受并积极配合。离床活动时用三角巾或手吊兜将患肢悬吊于胸前,双手叉腰,保持挺胸、提肩姿势。

七、锁骨骨折患者如何进行饮食调护?

答: 同"骨折概论"。

第四十一章　肱骨干骨折

一、肱骨干骨折的定义是什么？

答：肱骨干古称胳膊骨等，肱骨干骨折是指肱骨外科颈以下 2cm 至内外髁上 2cm 处的骨折，占全身骨折 1.31%，多发于青年人。

二、肱骨干的解剖特点是什么？

答：肱骨干位于肱骨外科颈下 2cm 至内外髁上 2cm 处的长管状坚质骨，其上部较粗，自中 1/3 以下逐渐变细，至下 1/3 渐成扁平状，并稍向前倾。肱骨干中下 1/3 交界处后外侧有桡神经通过，骨折后容易造成桡神经损伤。

三、肱骨干骨折的病因病机是什么？

答：肱骨干的上 1/3、中 1/3 骨质较为坚硬，骨折常因直接暴力所致，多为横形骨折或粉碎性骨折。肱骨干下 1/3 段较为薄弱，骨折多由间接暴力引起，多为斜形骨折或螺旋骨折。上 1/3 骨折（三角肌止点以上）时，骨折近端因胸大肌、背阔肌和大圆肌的牵拉而向前、向内移位；远端因三角肌、喙肱肌、肱二头肌和肱三头肌的牵拉而向上、向外移位（图 41-1A）；中 1/3 骨折（三角肌止点以下）时，骨折近端因三角肌和喙肱肌的牵拉而向外、向前移位，远端因肱三头肌及肱二头肌的牵拉而向上移位（图 41-1B）；肱骨干下 1/3 段较为薄弱，骨折多由间接暴力（投掷、掰手腕等）引起，多为斜形骨折或螺旋骨折。移位可因暴力方向、前臂和肘关节的位置而异，多为成角、内旋移位。

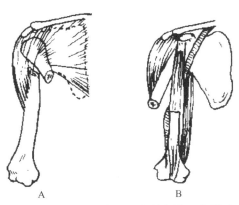

A　　　　　　　B

图 41-1　骨折在三角肌止点以上和骨折在三角肌止点以下

四、肱骨干骨折的临床表现有哪些？

答：骨折后患者除患肢疼痛肿胀明显外，有时上臂还会出现缩短、畸形、异常活动和骨擦音，检查时还应注意有无神经或血管损伤。无移位肱骨干骨折，因疼痛和异常活动不明显，通常需要拍摄 X 线片明确诊断。

五、肱骨干骨折的诊断依据是什么？

答：（1）病史：患者有外伤史。

（2）临床症状：患臂疼痛、肿胀、活动功能障碍。

（3）体征：局部环形压痛明显，纵向叩击痛；有移位骨折，患臂有缩短、成角或旋转畸形、异常活动和骨擦音。如有腕部下垂，手掌不能伸直，虎口背侧感觉消失，提示桡神经损伤。

（4）辅助检查：X 线正、侧位片可明确骨折类型和移位情况。

六、肱骨干骨折如何辨证论治?

答: 无移位或移位不明显骨折仅用夹板或石膏固定3~4周,有移位者宜及时行手法整复和夹板固定。

(1)整复:患者坐位或平卧位,一助手用布带通过腋窝向上提拉,另一助手握持前臂向下沿上臂纵轴拔伸牵引,待矫正重叠移位后,根据骨折移位情况进行复位。

1)上1/3骨折:术者两拇指抵住骨折远端后外侧,其余四指环抱近端前内侧,将近端托起向外而纠正复位,术者捏住骨折部,助手徐徐放松牵引,使断端互相接触,轻轻摇摆骨折远端以矫正成角(图41-2)。

2)中1/3骨折:术者以两手拇指抵住骨折近端外侧推向内,其余四指环抱远端内侧拉向外,使两断端内侧平齐,并微向外成角,两拇指再向内推,矫正成角,使两断端平复归原。放松牵引,使断端互相接触,微微摇摆骨折远端或从前后内外侧两手掌相对挤压骨折处,矫正侧方移位,若感到断端摩擦音逐渐减小,直至消失,骨折处平直,表明已基本复位(图41-3)。

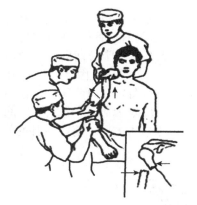
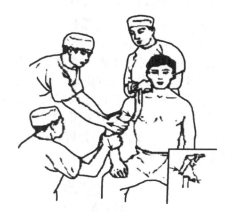

图41-2　上1/3骨折　　　　　　　　图41-3　中1/3骨折

3)下1/3骨折:复位时仅需轻微力量牵引,骨折断端可留少许重叠,术者用按捺手法矫正成角畸形,将两斜面挤紧捺正。

(2)固定:夹板长度视骨折部位而定(图41-4)。上1/3骨折要超过肩关节,下1/3骨折要超过肘关节,中1/3骨折则不超过上、下关节。侧方移位及成角畸形矫正后,可在骨折前后、内外各放置固定垫,以防移位。若仍有侧方移位或成角时,可采用两点加压法或三点加压法放置固定垫。若粉碎性骨折的碎骨片不能满意复位时,也可用固定垫将其逐渐压回。但应注意固定垫厚度要适中,防止局部皮肤压迫性溃疡和坏死。在桡神经沟部不要放置固定垫以防桡神经受压而麻痹。肘关节屈曲90°,以带柱托板或三角巾悬吊于胸前(图41-5),适当延长。

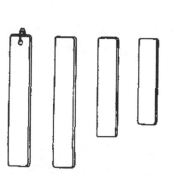
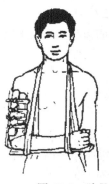
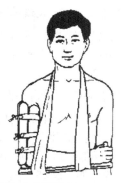

图41-4　夹板类型　　　　　　　图41-5　肱骨干骨折夹板固定法

（3）药物：按照骨折三期辨证原则进行药物治疗。

（4）手术：开放性骨折合并桡神经、血管损伤者，可手术切开，桡神经或血管断裂者可吻合修补。对于骨折切开复位可选用钢板、髓内钉等做内固定。

七、肱骨干骨折后如何进行功能锻炼？

答：（1）复位固定后的功能锻炼：以循序渐进为原则，防止发生意外。

（2）开始时，进行指、掌、腕关节活动，上臂肌肉的主动舒缩练习，以加强两骨折端在纵轴上的挤压力。严禁做上臂旋转活动。

（3）2～3周后，进行肩、肘关节的活动练习：①肩、肘关节的伸屈运动，健侧手握住患侧腕部，使患肢向前伸展，再屈肘后伸上臂。②肩关节的旋转运动，身体向患侧倾斜，屈肘90°，使上臂与地面垂直，以健侧手握住患侧腕部，做划圈动作。③双臂的上举运动，两手置于胸前，十指相扣，屈肘45°，用健肢带动患肢，先使肘部屈曲120°，双上臂同时上举，再慢慢放回原处。

（4）外固定解除后的功能锻炼：早、中期禁止做上臂旋转活动。外固定解除后逐步达到生活自理。

（5）肩关节的环转运动（划圈）：向前弯腰，使上臂自然下垂，活动上肢，以顺时针或逆时针方向在水平面划圈。

（6）肩内旋运动：将患侧手置于背后，然后从背部用健侧手托扶患侧手去触摸健侧肩胛骨。

（7）肩外展外旋运动：举臂摸头后部。

（8）肩外展、内旋、后伸运动：反臂摸腰，即用患侧手指背侧触摸腰部。

（9）肩内收、外旋运动：患侧手横过面部去触摸健侧耳朵。

（10）肩内收、外展、内旋、外旋、前屈、后伸、上举运动：即做划船动作。

八、肱骨干骨折病情观察及护理要点是什么？

答：悬吊石膏者应取半坐卧位，以维持其下垂牵引作用，手术后应抬高患肢，使手术部位高于心脏水平，以减轻肿胀。手、前臂肿胀明显时，可指导患者进行患肢手指屈伸活动，每日2～3次，每次10～15分钟。注意有无桡神经损伤的症状，如腕下垂、腕关节不能背伸等。手法整复固定后，抬高患肢，密切观察患肢远端血液循环及感觉运动情况，如发现肢端严重肿胀、青紫、麻木、剧痛，应及时报告医生处理。夹板固定应经常检查固定情况，及时调整夹板松紧度，保持有效的外固定。切开复位术后，应注意观察患肢的末梢血液循环情况及伤口渗血情况，有无压迫神经和血管现象，手部是否肿胀等。术后伤口疼痛，可适当给予镇痛药。

体位：只要患者全身情况允许，日间应多下床活动，站立或坐起时予三角巾或手吊兜将患肢悬吊于胸前。平卧位时，应患侧肢体抬高，高于心脏水平，利于静脉回流。

九、肱骨干骨折患者如何进行饮食调护？

答：同"骨折概论"。

第四十二章 尺骨鹰嘴骨折

一、尺骨鹰嘴骨折的定义是什么？

答：尺骨鹰嘴位于尺骨上端，呈弯曲状突起，形似鹰嘴。此处为肱三头肌的附着点，尺骨半月切迹关节面与肱骨滑车关节面构成肱尺关节，是肘关节屈伸的枢纽。尺骨鹰嘴骨折属于关节内骨折。多见于老年人和成年人，儿童较少见。

二、尺骨鹰嘴骨折的解剖特点是什么？

答：尺骨鹰嘴呈弯曲状突于尺骨上端，鹰嘴突与冠突相连而构成半月切迹，这是一个较深的关节面，尺骨半月切迹关节面与肱骨滑车关节面构成肱尺关节，是肘关节屈伸的枢纽。尺骨鹰嘴为松质骨，它是肱三头肌的附着处。

三、尺骨鹰嘴骨折的病因病机是什么？

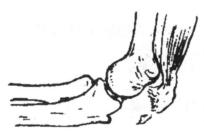

图 42-1 尺骨鹰嘴骨折移位

答：直接、间接暴力均可导致尺骨鹰嘴骨折，但以间接暴力为主。间接暴力系跌倒时，肘关节突然屈曲处于半伸位，掌心着地，重力及反作用力集中于尺骨半月切迹，同时肱三头肌迅速强烈收缩，造成尺骨鹰嘴撕脱，骨折近端被肱三头肌牵拉向上移位（图 42-1），骨折线为横形或斜形。直接暴力系跌倒时肘关节屈曲，肘后部着地直接撞击鹰嘴，可造成该骨折，常发生粉碎性骨折，但多无明显移位。

四、尺骨鹰嘴骨折的临床表现有哪些？

答：外伤后肘部疼痛、压痛明显，局限性肿胀，活动功能障碍。分离移位时，肘关节不能主动伸直或对抗重力。关节内有积血时，鹰嘴两侧凹陷处隆起。严重粉碎性骨折或骨折脱位，可伴有肘后皮肤挫伤或开放性损伤或尺神经损伤。

五、尺骨鹰嘴骨折的诊断依据是什么？

答：（1）病史：有明确外伤史。

（2）临床症状：肘部肿胀疼痛，屈肘时疼痛加重，活动功能受限。

（3）体征：肘后部压痛，可见鹰嘴向上突起，扪及骨擦音。若关节内有积血，鹰嘴两侧凹陷隆起。

（4）辅助检查：肘关节正侧位 X 线片可协助了解骨折的类型和移位程度。

六、尺骨鹰嘴骨折如何辨证论治？

答：无移位骨折、老年人粉碎性骨折移位不显著者仅需短期夹板固定制动、外敷药物、早期进行功能锻炼即可。有分离移位者，必须进行手法整复。尺骨鹰嘴骨折多为关节内骨折，整复应力求达到解剖复位，避免发生创伤性关节炎。

（1）整复：肿胀严重关节内积血较多者，难于摸清骨折近端，整复前应在无菌操作下抽出关节内积血，然后进行手法整复。患者仰卧位或坐位，肘关节屈曲 30°～45°，助手握住患肢前臂，医者站于患肢外侧，面向患肢远端。然后双拇指分别按压移位的尺骨鹰嘴上端的内外侧，使骨折近端向远端靠拢，余指使肘关节慢慢伸直，两拇指再将骨折端轻轻摇晃一下，让骨折近远端紧密嵌合，此时医者紧推骨折近端，让助手缓慢轻度地屈伸患肘关节数次，使半月切迹关节面平复如故。

（2）固定：无移位骨折或移位不大的粉碎性骨折，肘关节屈曲 20°～60°位夹板固定，上臂后侧超肘，固定 3 周。有移位的骨折，在手法整复完成后，尺骨鹰嘴上端用抱枕垫固定，于屈曲 0°～

20°位夹板固定，前后侧超肘，固定大约 3 周，以后逐渐改为屈肘 90°位约 12 周。

（3）药物：按照骨折三期辨证原则进行药物治疗。

（4）手术：对于横形骨折、斜形骨折和少数大块粉碎性骨折，可用克氏针交叉固定法、接骨板内固定法、钢丝内固定等法进行固定。

七、尺骨鹰嘴骨折后如何进行功能锻炼？

答：尺骨鹰嘴骨折行保守治疗，患者在 3 周内只做手指、腕、肩关节的屈伸等活动，禁止肘关节屈伸活动，第 4 周逐步做肘关节主动伸屈活动，严禁暴力被动屈肘。骨折在 X 线上表现为完全愈合之前，避免屈肘超过 90°。有移位骨折已实行内固定，稳定者术后第二天即可行肘关节屈伸功能锻炼，使关节模造塑形，保持光滑，避免后遗创伤性关节炎。

八、尺骨鹰嘴骨折病情观察及护理要点是什么？

答：（1）尺骨鹰嘴骨折病情观察

1）观察骨折部位疼痛、肿胀、瘀血、手指功能、末端血运及感觉等情况，注意关节脱位、畸形等程度。

2）注意伴随症状，如骨折处的骨擦感、折端分离移位程度，以及皮肤温度、动脉搏动等。

3）观察治疗的效果和反应。如做石膏托固定或内固定时，注意肘关节的屈伸角度。

（2）护理要点

1）一般护理：病房宜安静、温湿度适宜，定时开窗通风，保持空气新鲜。治疗和护理时力求集中进行，行动轻柔，减少刺激；注意防止坠床、跌倒，小孩、年老者带识别带，防止走失等；加强巡视，协助生活所需；患肢放置于治疗需要的位置，平躺时抬高。

2）情志护理：因意外受伤后毫无心理准备，加强心理护理，给予患者多方面的心理支持；骨折后愈合时间较长，患者对治疗缺乏信心，亲友的一般安慰不能消除疑虑，应对患者进行卫生知识宣教，以通俗易懂的语言，将骨折愈合的科技术语讲解清楚，与患者沟通思想，倾听患者的主诉，还可举出已愈的类似病例，加强患者康复的心理，使之愉快地接受各项处理。

3）用药护理：骨折三期遵医嘱分别使用活血化瘀消肿止痛、接骨续筋、补肝肾等药物，如理伤消肿口服液、痛舒胶囊、补肾续骨口服液、骨化三醇等，宜饭后半小时服。必要时用镇痛药；予中药外敷或中药外洗时，注意温度，防止烫伤，过敏者及时揭去膏药；注意观察用药效果。

4）健康指导：功能锻炼要循序渐进，不能盲目徒劳，造成新损伤；患者坐起时要给予协助，以免患侧上肢用力不当而影响固定；生活规律，定期门诊随访，遵医嘱继续治疗和锻炼。

九、尺骨鹰嘴骨折患者如何进行饮食调护？

答：同"骨折概论"。

第四十三章　桡骨头骨折

一、桡骨头骨折的定义是什么？

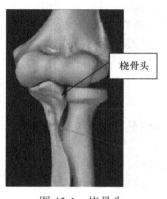

图 43-1　桡骨头

答：桡骨头骨折是成人最常见的肘部骨折，大约占肘部骨折的 1/3。桡骨头骨折可以单独发生或仅为严重肘部损伤的一部分。当肘关节脱位时，桡骨头骨折通常合并有其他损伤如内侧副韧带损伤等，因此，必须仔细检查肘部已排除合并有韧带和骨性损伤（图 43-1）。

二、桡骨头骨折的解剖特点是什么？

答：桡骨头关节面呈凹陷型，与肱骨小头构成肱桡关节。桡骨头尺侧缘与尺骨的桡切迹构成上桡尺关节。桡骨头下部为较细的桡骨颈，被环状韧带包绕大约 4/5。桡骨的旋转轴位于桡骨颈中央，桡骨头中心同样位于此轴线上，与前臂的正常旋转密切相关。

三、桡骨头骨折的病因病机是什么？

答：桡骨头骨折多由间接暴力造成，跌倒时肩关节外展，肘关节稍屈曲，前臂处于旋前位，暴力由桡骨下端向上传达，使桡骨头撞击肱骨小头，致桡骨头受挤压而发生骨折。在儿童则发生桡骨头骨骺分离。根据桡骨头骨折发生部位、程度和移位情况，分类如图 43-2 所示图 43-2。

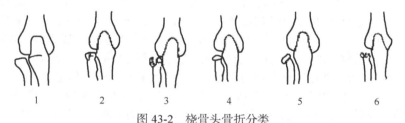

图 43-2　桡骨头骨折分类

1. 青枝骨折；2. 裂缝骨折；3. 劈裂骨折；4. 嵌插骨折；5. 倾斜骨折；6. 粉碎性骨折

四、桡骨头骨折的临床表现有哪些？

答：受伤后肘部疼痛，肘外侧局限性肿胀和压痛（若血肿被关节囊包裹，可无明显肿胀），肘关节屈伸旋转活动受限制，尤以旋转前臂时，桡骨头处疼痛加重。

五、桡骨头骨折的诊断依据是什么？

答：（1）病史：有明显肘部外伤史。

（2）临床症状：肘部疼痛，肘外侧局限性肿胀。

（3）体征：肘关节屈伸或前臂旋转活动受限，肘外翻挤压试验阳性。

（4）辅助检查：肘关节 X 线正、侧位片可明确骨折类型和移位程度。但 5 岁以下儿童，该骨骺尚未出现，只要临床表现符合，即可诊断，不必完全依赖 X 线片。必要时行肘关节 CT 检查，可以发现那些很难被 X 线发现的轻微骨折（图 43-3，图 43-4）。

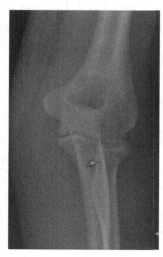

图 43-3　肘关节正位片

六、桡骨头骨折如何辨证论治？

答：桡骨头骨折属于关节内骨折，应及时进行治疗，临床上根据不同类型的骨折采用相应的治疗方法。治疗的主要目的是恢复肘关节的屈伸和前臂的旋转活动功能。

（1）整复

1）推挤复位：患者仰卧或坐位，术者站于患侧，整复前先用手指在桡骨头外侧进行触摸，准确地摸出移位的桡骨头。复位时一助手固定上臂，术者一手牵引前臂在肘关节伸直内收位来回旋转，另一手的拇指把桡骨头向上、向内侧按挤，使其复位（图43-5）。

2）撬拨复位：对于软组织肿胀较严重的患者，在肘后由尺骨鹰嘴、桡骨头、肱骨小头组成的肘后窝进行穿刺，抽吸关节内积血后再注入一定量麻醉药以减轻疼痛，然后在 X 线透视下用克氏针直接顶住桡骨头外侧部向内上方撬拨，使骨折块复位。撬拨时注意避开桡神经，针尖勿穿出关节面（图43-6）。

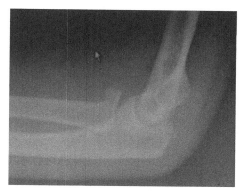

图43-4　肘关节侧位片

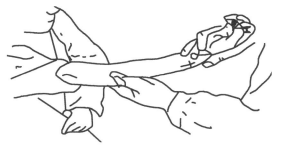

图43-5　桡骨头骨折推挤手法复位

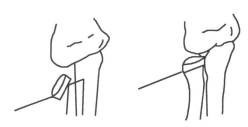

图43-6　桡骨头骨折撬拨复位

（2）固定：无移位骨折可屈肘 90°位固定，用三角巾悬吊患肢与胸前 2～3 周。桡骨头前移位者，应伸肘位固定 2 周，然后改屈肘位固定 1～2 周。

（3）药物：按骨折三期辨证用药原则治疗。

（4）手术：若手法整复不成功，可使用钢针拨正法整复；若移位严重，应切开复位，如成年人的粉碎、塌陷、嵌插骨折，可做桡骨头切除术，但 14 岁以下的儿童不宜做桡骨头切除术。

七、桡骨头骨折后如何进行功能锻炼？

答：向患者解释功能锻炼可以预防肘关节功能受限，防止肌肉萎缩，有利于局部肿胀的消退。功能锻炼主要依据合并骨折或韧带损伤情况，以及修复损伤结构后的稳定性而定。对于单纯行桡骨头置换而尺侧副韧带未损伤的患者，应当从术后当天便开始主动活动训练。合并有骨折、脱位或韧带损伤的患者，应当于术后 1 天开始在安全范围内行主动屈伸活动训练。进行主动前臂旋转时，应将肘关节保持屈曲 90°，使受损或已修复的内外侧副韧带承受最小的应力。6 周内禁止被动伸展训练以减少修复作用弱化和异位骨化的发生。伸展训练应于受损韧带及骨折充分愈合后再开始，通常开始于术后 8～12 周。后期应配合中药熏洗，配合肘关节功能训练。

八、桡骨头骨折病情观察及护理要点是什么？

答：（1）病情观察

1）严密观察患肢的血运、手指活动、感觉及肤温肤色等情况。

2）如前臂肿胀、触痛明显，桡动脉搏动减弱或消失，感觉麻木，手指不自觉屈曲状，被动伸直手指时引起前臂剧烈疼痛，应立即去除一切外固定物和敷料，将肢体放平，并报告医生做进一步处理。注意避免骨筋膜室综合征发生。

3）注意观察夹板或石膏外固定是否有效。

（2）护理要点

1）一般护理：病房宜安静、舒适，定时开窗通风，保持空气清新；治疗和护理时力求集中进行，动作轻柔，减少刺激；注意防止坠床、跌倒，小孩、年老者带识别带，防止走失等；加强巡视，协助生活所需；患肢站立时用手吊兜悬挂于胸前，屈肘90°，平卧时抬高。

2）情志护理：要因势利导，关怀安慰患者，耐心解释，使患者了解和认识病情。并向患者表现出信心十足，尽最大努力的态度，取得患者的信任，使其树立战胜疾病的信心，以最佳的心理状态接受治疗，配合治疗，取得最佳疗效。

九、桡骨头骨折患者如何进行饮食调护?

答：同"骨折概论"。

第四十四章　桡骨远端骨折

一、桡骨远端骨折的定义是什么？

答：桡骨远端骨折是桡骨远侧 3cm 范围内的各种骨折。该处是松质骨与密质骨交界处，易发生骨折。桡骨远端骨折好发于中老年人。

二、桡骨远端骨折的解剖特点是什么？

答：桡骨远端与腕骨（手舟骨与月骨）形成关节面，其背侧边缘长于掌侧，故关节面向掌侧倾斜10°～15°。桡骨远端内侧缘切迹与尺骨头形成下桡尺关节，切迹的下缘为三角纤维软骨的基底部所附着。前臂旋转时桡骨沿尺骨头回旋，而以尺骨头为中心。桡骨远端外侧的茎突，较其内侧长 1～1.5cm，故其关节面还向尺侧倾斜20°～25°。这些关系在骨折时常被破坏，在整复时应尽可能恢复正常解剖位置（图44-1）。

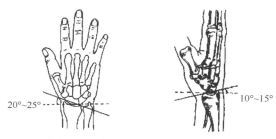

图 44-1　腕关节的尺偏角与掌倾角

三、桡骨远端骨折的病因病机及分型有哪些？

答：直接暴力和间接暴力均可造成桡骨远端骨折，但多为间接暴力所致。跌倒时，躯干向下的重力与地面向上的反作用力交集于桡骨远端而发生骨折。骨折是否有移位与暴力的大小有关。根据受伤姿势和骨折移位的不同，可分类如下。

（1）伸直型：又称 Colles 骨折。跌倒时，因腕关节呈背伸位，手掌先着地造成。骨折远端向背侧和桡侧移位，桡骨远端关节面改向背侧倾斜，向尺侧倾斜减少或完全消失，甚至形成相反的倾斜。

（2）屈曲型：又称 Smith 骨折。跌倒时，因腕关节呈掌屈位，手背先着地造成。骨折远端向桡侧和掌侧移位，此类骨折较少见。直接暴力造成的骨折为粉碎型。老人、青壮年、儿童均可发生。在 20 岁以前，桡骨远端骨骺尚未融合，可发生骨骺分离。

四、桡骨远端骨折的临床表现有哪些？

答：伤后局部肿胀、疼痛，手腕功能部分或完全丧失。骨折远端向背侧移位时，可见"餐叉样"畸形；向桡侧移位时，呈"枪刺样"畸形（图44-2）；缩短移位时，可触及上移的桡骨茎突；无移位或不完全骨折时，肿胀多不明显，仅觉局部疼痛和压痛，可有环状压痛和纵轴压痛，腕和指活动不利，握力减弱，须注意与腕部软组织扭伤鉴别。

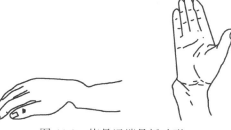

图 44-2　桡骨远端骨折畸形

五、桡骨远端骨折诊断依据是什么？

答：（1）病史：有明确腕关节外伤史。

（2）临床症状：腕关节局部肿胀、疼痛、活动障碍。

（3）体征：触之骨擦音，局部压痛。伸直型常可见"餐叉样"畸形或"枪刺样"畸形，而屈曲型可见腕部畸形，与伸直型的畸形相反。

（4）辅助检查：腕关节 X 线正、侧位片，可明确骨折类型和移位方向。

六、桡骨远端骨折如何辨证论治？

答：无移位的骨折不需要整复，仅用掌、背两侧夹板固定 2～3 周即可，有移位的骨折则必须整复。

（1）整复

1）伸直型：患者坐位，老年人则平卧为佳，肘部屈曲 90°，前臂中立位。一助手把持上臂，术者两拇指并列置于远端背侧，其他四指置于其腕部，扣紧大小鱼际肌，先顺势拔伸 2～3 分钟，待重叠移位完全纠正后，将远端旋前，并利用牵引力，骤然猛抖，同时迅速尺偏掌屈，使之复位；若仍未完全复位，则由两助手维持牵引，术者用两拇指迫使骨折远端尺偏掌屈，即可达到解剖对位（图 44-3）。

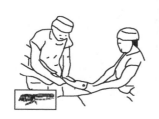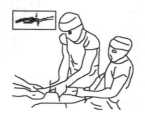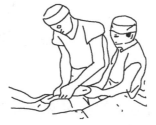

图 44-3　桡骨远端伸直型骨折手法整复方法

2）屈曲型：由两助手拔伸牵引，术者可用两手拇指由掌侧将远端骨折片向背侧推挤，同时用示指、中指、环指三指将近端由背侧向掌侧挤压，然后术者捏住骨折部，牵引手指的助手徐徐将腕关节背伸、尺偏，使屈肌腱紧张，防止复位的骨折片移位。也可术者一手握前臂下段，另一手握腕部，两手先沿原来移位方向拔伸牵引，纠正重叠移位，然后握前臂的拇指置于骨折远端桡侧向尺侧按捺，同时将腕关节尺偏，以纠正桡侧移位，然后拇指置于骨折近端背侧用力向下按压，示指置于骨折远端掌侧用力向上端提，同时将患腕背伸，使之复位。

（2）固定：在维持牵引下固定，伸直型骨折先在骨折远端桡背侧和近端掌侧分别放置一平垫，然后放上夹板，夹板上端达前臂中、上 1/3，桡、背侧夹板下端应超过腕关节，限制手腕的桡偏和背伸活动；屈曲型骨折则在远端的掌侧和近端的背侧各放一平垫，桡、掌侧夹板下端应超过腕关节，限制桡偏和掌屈活动。扎上 3 条布带，最后将前臂悬挂胸前，保持固定 4～5 周，儿童固定 3 周左右（图 44-4）。

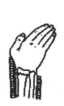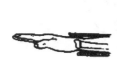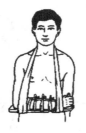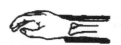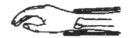

图 44-4　桡骨远端骨折夹板固定

（3）药物：按骨折三期辨证用药原则治疗。

（4）手术：若手法复位失败，或外固定不能维持，严重粉碎性骨折移位明显，桡骨远端关节面破坏，应手术治疗。

七、桡骨远端骨折后如何进行功能锻炼？

答：（1）复位固定后即指导患者开始功能锻炼，帮助制订短期锻炼计划，教授正确的锻炼方法，并督促检查完成情况。

（2）复位固定后早期（1～2周）指导患者用力握拳，充分伸屈五指，以练习手指关节和掌指关节活动及锻炼前臂肌肉的主动舒缩；指导患者练习肩关节前屈、后伸、内收、外展、内旋、外旋及环旋活动和肘关节屈伸活动。

（3）2周后可进行腕关节背伸和桡侧偏斜活动及前臂旋转活动的练习。开始时轻度活动，如无不适，再逐渐增加活动范围和强度。切忌盲目活动，以免骨折再移位。

（4）3～4周后解除外固定，充分练习腕关节的屈伸、旋转活动和尺侧、桡侧偏斜活动。腕关节的功能是手的各种精细活动的基础，如腕关节功能恢复不良，会给患者生活带来很多麻烦，因此要特别重视。利用健手帮助患侧腕部练习，是一种简便而有效的方法。例如，以两手掌相对练习腕背伸，两手背相对掌屈。也可利用墙壁或桌面练习背伸和掌屈。

八、桡骨远端骨折病情观察及护理要点是什么？

答：观察手指末端皮肤的颜色、温度、弹性、感觉及肿胀时间与程度等。若发现皮肤发白或发绀、肤温降低、显著肿胀等，提示血液循环不良，需报告医生及时处理。观察疼痛的性质、部位与原因，及时对症处理。

九、桡骨远端骨折患者如何进行饮食调护？

答：（1）骨折初期（血肿肌化期，伤后1～2周）：此期宜消肿止痛、活血化瘀。饮食宜清淡、薄素、易消化食物，忌油腻、生冷、酸辣及发物。如多食新鲜蔬菜、瘦肉粥、黑木耳、薏米汤及田七瘦肉汤等。

（2）骨折中期（原始骨痂期，伤后3～4周）：此期宜接骨续筋。宜进食清补之品，如去皮鸡汤、牛肉及土茯苓煲龟等。

（3）骨折后期（骨痂改造塑形期，伤后5～6周）：此期宜补肝肾，壮筋骨。宜多食滋补肝肾之品如骨头汤、核桃煲脊骨、怀山枸杞炖水鱼等。

第四十五章 掌 骨 骨 折

一、掌骨骨折的定义是什么？

答：掌骨骨折是常见的手部骨折，多见于成年人，男多于女，以第 1 掌骨基底部骨折和第 5 掌骨颈骨折多见。

二、掌骨骨折的解剖特点是什么？

答：掌骨为小管状骨，近侧端膨大，近侧面与远侧各腕骨相关节，形成腕掌骨关节，第 1、3、5 掌骨仅与一个腕骨相接，第 2 掌骨与大多角骨、小多角骨和头状骨相接，第 4 掌骨与头状骨和钩骨相接。除第 1 掌骨外，掌骨底两侧与相邻掌骨底相接，形成掌骨间关节，第 1 掌骨基底呈鞍状，与大多角骨形成拇指腕掌关节。

三、掌骨骨折的病因病机及分型有哪些？

答：根据受伤的原因和机制掌骨骨折可分下列几种。

（1）第 1 掌骨基底部骨折：不波及关节面，骨折在掌骨基底部 1cm 左右，但没有关节面损伤，多由间接暴力引起。骨折远端受拇长屈肌、拇短屈肌与拇指内收肌的牵拉，近端受拇长展肌的牵拉，骨折总是向桡背侧突起成角。

（2）第 1 掌骨基底部骨折脱位：又称贝内特（Bennet）骨折，亦由间接暴力引起。骨折线呈斜形经过第 1 掌腕关节面，第 1 掌骨基底部内侧的三角形骨块，因有掌侧韧带相连，仍留在原位，而骨折远端从大多角骨关节面上脱位至背侧及桡侧，同时因拇长展肌的牵拉和拇屈肌的收缩，造成腕掌关节脱位和掌屈（图 45-1）。

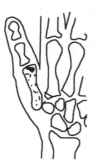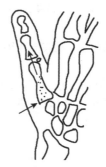

图 45-1　第 1 掌骨基底部骨折部脱位

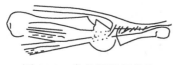

图 45-2　掌骨颈骨折移位

（3）掌骨颈骨折：由间接暴力或直接暴力所致，以握拳时掌骨头受到冲击的传达暴力所致者为多见。第 5 掌骨因其易暴露和受打击，故最多见，第 2、3 掌骨次之。骨折后断端受骨间肌与蚓状肌的牵拉，而向背侧突起成角，掌骨头向掌侧屈转；又因手背伸肌腱牵拉，以致近节指骨向背侧脱位，掌指关节过伸，手指越伸直，畸形越明显（图 45-2）。

（4）掌骨干骨折：可为单根骨折或多根骨折。由直接暴力所致者，多为横形骨折或粉碎性骨折；扭转及传达暴力引起者，多为斜形骨折或螺旋骨折。骨折后因骨间肌及屈指肌的牵拉，使骨折向背侧成角及侧方移位，单根的掌骨骨折移位较轻，而多根骨折则移位较明显，且对骨间肌的损伤也比较严重。

四、掌骨骨折的临床表现有哪些？

答：第1掌骨基底部骨折或骨折脱位时，则拇指内收、外展、对掌等活动均受限，握拳无力，并伴有疼痛。掌骨全长均可在皮下摸到，骨折时局部肿痛，功能障碍，有明显压痛，纵压或叩击掌骨头则疼痛加剧，如有重叠移位，则该掌骨短缩，可见掌骨头凹陷。宜拍手掌的正位与斜位 X 线片，因侧位片第2～4掌骨互相重叠，容易漏诊。

五、掌骨骨折的诊断依据是什么？

答：（1）病史：有明确手部外伤史。

（2）临床症状：手掌部疼痛、肿胀、功能障碍。

（3）体征：局部压痛、畸形、骨擦音和纵向叩击痛。

（4）辅助检查：X 线片检查可明确诊断。

六、掌骨骨折如何辨证论治？

答：（1）整复：第1掌骨基底部骨折，在常规麻醉下，先将拇指向远侧与桡侧牵引，以后将第1掌骨头向桡侧与背侧推扳，同时以拇指用力向掌侧与尺侧按顶骨折处以矫正向桡侧与背侧突起成角。第1掌骨基底部骨折脱位，可采用与基底骨折相同的整复方法，但应注意应使拇指外展而不要将第1掌骨外展，否则反而加重掌骨内收。掌骨颈骨折，由于骨折端向背侧成角，常有错误地将掌指关节固定于过伸位者，因在过伸位时，侧副韧带松弛，掌骨头仍向掌侧屈转不能整复。只有在屈曲90°位时，侧副韧带紧张，用示指压顶近节指骨头，使指骨基底部位于掌骨头的掌侧，将骨断片向背侧顶，同时用拇指将掌骨干向掌侧压才能准确整复（图45-3）。掌骨干骨折，横形骨折、短斜骨折整复后比较稳定者，宜采用手法整复、夹板固定。在牵引下先矫正向背侧突起成角，以后用示指与拇指在骨折的两旁自掌侧与背侧行分骨挤压。

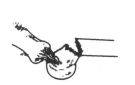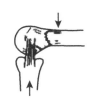

图 45-3　掌骨颈骨折的整复

（2）固定：第1掌骨基底部骨折，手法整复后用外展夹板固定，4周后解除外固定，进行功能锻炼。第1掌骨基底部骨折脱位，此类骨折较易复位，但固定困难。掌骨颈骨折：用竹板或铝板在背侧将掌指关节和近侧指间关节固定于屈曲90°位。掌骨干骨折：复位后先放置两个分骨垫以胶布固定，如骨折片向掌侧成角，则在掌侧放一小毡垫以胶布固定，最后在掌侧与背侧各放一块夹板，厚2～3mm，以胶布固定，外加绷带包扎。斜形骨折、粉碎性骨折、短缩较多的不稳定骨折，宜加用指骨末节骨牵引（图45-4）。

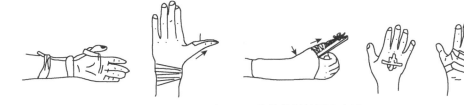

图 45-4　掌骨骨折的固定方法

（3）药物：按骨折三期辨证用药原则治疗。

（4）手术：如手法整复失败，或严重的粉碎性骨折等，可考虑手术治疗。

七、掌骨骨折后如何进行功能锻炼?

答:(1)单纯掌骨骨折:术后5~7天活动其邻近关节,进行骨折远端关节屈伸,拇指外展、内收等功能锻炼,若骨折端不稳定,应超腕关节石膏固定或加压包扎使手制动4周,待纤维骨痂连接骨折端后开始功能锻炼。

(2)掌骨伴有肌腱断裂:屈肌腱损伤术后3周开始手指主动伸直、被动屈曲活动;伸肌腱损伤术后3周活动应主动屈曲,被动伸直;术后6~8周,手部肌腱骨折基本愈合,进行掌指关节,指关节的屈伸,拇指对掌,对指功能锻炼。

(3)手被动锻炼:腕关节锻炼,医生一手固定患者前臂远端,一手握住患者手掌,做腕关节屈伸尺偏、桡偏动作。手指锻炼,医生一手固定手掌,一手握手指,做掌指关节,指指关节活动。

八、掌骨骨折病情观察及护理要点是什么?

答:主要观察手指末端血液循环及手指末端皮肤的颜色、温度、弹性等情况,如发现皮肤苍白或发绀、皮温降低、显著肿胀或指腹萎陷等,说明血液循环障碍,需立即处理。观察体温动态,有伤口患者要观察患者伤口周围敷料有无渗出或异味。如用石膏固定或外固定支架的患者,按石膏固定或外固定支架护理。

九、手指骨折的常见并发症是什么?

答:(1)骨折畸形愈合,也有旋转畸形、侧方成角、掌侧成角及关节内的畸形愈合,前三者可通过截骨矫正,而后者应通过关节融合术(即在关节的功能位置将关节"做死",使其不再活动)或人工关节置换术(即去除畸形愈合的关节,并用一人造关节代替)来治疗。

(2)肌腱粘连,应行粘连松解术。

(3)关节僵硬,应行侧副韧带松解或其他手术治疗。

(4)肌肉失用性萎缩。

十、指骨骨折的临床表现有哪些?

答:局部疼痛、肿胀,手指伸屈功能受限,有明显移位时,近节、中节指骨骨折可有成角畸形,末节指骨基底部背侧撕脱骨折有锤状指畸形,手指不能主动伸直。同时可扪及骨擦音,有异常活动。

十一、指骨骨折的治疗原则是什么?

答:指骨骨折的治疗,既要达到准确复位,又要达到牢固固定,还要尽可能早地进行功能锻炼,以恢复手指灵活的活动功能。

十二、手指骨折术后的外固定方法有哪些?

答:患指应固定在功能位,不能将手指完全伸直固定,以免引起关节囊和副韧带挛缩而造成关节僵直。

无移位骨折可用塑形竹片夹板或铝板固定手功能位4周。

(2)有移位的近节指骨干或指骨颈骨折,复位后根据移位情况置小平垫,其长度相当于指骨,不超过指骨关节,然后用胶布固定。对于有掌侧成角的骨折,可置绷带卷或小圆柱固定物,手指屈在其上,使手处于功能位,用胶布固定,外加绷带包扎。

(3)中节指骨骨折复位后,骨折部位在指浅屈肌腱止点远侧者,固定方法同近节指骨骨折;骨折部位在指浅屈肌腱止点近侧者,则应将手指固定在伸直位,但不应固定太久。

(4)远节指骨末端或指骨干骨折复位后,可用塑形竹片夹板或铝板固定于功能位,远节指骨基底背侧撕脱骨折复位后,可将患指近侧指间关节于屈曲位,远侧指间关节于过伸位固定6周左右。

第四十六章　股骨颈骨折

一、股骨颈骨折的定义是什么？

答：由股骨头下至股骨颈基底部之间的骨折称股骨颈骨折，是老年常见的骨折之一，尤以老年女性较多。由于老年人股骨颈骨质疏松脆弱，且承受应力较大，所以只需很小的旋转外力，就能引起骨折。老年人的股骨颈骨折几乎全由间接暴力引起，主要为外旋暴力，如平地跌倒、下肢突然扭转等皆可引起骨折。少数青壮年的股骨颈骨折，则由强大的直接暴力致伤，如车辆撞击或高处坠落造成骨折，甚至同时有多发性损伤。

二、股骨颈骨折的解剖特点是什么？

答：（1）股骨颈长约5cm，中段细，基底部粗。股骨颈与股骨干构成的角度叫颈干角或称内倾角，正常值为110°～140°。颈干角大于正常为髋外翻，小于正常为髋内翻。股骨颈的长轴与股骨的冠状面形成的角度称为前倾角或扭转角，正常为12°～15°。在治疗股骨颈骨折时，必须注意保持正常的颈干角和前倾角，特别是前倾角，否则会遗留髋关节畸形，影响髋关节的功能。

（2）股骨头的血液供给有三个来源：①圆韧带支。圆韧带内小动脉，来自闭孔动脉，供应头内下小部分血运。②骨干滋养动脉升支。对股骨颈血液供给很少，仅及股骨颈基底部。③关节囊支。来自旋股内、外侧动脉的分支，是主要血液供给来源。旋股内侧动脉来自股深动脉，在股骨颈基底部关节囊滑膜反折处，分成三组血管进入股骨头，即骺外侧动脉、干骺端上侧动脉及干骺端下侧动脉，分别由上下方距离股骨头边缘下0.5cm处进入股骨头，在股骨头内互相交通，骺外侧动脉供应股骨头2/3～4/5区域血运（图46-1）。旋股外侧动脉也来自股深动脉，它的血供量少于旋股内侧动脉。旋股内、外侧动脉的分支在股骨颈基底部组成一个动脉环。旋股内侧动脉损伤是导致股骨头缺血性坏死的主要因素。所以股骨颈骨折，必须尽早解剖复位，良好的固定，才有可能从股骨颈基底部重建骨内血液循环，使股骨头颈连接，恢复股骨头内血液供给，减少创伤后股骨头缺血性坏死的发生。

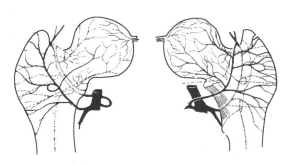

图46-1　股骨头的血液供应

三、股骨颈骨折的病因病机及分型有哪些？

答：（1）股骨颈骨折多见于老人，女略多于男。本病多为骨质疏松并发症，故随着人们寿命的延长，其发病率逐渐增高。股骨颈部细小，处于疏松骨质和致密骨质交界处，负重量大，老年人又因肝肾不足，筋骨衰弱，骨质疏松，有时仅受较轻的外力便可引起骨折。如平地滑到，髋关节旋转内收，臀部着地，便可引起骨折。青壮年、儿童一般没有骨质疏松，股骨近端骨结构十分坚强，需要如车祸、高处坠下等强大暴力才能发生骨折。骨折错位比较明显，局部血运损伤较重，常合并有其他骨折甚至内脏损伤，远期发生股骨颈骨折不连和股骨头坏死并发症概率较大。

（2）股骨颈骨折大多数是外旋暴力所引起的螺旋骨折或斜形骨折。随着受伤姿势、外力方向及程度不同，在X线上出现不同部位、角度和移位。股骨颈骨折依移位程度可分为四种类型（Garden分类法）（图46-2），与治疗和预后有较密切的关系。

1）按骨折两端的关系分为三型：①外展型。股骨头外展，骨折上部嵌插，头与颈呈外展关系，侧位片股骨头无移位和旋转，又称嵌入型，最为稳定；②中间型。X线正位片同外展型，而侧位片可见股骨头后倾，骨折线前方有裂隙，实为过渡至内收型的中间阶段；③内收型。两骨折端完全错位，又称错位型。

2）按骨折部位分为四型：①头下型。全部骨折面均位于头颈交界处，骨折近端不带颈部，此型较少见。②头颈型。骨折面的外上部分通过头下，而内下方带有部分颈内侧皮质，呈鸟嘴状，此型最多见。③经颈型。骨折面完全通过颈部，此型甚为少见，有人认为在老年患者中几乎不存在这种类型。④基底型。骨折面接近转子间线。头下型、头颈型、经颈型均系囊内骨折。基底型系囊外骨折，因其血运好，愈合佳，与囊内骨折性质不同。

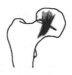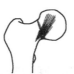

Garden I 型　　Garden II 型　　Garden III 型　　Garden IV 型

图 46-2　Garden 分类法

四、股骨颈骨折的临床表现有哪些？

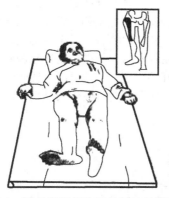

图 46-3　股骨颈骨折伤肢的短缩外旋畸形

答：（1）老年人诉髋部疼痛，不敢站立行走，髋部功能障碍。有移位的骨折，患肢多有轻度屈髋屈膝及外旋畸形，骨折远端受肌群牵引而向上移位，因而患肢变短（图46-3）。

（2）髋部除有自发疼痛外，活动患肢时疼痛较明显。在患肢足跟部或大粗隆叩击时，髋部也感疼痛。在腹股沟韧带中点的下方常有压痛。股骨颈骨折局部肿胀不明显。移位骨折患者在伤后就不能坐起或站立，但也有一些无移位的线状骨折或嵌插骨折患者，在伤后仍能短时站立或跛行。

（3）摄双髋关节正、侧位X线片能明确骨折类型、部位和移位情况，对治疗方法的选择及对预后的判断有帮助。

五、股骨颈骨折的诊断依据是什么？

答：（1）病史：患者有明确髋部外伤史。

（2）临床症状：髋部疼痛，肿胀，功能障碍，不能站立行走，有部分患者可以站立行走或者跛行。

（3）体征：腹股沟中点明显压痛，患肢有纵轴叩击痛，患肢出现外旋、短缩。

（4）辅助检查：双髋关节正、侧位X线片能够明确骨折类型、部位和移位情况。

六、股骨颈骨折如何辨证论治？

答：新鲜无移位或嵌插骨折不需复位，但患肢应制动，必要时可采用空心螺钉固定；移位骨折应尽早给予复位和固定。儿童股骨颈骨折复位后采用钢针或直径较细的空心加压螺钉固定，尽量不要损伤骺板。

（1）整复

1）手牵足蹬法。《伤科汇纂》中描述："令患人仰卧于地，医人对卧于患人之足后，两手将患足拿住，以右足伸桊患人胯下臀上，两手将足拽来，用足桊去，身子往后卧倒，手足身子并齐用力。"此法适用于有移位的股骨颈骨折。

2）屈髋屈膝法：患者仰卧，助手固定骨盆，术者握其腘窝，并使膝、髋均屈曲 90°，向上牵引，纠正缩短畸形，然后伸髋内旋外展以纠正成角畸形，并使骨折面紧密接触。复位后可做手掌试验，如使患肢外旋畸形消失，表示已复位（图 46-4）。

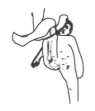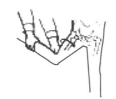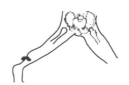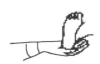

图 46-4 屈髋屈膝法

3）骨牵引复位法：为了减少软组织损伤，保护股骨头血运，目前常采用骨牵引逐渐整复法，若骨牵引 1 周左右仍未完全复位，还可配合轻柔的手法整复剩余的轻度移位。

（2）固定：适用于无移位或者嵌插骨折，一般多采用患肢骨牵引或抗足外旋鞋 8～12 周，防止患肢外旋和内收，约需 3～4 个月愈合。但骨折在早期有错位的可能，一般主张采用内固定为妥。

（3）药物：按骨折三期辨证用药原则治疗。

（4）手术：适应证较广，对于有移位骨折均适用。一般需 4～6 个月愈合。在 C 臂机的配合下，先行手法复位，骨折断端解剖复位后再行多枚空心加压螺钉内固定术（图 46-5）；复位较困难或陈旧骨折，可采用切开复位内固定，必要时采用植骨术。对于老年人的头下型股骨颈骨折、陈旧性股骨颈骨折、骨折不愈合并股骨头缺血性坏死，可选用人工髋关节置换术（图 46-6）

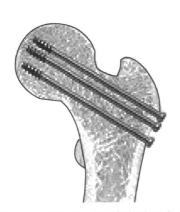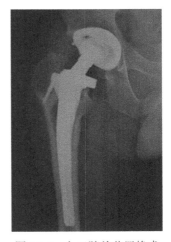

图 46-5 多枚空心加压螺钉内固定术　　　图 46-6 人工髋关节置换术

七、股骨颈骨折后如何进行功能锻炼？

答： 向患者解释功能锻炼可以预防关节僵硬，防止肌肉萎缩，有利于局部肿胀的消退，指导患者进行合理有效的功能锻炼，在牵引期间主要锻炼股四头肌等长收缩、髌骨被动活动、踝关节屈伸及足部活动等。术后 1 天开始指导患者进行股四头肌收缩锻炼，术后逐渐上身坐起，进行屈髋练习，要求术后 2 周左右上身能坐直。术后 3～6 个月可扶双拐，患肢不负重进行功能锻炼。

全髋和人工股骨头置换术护理如下。

（1）保持患肢外展中立位，术后 2～3 天双腿间置梯形枕，患肢给予防外旋盒固定，防止髋关节脱位。

（2）保持切口负压引流通畅，观察引流液的色、量、质。

（3）行全髋或人工股骨头置换术者，术后6周内不能将两腿在膝前交叉放置，不能弯腰捡物，不能患侧卧位。3个月内不能屈髋超过90°，如坐小矮凳、软沙发，不能下蹲，不要爬陡坡。

（4）指导患者三点步态用拐法，即由健肢及双拐三点着地承负体重，患足悬空，双拐同时先向前迈步，着地后由双手用力持拐伴腋部负重，身体稍向前倾，健足向前移步，如此交替进行，严格禁止患足负重。练习时注意地面环境，有人保护，以免发生跌倒。

（5）骨质疏松患者，应有意识地进行体育锻炼，适当减肥，以减轻髋部的负担。同时养成良好的饮食习惯，摄入含有适量的钙、磷等食物，但肉食不宜过多。

（6）坚持康复锻炼，定期门诊复查。

八、股骨颈骨折病情观察及护理要点是什么？

答：（1）严密观察患肢局部肿胀程度、肢端血运及感觉、趾活动情况，注意患者局部疼痛、压痛情况，以了解损伤程度。

（2）患肢保持外展中立位，予防外旋盒固定或行骨牵引，以防患肢外旋畸形。经常检查固定及受压皮肤情况，发现异常及时报告医生，及时调整，保持有效的外固定。

（3）切开复位术后，应注意观察患肢的末梢血循情况及伤口渗血情况，有无压迫神经和血管现象，髋是否肿胀等。术后伤口疼痛，可适当给予镇痛药。体位：卧床时床头抬高30°～45°位较为舒适；平卧位时，将防旋盒置于外展中立位，在两大腿间垫一软枕，以防患侧内收。

九、股骨颈骨折患者如何进行饮食调护？

答：同"骨折概论"。

第四十七章　股骨转子间骨折

一、股骨转子间骨折的定义是什么？

答：股骨转子间骨折是指发生在股骨大小转子间的骨折。老年人多见，男多于女，常为粉碎性骨折。

二、股骨转子间骨折的解剖特点是什么？

答：此处主要有松质骨构成，在老年人存在不同程度的骨质疏松，骨质脆性增加，容易发生骨折。由于转子部血运丰富，骨折后极少不愈合，但容易发生髋内翻，高龄患者长期卧床引起并发症较多。

三、股骨转子间骨折的病因病机及分型有哪些？

答：受伤原因及机制与股骨颈骨折相同。由于转子部受到内翻及向前成角的复合应力，引起髋内翻和以小转子为支点的嵌插而形成小转子蝶形骨折；也可由髂腰肌突然收缩造成小转子撕脱骨折，转子部骨质较疏松，故多为粉碎性骨折。根据骨折线的方向和位置，临床上可分为三型：顺转子间型、反转子间型、转子下型（图47-1）。

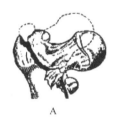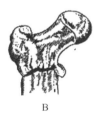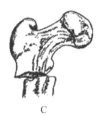

图 47-1　股骨转子间骨折类型

（1）顺转子间型：骨折线自大转子顶点开始，斜向内下方达小转子。依据暴力的情况不同，小转子或保持完整，或成为游离骨片，但髋内翻不严重，移位较少，骨折远端处于外旋位；粉碎性骨折则小转子变为游离骨块，大转子及其内侧骨支柱亦破碎，髋内翻严重，远端明显上移、外旋（图47-1A）。

（2）反转子间型：骨折线自大转子下方斜向内上方达小转子的上方。骨折线的走向与转子间线或转子间嵴大致垂直，骨折近端外展、外旋，远端向内、向上移位（图47-1B）。

（3）转子下型：骨折线经过大、小转子的下方（图47-1C）。

顺转子间粉碎性骨折、反转子间型骨折和转子下型骨折均属不稳定骨折，髋内翻的发生率较高。

四、股骨转子间骨折的临床表现有哪些？

答：患者多为老年人，伤后髋部疼痛，肿胀明显，不能站立或行走，患肢明显缩短、外旋畸形。检查时可见患肢大转子升高，局部可见肿胀及瘀斑，大转子压痛明显，叩击足跟部常引起大转子处剧烈疼痛。X线片可明确骨折类型和移位情况。

五、股骨转子间骨折的诊断依据？

答：（1）病史：患者有明确外伤史。

（2）临床症状：跌倒后诉髋部疼痛，髋部任何方向的活动均可引起疼痛加重，有时疼痛沿大腿内侧向膝部放射，局部可见肿胀和瘀斑。伤后髋部功能丧失，不能站立行走。

（3）体征：患肢大转子有明显压痛，叩击足跟部常引起大转子处剧烈疼痛。患肢明显短缩、外旋畸形。

（4）辅助检查：髋关节正、侧位 X 线摄片能明确骨折类型、部位和移位情况。

六、股骨转子间骨折如何辨证论治？

答：（1）整复：采用与股骨颈骨折相同整复方法，无移位骨折可采用丁字鞋制动或悬重 3～5kg，持续牵引 6～7 周。骨牵引复位法：有移位骨折，可采用持续骨牵引，悬重 6～8kg，待 3～4 天短缩畸形矫正后，用手法矫正髋内翻和外旋畸形，固定患肢于外展中立位 8～12 周。

（2）药物：按骨折三期辨证用药原则治疗。

（3）手术：适应于稳定或不稳定骨折，年龄较大，又无明显手术禁忌证者。年轻患者，为争取良好复位，也可选用手术治疗。手术可使患者早期离床，减少并发症。内固定种类有钉板内固定系统和髓内固定系统等（图 47-2）。

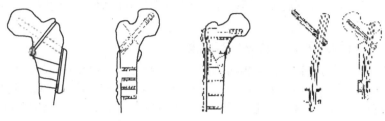

图 47-2　股骨转子间骨折内固定

七、股骨转子间骨折后如何进行功能锻炼？

答：（1）向患者解释功能锻炼可以预防关节僵硬，防止肌肉萎缩，有利于局部肿胀的消退，并指导患者进行合理有效的功能锻炼。

（2）去除牵引或解除外固定后，指导患者在床上活动关节，锻炼股四头肌 1～2 周后可离床活动，但需有人陪护，注意安全，患肢不负重。

（3）解除牵引及外固定后，应防止髋部内收畸形，可告知患者不要侧卧于患侧，平卧时在大腿间夹枕垫等。

（4）行手术内固定的患者，术后第一天指导患者行股四头肌舒缩及踝关节屈伸等活动。切口拆线后可拄双拐离床活动，患肢不负重直至骨折愈合。

（5）行患肢气压治疗，并教会患者掌握进行下肢按摩理筋的手法，促进血液循环，预防深静脉血栓形成。

八、股骨转子间骨折病情观察及护理要点是什么？

答：（1）观察患肢局部肿胀、肢端血运及神经功能改变等情况。

（2）患肢保持外展（30°）中立位，患者可在两大腿间放置一垫枕（如梯形垫、三角垫）；侧卧时不能卧于患侧，侧卧时在两大腿间放置一软枕，防止患肢内收。

（3）注意垫枕的位置，大腿抬高、小腿屈膝的角度等，防止因移位、角度改变而造成后遗症。平卧时患肢用垫枕抬高，大腿一般与床面成 20°角，屈膝，足跟要悬离床面。垫枕不宜太软，以免塌陷而改变屈髋、屈膝角度。

九、股骨转子间骨折患者如何进行饮食调护？

答：（1）早期（1～2 周）：受伤部位瘀血肿胀，经络不通，气血阻滞，此期治疗以活血化瘀、行气消散为主。中医认为，"瘀不去则骨不能生""瘀去新骨生"。可见，消肿散瘀为骨折愈合的首要。饮食配合原则上以清淡为主，如蔬菜、蛋类、豆制品、水果、鱼汤、瘦肉等。

（2）中期（2～4 周）：瘀肿大部分吸收，此期治疗以和营止痛、祛瘀生新、接骨续筋为主。饮食上由清淡转为适当的高营养补充，以满足骨痂生长的需要，可在初期的食谱上加以骨头汤、田七煲鸡、动物肝脏之类，以补给更多的维生素 A、维生素 D、钙及蛋白质。

（3）后期（5周以上）：受伤5周以后，骨折部瘀肿基本吸收，已经开始有骨痂生长，此为骨折后期。治疗宜补，通过补益肝肾、气血，以促进更牢固的骨痂生成，以及舒筋活络，使骨折部的邻近关节能自由灵活运动，恢复往日的功能。饮食上可以解除禁忌，食谱可再配以老母鸡汤、猪骨汤、羊骨汤、鹿筋汤、炖水鱼等，能饮酒者可选用杜仲骨碎补酒、鸡血藤酒、虎骨木瓜酒等。

十、股骨转子间骨折患者术后并发症有哪些？如何护理？

答：术后并发症：肺部感染、压疮、尿路感染、下肢静脉血栓。在手术方面，采用内固定的患者，常会并发拉力螺钉切割股骨头、髋内翻等并发症。

护理措施如下。

（1）下肢静脉血栓：①观察患肢远端血运、温度、颜色、肿胀程度、感觉及运动情况，发现异常及时告知医生。②告知患者及其家属下肢深静脉血栓如何形成，其危害性及预防措施，加强功能锻炼及抗药物的使用。③指导患者进行正确的踝泵运动，告知功能锻炼的目的、重要性及正确方法，防止下肢深静脉血栓形成。④每日测量小腿周径及 Homanss 征检查。⑤遵医嘱用抗凝药物肝素钙，并观察其不良反应，观察切口是否有出血，皮肤黏膜是否有出血点。

（2）髋内翻：①向患者说明保持正确体位的重要性和必要性。②保持患肢外展、中立位、切忌内收。③骨盆方正，必要时给予双下肢牵引。④避免过早离拐，术后12周X线片检查骨折已坚固愈合方可弃拐负重行走。

（3）肺部感染：①指导患者深呼吸及有效的咳嗽咳痰方法。②协助患者翻身叩背。③鼓励患者手拉吊环锻炼以增加肺活量。④遵医嘱给予药物雾化吸入。

（4）尿路感染：①告知患者预防泌尿系统感染的重要性。②鼓励患者多饮水，每日饮水至少1500ml。④予尿道口擦洗每日2次。

第四十八章　股骨干骨折

一、股骨干骨折的定义是什么？

答：股骨干骨折是指股骨转子下至股骨髁上之间部位的骨折。多发于青壮年及儿童，男性多于女性。

二、股骨干骨折的解剖特点是什么？

答：（1）股骨是人体中最长的管状骨，骨干由皮质骨构成，表面光滑，股骨体略弓向前，上段呈圆柱形，中段呈三棱柱形，下段前后略扁，体后面有纵行骨嵴，为股骨粗线，此线上端分叉，向上外侧延续于粗糙的臀肌粗隆，向上内侧延续为耻骨肌线，粗线中点附近有口朝下的滋养孔。

（2）股骨干被三组肌肉所包围，其中伸肌群最大，由股神经支配；屈肌群次之，由坐骨神经支配；内收肌群最小，由闭孔神经支配。坐骨神经和股动脉、股静脉，在股骨下 1/3 处紧贴着股骨下行至腘窝部，若此处发生骨折，最易损伤血管和神经。

三、股骨干骨折的病因病机是什么？

答：骨折多由强大的直接暴力造成，如重物挤压、打击、车辆碰撞等，多造成横形骨折或粉碎性骨折；亦可由间接（传导、杠杆、扭转）暴力造成，如从高处坠落、机器绞伤等，多造成斜形骨折、螺旋骨折；在儿童，可发生青枝骨折。

四、股骨干骨折的分型是什么？

答：股骨干骨折多发生在股骨干中 1/3，但亦可发生在上 1/3 和下 1/3（图 48-1）。除不完全骨折或青枝骨折外，其他均为不稳定骨折。骨折移位因受肌群牵拉及伤肢自身重力等因素的影响，往往出现典型移位.：

（1）上 1/3 骨折：其骨折近端受髂腰肌、臀中肌、臀小肌及其他外旋肌的牵拉，表现为屈曲、外展、外旋畸形，远端受内收肌群的牵拉而向后、上、内方移位。

（2）中 1/3 骨折：断端除有重叠畸形外，无一定移位规律，需视外力作用而定，一般远端因受内收肌的牵拉，可引起向外成角畸形。

（3）下 1/3 骨折：典型的表现为近端内收，向前移位，远端受关节囊及腓肠肌牵拉，向后移位，故易伤及腘神经、腘动脉、腘静脉。

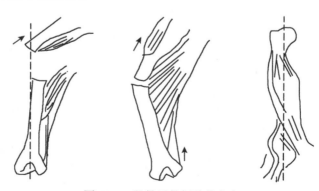

图 48-1　股骨干骨折移位方向

五、股骨干骨折后为什么会发生移位？

答：在上 1/3 骨折，由于髂腰肌、臀中肌、臀小肌和外旋肌的牵拉，使近折端向前、外及外旋方向移位；远折端则由于内收肌的牵拉而向内、后方移位；由于股四头肌、阔筋膜张肌及内收肌的共同作用而向近端移位。股骨干中 1/3 骨折后，由于内收肌群的牵拉，使骨折向外成角。下 1/3 骨折后，远折端由于腓肠肌的牵拉及肢体的作用而向后方移位，又由于股前、外、内的肌牵拉的合力，使近折端向前移位，形成短缩畸形。

六、股骨干骨折的临床表现有哪些？

答：有明确外伤史，伤后大腿骨折局部肿胀、疼痛及压痛明显，功能丧失，出现短缩、成角或旋转畸形，有异常活动，可扪及骨擦音。严重移位的股骨下 1/3 骨折，在腘窝部有巨大的血肿，小腿感觉和运动功能障碍，足背、胫后动脉搏动减弱或消失，末梢血液循环障碍，应考虑有血管、神经的损伤。损伤严重者，由于剧痛和出血，早期可合并外伤性休克。

七、股骨干骨折后有哪些并发症？

答：由于骨折时遭受到强大暴力侵害，股骨干骨折常伴有全身多处损伤，或伴有躯体重要脏器的损伤。严重移位的股骨下 1/3 骨折，在腘窝部有巨大的血肿，小腿感觉和运动障碍，足背、胫后动脉搏动减弱或消失，末梢血液循环障碍，应考虑有血管、神经损伤。损伤严重者，由于剧痛和出血，早期可合并外伤性休克，严重挤压伤、粉碎性骨折或多发性骨折，还可并发脂肪栓塞。除了以上并发症外，还可以并发感染和骨不连等严重的并发症。

八、股骨干骨折的诊断依据？

答：（1）病史：有较严重的外伤史。

（2）临床症状：伤后局部肿胀、疼痛、功能丧失，早期可合并创伤性休克、脂肪栓塞、血管和神经受压等症状。

（3）体征：患肢出现短缩、成角和旋转畸形，局部压痛，可扪及骨擦音、异常活动。

（4）辅助检查：股骨干正、侧位 X 线片可以显示骨折的类型及移位的方向（图 48-2）。

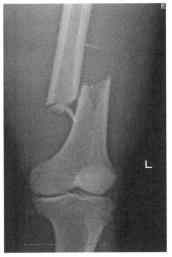

图 48-2　股骨干 X 线片

九、股骨干骨折如何辨证论治？

答：处理股骨干骨折，应注意患者全身情况，积极防治外伤性休克，重视对骨折的急救处理，现场严禁脱鞋、脱裤或做不必要的检查，应用简单而有效的方法给予临时固定，急速送往医院。股骨干骨折的治疗采用非手术疗法，多能获得良好的效果。但因大腿的肌肉丰厚，拉力较强，骨折移位的倾向力大，在采用手法复位，夹板固定的同时需配合短期的持续牵引治疗。必要时，还需手术治疗。

（1）整复：患者取仰卧位，一助手固定骨盆，另一助手用双手握小腿上段，顺势拔伸，并徐徐将患肢屈髋屈膝各 90°，沿股骨纵轴方向用力牵引，矫正重叠移位后，再按骨折的不同部位分别采用下列手法。

1）股骨上 1/3 骨折：将患肢外展，并略外旋，然后由助手握近端向后挤按，术者握住远端由后向前端提。

2）股骨中 1/3 骨折：将患肢外展，术者以手自断端的外侧向内挤按，然后以双手在断端前、后、内、外夹挤。

3）股骨下 1/3 骨折：在维持牵引下，膝关节徐徐屈曲，并以紧挤在腘窝内的双手作支点将骨折远端向近端推压。对于成年人或较大年龄儿童的股骨干骨折，特别是对粉碎性骨折、斜形骨折或螺旋骨折，多采用较大重量的骨骼牵引逐渐复位，只要牵引方向和牵引重量合适，往往能自动得到良好的对位，无须进行手法复位。3～5 天后经 X 线床头透视或照片，骨折畸形已纠正，可逐步减轻牵引重量。若为横形骨折仍有侧方移位者，可用双手的手指或手掌，甚至十指合扣的两前臂的压力，施行端提和挤按手法以矫正侧方移位。粉碎性骨折可用四面挤按手法，使碎片互相接近。斜形骨折如两斜面为背向移位时，可用回旋手法使远端由前或由后绕过对面。粉碎性骨折因愈合较慢，牵引时间可适当延长。

（2）固定

1）外固定：复位后根据上、中、下 1/3 不同部位放置压垫，上 1/3 骨折放在近端的前方和外侧，中 1/3 骨折放在断端的外侧和前方，下 1/3 骨折放在近端的前方（图 48-3），再放置夹板，其中内侧板由腹股沟至股骨内髁，外侧板由股骨大转子至股骨外髁，前侧板由腹股沟至髌骨上缘，后侧板由臀横纹至腘窝上缘，然后用布带捆扎。

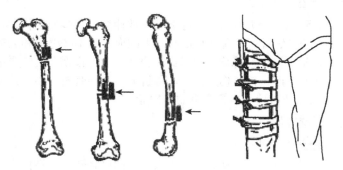

图 48-3　加垫方法和夹板固定外观

2）持续牵引：①垂直悬吊皮肤牵引，用于 3 岁以下的儿童。患侧及健侧下肢同时悬吊于直角牵引架上牵引（图 48-4），如单纯牵引患肢，会造成患侧下肢外旋畸形。所用重量以患儿臀部离开床面 3～5cm 为度，一般每侧 3～4kg。此法护理、治疗都比较方便。牵引时间一般为 4 周左右。牵引期间要注意防止牵引松脱及包扎过紧影响血运及造成皮肤损伤。②水平持续皮肤牵引，适用于 4～8 岁的儿童，在膝下放软枕使膝部屈曲，用宽布带在腘窝部向上牵引，同时小腿行皮肤牵引，使两个方向的合力与股骨干纵轴成一直线，合力的牵引力为牵引重力的 2 倍。有时亦可将患肢放在托马氏架上，进行滑动牵引。牵引前可行手法复位，或利用牵引复位。③骨牵引：适用于成年患者及较大儿童，可结合夹板外固定。一般中 1/3 骨折和骨折远端向后移位的下 1/3 骨折，可选用股骨髁上骨牵引；上 1/3 骨折，骨折远端向前移位的下 1/3 骨折，应行胫骨结节骨牵引；下 1/3 骨折，远端向后移位者，应采用股骨髁间骨牵引。牵引体位的选择，一般上 1/3 应置于屈髋外展位；中 1/3 应置于外展中立位；下 1/3 骨折远端向后移位者，应加大屈膝的角度。牵引重量儿童应为体重的 1/6，成人则为体重的 1/7。牵引 1 周后行床边 X 线检查，如骨折对位对线满意者，可酌情将重量减至维持重量（成人 5kg，儿童 3kg）。若复位不良者，应及时调整牵引重量和方向，检查牵引装置和效能，并要注意防止牵引不够或牵引过度。牵引时间儿童一般为 4～6 周，成人为 8～10 周。

（3）药物：按骨折三期辨证用药原则治疗。

（4）手术：适用于手法或牵引复位失败，软组织嵌

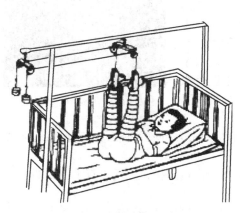

图 48-4　垂直悬吊皮肤牵引法

入，合并重要神经、血管损伤，需手术探查者，骨折畸形愈合或不愈合者。可以采用加压钢板、髓内针、带锁髓内钉或外固定器进行固定。

1）切开复位，加压钢板螺钉内固定是较常用的方法（图 48-5）。由于达到坚强内固定，术后可早期活动。

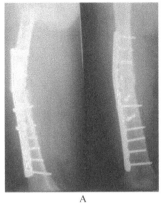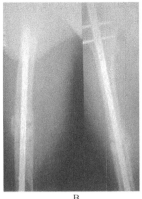

图 48-5　加压钢板螺钉内固定

2）切开复位，带锁髓内钉固定是近几年出现的一种新的固定方法。插入髓内钉后，在钉远端打入螺栓，加压，在大转子区钉尾部加栓，形成既可加压又可控制远侧骨段旋转的髓内钉（图 48-6）。

3）陈旧骨折畸形愈合或不愈合的治疗，开放复位，选用适当的内固定，并应常规植骨以利骨折愈合。

4）火器伤骨折的治疗，应争取尽快做好初期外科手术，按火器伤处理原则进行，将送到后方医院进行。

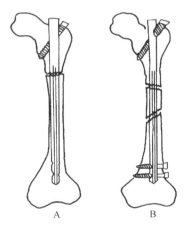

图 48-6　带锁髓内钉固定

十、股骨干骨折后如何进行功能锻炼？

答：（1）向患者解释功能锻炼可以预防关节僵硬，防止肌肉萎缩，有利于局部肿胀的消退，指导患者进行合理有效的功能锻炼，在牵引期间主要锻炼股四头肌等长收缩、髌骨被动活动、踝关节屈伸及足部活动等。

（2）较大儿童、成年患者，从复位后第 2 天起练习股四头肌舒缩、踝关节与跖趾关节屈伸活动。如小腿及足部出现肿胀，可适当配合按摩。

（3）去除牵引后，患者需维持原体位，练习抬臀、踝关节背伸活动等。

（4）去除牵引 1 周后可持双拐下地做患肢不负重的步行锻炼。注意安全，防止发生意外骨折。

十一、股骨干骨折病情观察及护理要点是什么？

答：（1）观察患者的神志、瞳孔、呼吸、脉搏、血压、腹部症状与体征及贫血征象，创伤初期尤应警惕合并颅脑、内脏损伤及休克的发生。如出现呼吸急促、脉搏细数、血压下降、面色苍白等情况，应及时报告医生做进一步处理。

（2）注意肢（趾）端血液循环，包括皮肤的颜色、温度、足背动脉搏动、毛细血管充盈、肢体活动情况，以及患者的主诉。如出现疼痛、麻木、皮肤发绀、毛细血管充盈与足背动脉搏动消失、活动减弱或受限等，应报告医生做相应处理。

（3）警惕大腿挤压伤导致的筋膜间隙综合征。如创伤较大使内出血达 1000ml 左右，加之疼痛剧烈，患者出现肢体持续性灼痛、进行性加重，伴局部感觉异常、患侧足趾呈屈曲状、被动牵拉引起疼痛等，应及时报告医生做相应处理。

（4）注意腓总神经损伤的情况，如足背伸肌无力等。

十二、股骨干骨折患者如何进行饮食调护?

答：同"骨折概论"。

第四十九章 髌 骨 骨 折

一、髌骨骨折的定义是什么？

答：髌骨是体内最大的籽骨，包埋于股四头肌腱内，为三角形的籽骨，底朝上，尖朝下，参与膝关节的构成。是股四头肌伸膝作用的主要支点，与股骨髁上部位形成髌骨关节，起到保护膝关节的作用。股四头肌肌腱沿髌骨的前方向下形成髌韧带，止于胫骨结节上，其两侧为髌旁腱膜，是膝关节的重要支持带（图 49-1）。髌骨骨折是较常见的损伤，以髌骨局部肿胀、疼痛、膝关节不能自主伸直，常有皮下瘀斑及膝部皮肤擦伤为主要表现的骨折。髌骨骨折造成的重要影响为伸膝装置连续性丧失及潜在髌股关节失配，多见于成年人和老年人，儿童极为少见。《医宗金鉴·正骨心法要旨》中说："膝盖骨即连骸，亦名髌骨，形圆而扁"。

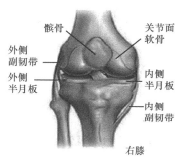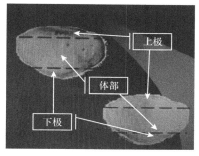

图 49-1

二、髌骨的解剖特点是什么？

答：髌骨系人体中最大的籽骨，呈三角形，底边在上而尖端在下，后面是软骨关节面。股四头肌腱连接髌骨上部，并跨过其前面，移行为髌韧带，止于胫骨结节。髌骨有保护膝关节，增强股四头肌力量的作用。

三、髌骨骨折的病因病机及分型有哪些？

答：（1）髌骨骨折可由直接暴力或间接暴力所造成，以后者多见。直接暴力所致者，是由于外力直接打击髌骨而引起，多呈粉碎性骨折，髌骨两侧的股四头肌筋膜及关节囊一般尚完整，对伸膝功能影响较少。间接暴力所致者，大多是在膝关节半屈曲位跌倒时，为了避免倒地，股四头肌强力收缩，而髌韧带固定髌骨下端，髌骨与股骨滑车顶点密切接触成为支点，髌骨受到肌肉强力牵拉而骨折，此类骨折多为横形，骨折线可在髌骨中部或髌骨下端，由于髌骨两侧的股四头肌筋膜破裂，骨片分离移位明显，下折段有时由于跌倒后直接触地而碎裂（图 49-2），骨折线大多通过中下 1/3，呈现上段骨折块大、下段小且多粉碎的特点。

（2）分型

1）根据骨折形态分为横形骨折、纵形骨折、粉碎性骨折（图 49-3）。

2）根据骨折部位髌骨上下极骨折、体部骨折。

3）根据稳定性分为稳定骨折、不稳定骨折。

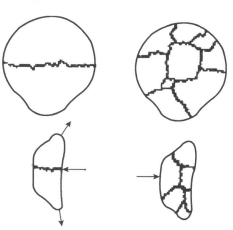

图 49-2 髌骨骨折移位情况

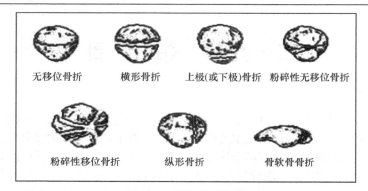

图 49-3　髌骨骨折分类

（无移位骨折　横形骨折　上极(或下极)骨折　粉碎性无移位骨折　粉碎性移位骨折　纵形骨折　骨软骨骨折）

四、髌骨骨折的临床表现？

答：伤后局部肿胀、疼痛，膝关节不能主动伸直，常有皮下瘀斑及膝部皮肤擦伤，浮髌试验阳性。骨折有分离移位时，可以摸到凹陷呈沟状的骨折断端，可有骨擦音或异常活动。

五、髌骨骨折的诊断依据是什么？

答：（1）病史：有明确外伤史。

（2）临床症状：患膝疼痛、肿胀、功能障碍，多数患者伤后不能站立行走。

（3）体征：常见皮下瘀斑及膝部皮肤擦伤，髌骨压痛，骨折有分离移位时，可有骨擦音或异常活动，浮髌试验阳性。

（4）辅助检查：X 线检查可明确骨折类型及移位情况。如为纵裂或边缘骨折，需拍摄轴位片，自髌骨的纵轴方向投照才能显示骨折。

六、髌骨骨折如何辨证论治？

答：髌骨骨折的治疗，是要求恢复伸膝装置功能并保持关节面的完整光滑，防止创伤性关节炎的发生。无移位的髌骨骨折及移位不大的横形骨折，后侧关节面完整者，可单纯采用抱膝圈固定膝关节于伸直位；横形骨折若移位在 1cm 以内者，可手法整复后，用抱膝圈固定膝关节于伸直位；如移位较大的髌骨骨折，手法整复有困难者，可采用手术治疗。

（1）整复：骨折块分离间隙在 1cm 之内者可用手法复位。患者平卧，可在局部麻醉下，先将膝关节内的积血抽吸干净，患肢置于伸直位，术者用两手拇指、示指、中指捏住两端对向推挤，使之相互接近，然后用一手的拇指、示指按住上、下两断端，另一手沿髌骨边缘触摸，以确定是否完整。必要时，可令助手轻轻屈伸膝关节，使髌骨后关节面恢复平整。

（2）固定：无移位的髌骨骨折，其关节面仍保持光滑完整，筋膜扩张部及关节囊亦无损伤者，在患肢后侧（由臀横纹至足跟部）用单夹板固定膝关节于伸直位，亦可用长腿石膏托或管型石膏固定患肢于伸直位 4～6 周；有轻度分离移位的骨折经手法整复后可用抱膝环固定（图 49-4）或采用弹性抱膝兜固定（图 49-5），后侧用长夹板将膝关节固定在伸直位 4 周；有分离移位的新鲜闭合性骨折亦可用抓髌器固定法，术后 2 日即可不扶拐行走，3 周屈膝活动，6 周左右可达骨折愈合。

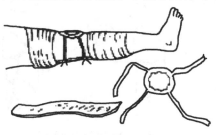

图 49-4　抱膝环固定法

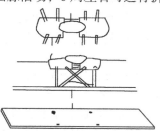

图 49-5　弹性抱膝兜固定法

（3）药物：按骨折治疗的三期辨证用药原则治疗。

（4）手术：适用于髌骨骨折移位超过 1cm 以上的患者。常用的方法有钢丝缝合法和张力带克氏针钢丝内固定等，对难以整复固定的上、下极粉碎性骨折，可行髌骨部分切除术。

七、髌骨骨折后如何进行功能锻炼？

答：（1）伤后早期疼痛稍减轻后，即根据骨折的固定稳定情况，适当进行股四头股等长收缩锻炼，以防股四头肌粘连，萎缩，伸膝无力，为下地行走打好基础。如无禁忌，应随时左右推动髌骨，防止髌骨与关节面粘连，练习踝关节和足部关节活动。

（2）膝部软组织修复愈合后开始练习抬腿。伤口拆线后，如局部不肿胀无积液，可带着石膏托扶双拐下地，患肢不负重。

（3）4～6 周后去除外固定，配合中药熏蒸膝关节，开始练习膝关节屈伸活动。经过长时间固定，膝关节都有不同程度的功能锻炼障碍，因此应采取多种形式、多种方法的锻炼，如主动锻炼和被动锻炼结合，床上锻炼和床下锻炼结合，用器械锻炼和不用器械锻炼结合等。刚去除外固定时，主动屈膝较困难，可多采用被动启动形式，如别人帮助屈膝；待有一定活动度后改为主动活动。患者可在卧床时主动伸屈膝关节，也可下地扶床边或门框下蹲以练习膝关节伸屈功能。压沙袋法也很简单，即让患者坐在床边将患肢伸出床沿在踝部上压 3kg 左右沙袋，每次 15 分钟，每日 2～3 次，但应注意被动活动力量要缓和，以免造成新的损伤，同时锻炼的强度应因人而异，以不引起疲劳为宜。

八、髌骨骨折病情观察及护理要点是什么？

答：（1）术前

1）体位：抬高患肢，稍高于心脏，以促进静脉回流，减轻肿胀。

2）疼痛：由于骨折后局部肿胀、关节内积液积血、外固定物包扎过紧等致疼痛厉害，表现为受压组织处或肢体远端剧烈疼痛，并伴有皮肤苍白、麻木、温度降低，严重时出现被动伸趾时疼痛加剧。处理：早期冷敷，加压包扎、以减少局部出血，减轻肿胀；若为外固定包扎过紧，则松解外固定物，必要时，遵医嘱予以镇痛药。

（2）术后

1）切口局部：肿胀程度，伤口渗血及引流情况。

2）患肢：因术后常用弹性绷带包扎肢体，以减轻关节内积液。但可因包扎过紧，使肿胀加重而引起血液循环障碍，应予以重视并定时巡视，以及时发现和处理。体位同术前。

九、髌骨骨折患者如何进行饮食调护？

答：同"骨折概论"。

第五十章　胫骨平台骨折

一、胫骨平台骨折的定义是什么？

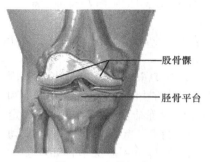

图 50-1　胫骨平台

答：胫骨上端内、外侧髁之间，关节面较平坦，称为胫骨平台（图 50-1）。胫骨平台是膝关节的重要负荷结构，一旦发生骨折，使内、外平台受力不均，将产生骨关节炎改变。由于胫骨平台内、外侧分别有内、外侧副韧带，平台中央有胫骨粗隆，其上有交叉韧带附着，当胫骨平台骨折时常发生韧带及半月板的损伤。

二、胫骨平台的解剖特点是什么？

答：胫骨上端膨大部分为胫骨髁，分为内、外侧髁，其横切面呈三角形。两髁的关节面较平坦，与股骨下端相关节，两髁之间有髁间隆起，有前、后交叉韧带及半月板附着，其两侧有内、外侧副韧带。胫骨髁为松质骨，为膝关节内骨折的好发部位。

三、胫骨平台骨折的病因病机及分型有哪些？

答：（1）胫骨平台骨折以间接暴力损伤为主，也可由直接暴力所致。若高处坠落或直接打击等暴力作用于膝关节，使其发生过度内翻或外翻，胫骨两侧髁受力不均，受力较大的一侧即发生骨折；若胫骨内、外侧髁所受压力相等，则两髁同时发生骨折。膝关节过度外翻可导致胫骨外髁压缩塌陷骨折，甚至合并内侧副韧带和半月板损伤；膝关节过度内翻可导致胫骨内髁骨折或合并外侧副韧带和半月板等损伤，骨折后多有不同程度的关节面破坏。单纯胫骨内侧髁骨折较少见。

（2）根据暴力作用特点及骨折移位方向，胫骨平台骨折可分为三型（图 50-2）。

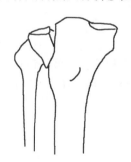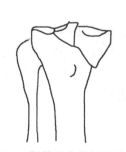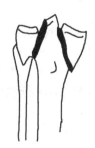

图 50-2　胫骨平台骨折类型

Schatzker 将胫骨平台骨折分为六型（图 50-3）。

Ⅰ型：外侧平台的单纯楔形骨折或劈裂骨折。

Ⅱ型：外侧平台的劈裂压缩性骨折。

Ⅲ型：外侧平台单纯压缩性骨折。

Ⅳ型：内侧平台骨折。其可以是劈裂性或劈裂压缩性骨折。

Ⅴ型：包括内侧平台与外侧平台劈裂的双髁骨折。

Ⅵ型：同时有关节面骨折和干骺端骨折，胫骨髁部与骨干分离，即所谓的骨干-干骺端分离，通常患者有相当严重的关节破坏、粉碎、压缩及髁移位。

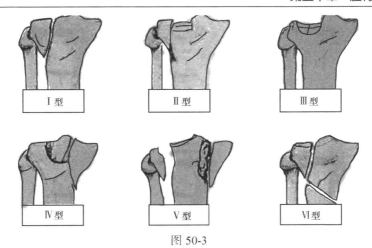

图 50-3

四、胫骨平台骨折的临床表现有哪些？

答：损伤后，膝部有明显肿胀、疼痛、功能障碍，局部皮肤可见青紫瘀斑，关节内出血严重者，按之有波动感，可有膝外翻和膝内翻畸形。若腓骨小头处出现骨折表现，多合并腓骨小头骨折；若小腿前外侧及足背皮肤感觉减弱或消失，常为腓总神经损伤；若膝关节侧向应力试验阳性，提示侧副韧带损伤；若抽屉试验阳性，提示合并有交叉韧带撕裂。

五、胫骨平台骨折的诊断依据是什么？

答：（1）病史：膝部有明显外伤史。

（2）临床症状：膝部疼痛，肿胀，功能障碍，膝部皮肤青紫瘀斑，部分患者可以站立行走或跛行。

（3）体征：压痛明显，纵向叩击痛，可引出骨擦音或异常活动，有膝内翻或外翻畸形。

（4）辅助检查：膝关节正、侧位 X 线片，可明确骨折类型及移位情况。

六、胫骨平台骨折如何辨证论治？

答：胫骨平台骨折为关节内骨折，骨折线通过关节面，不容易整复，也不容易固定。治疗原则是恢复关节面平整和膝关节伸屈功能。若过早负重，可导致骨折再移位，严重影响关节功能。无移位骨折，将膝关节伸直位固定 4～6 周即可；有移位骨折，应及时手法准确复位，必要时给予切开整复内固定，并辅以药物辨证治疗，以促进关节功能恢复。

（1）整复：患者取仰卧，屈膝 20°～30°位，在硬膜外或局部麻醉下，无菌技术穿刺抽吸关节内积血或积液。

1）外侧髁骨折：近端助手握持患肢大腿，远端助手握住患肢踝上部，相对做拔伸牵引；术者立于患肢外侧，双手抱住膝关节，向外侧用力，使膝内翻，加大关节外侧间隙；同时将置于外侧髁处双拇指用力向内、向上方推按外侧髁骨块，使其复位；然后术者以双手掌根扣挤胫骨近端，以进一步纠正残余移位（图 50-4）。

2）内侧髁骨折：用相反方向的手法整复。

3）双髁劈裂骨折：两助手在中立位相对用力拔伸牵引，术者以双手掌根置于胫骨内、外侧髁处，相向扣挤使骨折复位。

（2）固定：无移位骨折可用超膝关节夹板或长腿石膏将膝关节固定于功能位 4～6 周即可。有移位骨折，在复位后，若骨折较稳定，用超膝关节夹板固定。外髁骨折在外髁的前下方放置固定垫，勿压迫腓总神经；双髁骨折，在内、外髁前下方各放置一固定垫，然后放置夹板给予固定。若为严重粉碎性骨折，骨折块移位较多，或整复后仍有移位者，可在夹板固定下加用跟骨牵引，也可选用小腿皮肤牵引，以维持复位后固定的稳定性，牵引重量为 3～5kg，牵引时间固定 4～5 周，夹板固定 6～8 周即可。

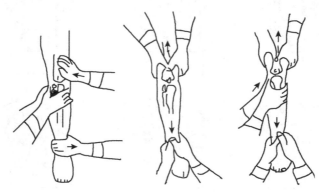

图 50-4　胫骨外侧髁骨折复位法

（3）药物：按骨折三期辨证用药原则治疗。老年患者，注重整体观念，防止并发症产生。

（4）手术：若为严重移位骨折，关节面塌陷，手法无法复位者，可选用钢板或螺钉内固定。胫骨平台关节面严重损坏，无法修复，可行膝关节融合术或人工膝关节表面置换术。

七、胫骨平台骨折后如何进行功能锻炼？

答：（1）术后早期：患肢抬高约 30°，可局部冰敷，麻醉过后即行患肢股四头肌的静力收缩、踝关节、足趾的背伸、跖屈活动。术后患肢多数以石膏托或支具固定屈膝 15°，固定 2～4 周，在此期间密切观察固定松紧度，患肢末梢血液循环情况。固定期间不可抬举患肢或早期行膝关节的功能锻炼。

固定期间的有效锻炼为防止股四头肌肌肉的萎缩、无力及膝关节强直，可在床上做患肢髋、踝、趾主动活动，患肢股四头肌静力收缩练习。具体方法如下。

1）屈膝肌的等长收缩：仰卧、健腿屈曲，患腿放在两个枕头上，收缩大腿后群肌，使足跟向地板方向，先轻压，逐渐加大压力，然后再减轻压力，反复训练，目的是防止大腿后群肌的粘连和萎缩。

2）伸膝肌的等长收缩：仰卧，健腿屈曲，患腿放在枕头上，收紧股四头肌，使膝压向地板方向，从轻的压力开始逐渐使压力增大，然后再慢慢减轻，反复进行，防止股四头肌萎缩。

3）膝关节以外的肌肉关节运动、趾关节屈伸运动可防止小腿前群、后群肌肉的萎缩。用健侧下肢和双肘支撑，做抬臀动作或拖拉身体上下运动，可防止身体其他部位的肌肉萎缩、关节僵硬。挂双拐患肢不负重下地行走、站立位行患肢髋关节的内收、外展及踝关节的内收外展锻炼。

（3）外固定解除后，可进行关节适度锻炼与增强肌力训练。具体方法如下。

1）增加关节屈曲度，患者仰卧于墙前，身体与墙面垂直，屈髋约 90°，患足放在墙上，足与墙之间垫一软布或毛巾，由于重力的作用，足缓缓下滑，患膝主动屈曲直至患膝有牵长感为止，可反复进行。也可仰卧，患膝尽量屈曲，健踝交叉放在患踝前方，健足将患足轻轻拉向后靠近臀部，直至患膝有牵长感为止，以增加膝的屈曲度，同时也可以练习髋关节的屈曲度。

2）增加关节的伸展度：俯卧，患肢在下，健踝前方交叉放在患踝后方，轻轻地伸直患膝，直至感到有牵张感为止，然后放松数秒，在重复上述动作，也可仰卧，伸直健侧下肢，屈患髋 90°，双手环抱于患肢股后方，慢慢伸膝，使足指向天花板。此训练的长期目的是增加大腿后群肌的柔软度，使髋屈曲达 90°，膝伸达 0°。

（4）肢体负重训练：术后 3 个月根据骨折愈合情况适当加强负重或部分负重锻炼，膝关节的屈伸主动运动。背靠墙站立，双足分开与肩同宽，慢慢下蹲，至膝屈曲 45°～60°，也可分膝蹲，双手叉腰站，双足分开与肩同宽，慢慢下降臀部，同时双膝均向前、外侧屈曲，半蹲后再返回站位。此训练可以增强伸膝、屈肌的肌力。术后 4 个月，开始患肢逐步负重抗阻力训练。对于膝关节，承担体重是很重要的功能，可依据患者的情况及 X 线片的显示决定最初的负重量。先做髋、膝、踝关节抗阻肌力的练习，双足站立做踮足尖练习和下蹲起立练习，健肢站立由患肢做踝关节的旋转和髋关节主动运动，可用双拐开始辅助行走，从足趾着地开始负重，逐渐增加负重，最后负全重。逐步过渡至拄单拐行走至去拐行走。此阶段必须注意患者不要试图过早地增加患肢负荷，以免因重力压迫使骨折再移位。

（5）适应性训练：当关节的活动度及肌肉基本恢复正常后应进行适应性训练，其目的是适应将来正常的运动。此训练的方法有户外骑自行车运动、慢跑、游泳等。

八、胫骨平台骨折病情观察及护理要点是什么？

答：（1）观察要点

1）膝关节肿胀程度，活动障碍，是否伴有膝关节功能障碍，

2）患肢末梢血液循环情况。

（2）护理要点：

1）体位：抬高患肢，严禁肢体外旋，如为内侧平台骨折，尽量使其膝关节轻度外翻位；外侧平台骨折，尽量使其膝关节轻度内翻位。腘动脉损伤血管吻合术后给予屈膝位。

2）密切观察患肢末梢血液循环、感觉、运动、足背动脉及胫后动脉搏动情况，观察患肢皮肤颜色、温度、肿胀情况，警惕此骨折并发腘动脉损伤、腓总神经损伤、筋膜间区综合征和韧带损伤，一旦出现上述并发症，应立即报告医生，并做出紧急处理。

3）疼痛：遵医嘱使用镇痛药，适当予以冰敷。

九、胫骨平台骨折患者如何进行饮食调护？

答：同"骨折概论"。

第五十一章　胫腓骨干骨折

一、胫腓骨干骨折的定义是什么？

答：胫腓骨干骨折较常见，各种年龄均可发病，好发于青壮年或 10 岁以下的儿童。儿童多为青枝骨折或无移位骨折，其中以胫骨干骨折多见，胫腓骨干双骨折次之，腓骨干骨折少见。成人骨折以胫腓骨干双骨折为多见。

二、胫腓骨干的解剖特点是什么？

答：（1）胫骨中上段呈三棱柱形，前、外、内三棱将胫骨干分成内、外、后三面，胫骨前嵴前突并向外弯曲，形成胫骨干向前外侧约 10°的生理弧度，其上端为胫骨结节。胫骨干中下 1/3 处，横截面移行为四方形，此处骨质较薄弱，为骨折好发部位。

（2）胫骨嵴前缘明显，位于皮下，骨折时断端易刺破皮肤形成开放性骨折。小腿上端，胭动脉穿行比目鱼肌腱弓后，分为胫前动脉和胫后动脉，均紧贴胫骨下行，胫骨上端骨折移位，易损伤此动脉。滋养血管从胫骨干上 1/3 的后方穿入，在皮质骨内下行一段距离后进入髓腔。胫骨中下 1/3 段，血液供应较差，易发生骨折延迟愈合或不愈合。

（3）小腿部有前、后、外三个筋膜间隙。损伤后，若出血，肿胀明显，可导致筋膜间隙内压增高，影响局部血液循环，严重者可发生筋膜间隔区综合征或肢体缺血坏死。

三、胫腓骨干骨折的病因病机及分型有哪些？

答：（1）胫腓骨干骨折，多以直接暴力为主，也可因间接暴力所导致。直接暴力如碰撞、打击等，可造成横形、短斜形骨折，甚至粉碎性骨折，若胫骨和腓骨骨折线在同一水平面，多为开放性骨折，常伴有较严重的软组织损伤。间接暴力如扭转、传达等暴力，所致骨折一般为长斜形骨折或螺旋骨折，若腓骨骨折线高于胫骨骨折线，多为闭合性骨折，少见开放性骨折，软组织损伤一般较轻（图 51-1）。

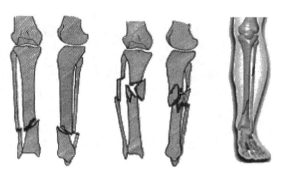

图 51-1　胫腓骨干骨折类型

（2）胫腓骨干骨折移位与所受暴力的方向，肌肉的收缩和肢体远端的重力作用有关。骨折后，两断端因股四头肌、胭绳肌及小腿肌肉牵拉，近骨折端常发生向内、向前侧成角，远骨折端则向外、向后侧形成重叠移位；扭转暴力可使胫腓骨干骨折发生旋转移位。

四、胫腓骨干骨折的临床表现有哪些？

答：损伤后，患肢局部肿胀、皮肤青紫瘀斑，疼痛剧烈，小腿负重和行走功能丧失，可见异常活动。若胫骨上 1/3 骨折，可导致胭动脉的损伤，出现肢体远端血运障碍。若腓骨上端骨折，可引起腓总神经的损伤，小腿或足部皮肤感觉减弱或消失，损伤严重者，可并发筋膜间隔区综合征。

五、胫腓骨干骨折的诊断依据？

答：（1）病史：有明显的下肢碰撞或打击等外伤史。

（2）临床症状：损伤后患肢局部剧痛、肿胀，功能活动障碍。

（3）体征：小腿局部间接压痛、环形压痛、纵向叩击痛，伤处可见异常活动，可检查到骨擦感，部分患者可见小腿有成角或短缩等畸形。

（4）辅助检查：胫腓骨正、侧位 X 线片可明确骨折的部位及移位方向等。

六、胫腓骨干骨折如何辨证论治？

答：胫腓骨干骨折的治疗原则是恢复小腿的长度与负重功能。在治疗中以胫骨骨折为重点。要求复位后，骨折旋转移位和成角畸形完全纠正，成人患肢短缩移位在1cm 范围内，儿童不超过2cm。

胫腓骨干骨折类型较多。无移位骨折可用小夹板固定至骨折愈合；较稳定性移位骨折，可用手法复位后加小夹板固定；不稳定骨折（如斜形或粉碎性骨折），用手法复位加夹板固定与跟骨牵引；开放性骨折宜彻底清创，尽早闭合伤口，将开放性骨折转变为闭合性骨折处理或采用内固定治疗；骨折畸形愈合或骨折不愈合者，应行手术治疗。

（1）整复

1）有移位的胫腓骨干骨折：患者仰卧、屈膝 20°～30°位，在局部麻醉或硬膜外麻醉下，近端助手握持患肢腘窝部，远端助手把持患肢足踝部，进行拔伸牵引以矫正重叠移位或成角畸形。在维持牵引下，术者用提按端挤、夹挤分骨等手法整复骨折，并以双手拇指按压骨折近端前、内侧并向后向外用力，其余手指握住远骨折端，将其由后、外侧向前向内提托，骨折即可复位。

2）斜形骨折、螺旋骨折：术者应以双拇置于远骨折端前、外侧骨间隙，采用夹挤分骨手法将远折端向内侧推挤，其余手指握住近骨折端内侧，并用力向外提拉，同时让远端助手在牵引下稍内旋骨折端，然后，术者两手握住近骨折端，远端助手采用摇摆触碰手法使骨折断端紧密嵌插，最后，在维持整复位置的情况下，术者用一手拇指、示指沿胫骨嵴及内侧面来回触摸骨折部，以检查骨折复位情况（图 51-2）。

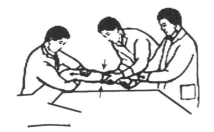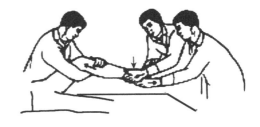

图 51-2　胫腓骨干骨折的复位

（1）固定

1）夹板固定：胫腓骨干骨折宜用五夹板固定，内侧板和外侧夹板宽约为小腿周径的 1/6，前内侧板和前外侧夹板宽约小腿周径的 1/10，后侧夹板宽约小腿周径的 1/5，夹板的长度根据骨折部位而定。

胫腓骨干上 1/3 骨折：膝关节于屈曲 40°～80°位，夹板下达内、外踝上 4cm，内、外侧夹板上端超过膝关节约 8cm，胫骨前嵴两侧分别放置前内侧板和前外侧夹板，夹板上端平胫骨内、外两侧，后侧夹板上端超过腘窝部，在股骨下端做超膝关节固定（图 51-3）。

胫腓骨干中 1/3 骨折：外、内、后侧夹板分别下平外踝、内踝和跟骨结节上缘，上平胫骨外髁、内髁和腘窝下 2cm，以不影响膝关节屈曲 90°为宜。前内、外侧夹板上平胫骨结节，下达踝关节上（图 51-4）。

胫腓骨干下 1/3 骨折：内、外侧夹板上端分别平胫骨内、外髁平面，下平足底；后侧夹板上平腘窝下 2cm，下抵跟骨结节上缘；前内、外侧夹板上平胫骨结节，下达踝关节上。固定后以不影响踝关节活动为宜（图 51-5）。

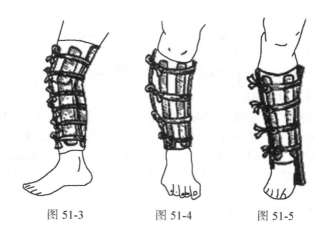

图 51-3   图 51-4   图 51-5

2）石膏固定：适用于裂缝或无移位的横形、短斜形等胫腓骨干骨折。宜选用石膏夹板、石膏托或小腿管形石膏固定。固定时应避免内、外踝等骨突部位受压而产生挤压伤。

3）持续牵引：适用于不稳定性（如长斜形、粉碎性等）胫腓骨干骨折。可选用持续牵引加小夹板固定；患肢严重肿胀的胫腓骨干骨折，宜先给予持续牵引固定，待肿胀消退后再加用小夹板固定。持续牵引有固定和复位的作用。胫腓骨干骨折可用跟骨骨牵引，牵引重量 3～5kg。骨牵引中，残余移位可通过手法矫正。固定 4～6 周后，经 X 线片复查，若骨折骨痂生长良好，可解除骨牵引，继续用夹板固定至骨折临床愈合。

（3）药物：按骨折三期辨证用药原则治疗。

（4）手术：若开放性胫腓骨干骨折，合并严重软组织损伤或胫腓骨干骨折手法治疗失败者及陈旧性胫腓骨干骨折畸形愈合或不愈合，影响功能者。根据胫腓骨干骨折类型可采用不同的手术切开复位内固定方法，如加压钢板固定、髓内针（如弧形钉、梅花针、交锁钉等）固定及外固定支架固定等。

七、胫腓骨干骨折后如何进行功能锻炼？

答：复位固定后，宜抬高患肢休息，开始锻炼趾间关节和跖趾关节的活动。稳定骨折，复位固定后，第 2 周开始练习抬腿及膝关节屈伸活动，去除固定后，逐步练习扶双拐不负重行走。不稳定骨折，解除固定后仍需在病床上锻炼约 1 周，才可扶双拐不负重步行锻炼。跟骨骨牵引者，可做双手和健腿支撑抬臀运动，解除骨牵引后，逐步下床练习扶双拐不负重行走。不负重行走时，足底要着地放平，踝关节成 90°，避免骨折远端受力致骨折旋转或成角移位。经锻炼后，若骨折部无疼痛，可行单拐逐渐负重锻炼。固定 3～5 周后，可于仰卧位，在患侧小腿两端垫枕，以维持小腿生理弧度，避免骨折向前成角。若胫骨有轻度向内成角，在解除跟骨牵引情况下，可让患者屈膝 90°，练习患肢的"4"字试验，利用患肢重力以恢复胫骨的生理弧度。

八、胫腓骨干骨折病情观察及护理要点是什么？

答：（1）病情观察要点

1）严密观察患者生命体征的变化，尤其是开放性骨折、骨折合并小腿皮肤撕脱伤和其他合并伤患者。

2）密切观察患肢远端血液循环、感觉、运动、足背动脉搏动情况，观察患肢皮肤颜色、温度、肿胀情况，警惕骨折合并腘动脉损伤、腓总神经损伤及小腿骨筋膜室综合征，发现肢体远端动脉搏动触及不清、肢端发凉、感觉迟钝、肿胀严重、皮肤颜色改变，应立即通知医生，协助紧急处理。

3）观察肢体外形、长度、周径及小腿软组织的张力；小腿皮肤的皮温、颜色；足趾的活动无有疼痛等。此外还要注意有无足下垂等。正常情况下，足趾内缘内踝和髌骨内缘应在同一直线上，胫腓骨折如发生移位，则此正常关系丧失。

（2）护理要点

1）体位：抬高患肢，促进静脉血液回流。

2）石膏或夹板固定的护理：随时查看松紧度及肢体有无麻木、异常疼痛，严防局部压疮、肢体坏死等严重并发症。24小时内经常检查足趾的背伸和趾屈情况，以判断腓总神经是否受压。

3）骨筋膜室综合征切开术后必须密切观察生命体征和出入水量变化，维持水电解质平衡，注意有无肾功能损害。

4）疼痛：遵医嘱使用镇痛药，适当予以冰敷。

5）患肢功能锻炼应尽早开始，防止膝、踝关节强制和肌肉萎缩。

九、胫腓骨干骨折患者如何进行饮食调护？

答：同"骨折概论"。

第五十二章 踝 部 骨 折

一、踝部骨折的定义是什么？

答：答踝关节由胫腓骨下端与距骨组成。其骨折、脱位是骨科常见的损伤，多由间接暴力引起踝部扭伤后发生。当踝关节内、外损伤时，往往造成内、外踝和后踝的骨折，可以是单踝骨折、双踝骨折或三踝骨折。

二、踝部的解剖特点是什么？

答：距小腿关节又称为踝关节，由胫、腓骨下端的关节面与距骨上部的关节面构成。胫骨下端内侧向下突出的骨突为内踝，其后缘向下突出的骨突为后踝，腓骨下端向下突出的骨突为外踝。内踝比外踝宽而短，位于外踝前约1cm，其尖端比外踝尖端高约0.5cm。内、外、后三踝构成踝穴，容纳距骨，距骨体前宽后窄，其上面及两侧关节面与踝穴的关节面构成关节。踝关节背伸运动时，距骨体宽部进入踝穴，下胫腓韧带紧张，此时踝关节稳定，不易发生损伤，若暴力过大，可造成骨折或脱位；踝关节于跖屈位时，距骨体窄部位于踝穴内，下胫腓韧带松弛，踝关节稳定性较差，易发生扭挫伤。胫腓骨下端有坚强的下胫腓韧带，连接胫腓骨。踝关节内副韧带较坚强，为三角韧带，能有效地防止踝关节外翻运动时被损伤；外侧副韧带有跟腓韧带、距腓前韧带和距腓后韧带，具有防止踝关节内翻运动的作用。踝关节在屈曲45°范围内活动，是人体负重量最大的屈戌关节，站立时负载全身重量。

三、踝部骨折的病因病机及分型有哪些？

答：踝部骨折常由间接暴力或直接暴力等所导致。根据暴力性质不同，可造成不同类型的骨折。临床上，常将踝部骨折分为外翻、内翻、外旋、纵向挤压和侧方挤压等类型骨折。以内翻骨折多见，外翻骨折次之，外旋骨折较少见。目前一般将踝关节损伤分为内翻与外翻两大类型，踝关节呈内翻姿势损伤者为内翻损伤，呈外翻姿势损伤者为外翻损伤。

（1）内翻暴力：跌倒、坠落时足底外侧缘着地，或小腿内下方受暴力直接打击等，使踝关节过度内翻，因外侧副韧带牵拉可发生外踝撕脱性骨折，骨折线多为横形，骨折块较小，并向内侧移位；若残余暴力继续作用，可导致距骨强力内翻，撞击内踝，产生内踝骨折，骨折块向内侧移位，形成双踝骨折；若为强大暴力，可导致后踝骨折而形成三踝骨折。

（2）外翻暴力：倒跌或坠落时，足底内侧着地，或外踝受到撞击等暴力，可导致踝关节突然外翻，内侧副韧带受到强力牵拉导致内踝骨折，骨折线多为横形。若残余暴力继续作用，距骨向外撞击外踝，可致外踝骨折，骨折块向外移位。巨大暴力可致后踝骨折，甚至发生距骨向外脱位。

四、踝部骨折的临床表现有哪些？

答：损伤后，踝部剧烈疼痛，肿胀明显，踝关节主动活动障碍，局部皮肤青紫瘀斑，或出现张力性水疱。外翻骨折有外翻畸形，内翻骨折有内翻畸形，距骨脱位时，踝部畸形明显。

五、踝部骨折的诊断依据是什么？

答：（1）病史：有明显的跌倒或撞击等外伤史。

（2）临床症状：损伤后，踝部剧烈疼痛，肿胀明显，踝关节主动活动障碍。

（3）体征：踝部压痛，肿胀明显，踝关节被动活动障碍，可扪及骨擦音及移位的骨折块，可见足内翻或外翻畸形。

（4）辅助检查：踝关节正、侧位X线片，可明确骨折类型和移位方向等。

六、踝部骨折如何辨证论治？

答：踝部骨折为常见的关节内骨折，治疗原则是恢复踝关节负重行走功能，要求达到解剖复位标准。踝部骨折类型较多，无移位骨折将踝关节于中立位固定3～4周即可，有移位骨折，要求复位准确，有效固定，并及时指导功能锻炼和辨证用药。

（1）整复：患者平卧屈膝，助手抱住其大腿，术者握其足跟和足背做顺势拔伸，外翻损伤使踝部内翻，内翻损伤使踝部外翻。如有下胫腓关节分离，可以内外踝部加以挤压；如后踝骨折并距骨后脱位，可用一手握胫骨下段向后推，另一手握前足向前提，并徐徐将踝关节背伸。利用紧张的关节囊将后踝拉下，或利用长袜袜套，套住整个下肢，下端超过足尖20cm，用绳结扎，做悬吊滑动牵引，利用肢体重量，使后踝逐渐复位（图52-1）。

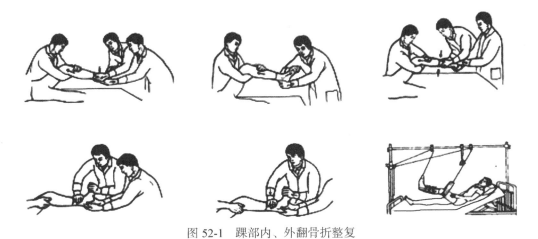

图52-1 踝部内、外翻骨折整复

（2）固定

1）夹板固定：先在内外踝处各放置一压垫，用五块夹板进行固定。内、外、后侧夹板上平小腿上1/3处，下达足跟部，前内侧及前外侧夹板较窄，其长度上平胫骨结节，下至踝关节前缘。将内翻骨折固定于外翻位，外翻骨折固定于内翻位。也可选用踝关节活动夹板（如木制或铝制夹板），将踝关节固定于中立位4～6周即可（图52-2）。

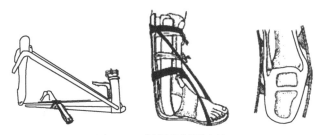

图52-2 踝部骨折固定法

2）石膏固定：若夹板固定不稳定，可选用管型石膏、石膏托或U型石膏等进行固定，至骨折临床愈合拆除石膏。

（3）药物：按骨折三期辨证用药原则治疗。

（4）手术：骨折手法整复失败或严重开放性踝部骨折，可选用切开复位内固定；陈旧性踝部骨折与脱位可用切开复位植骨术或关节融合术。临床上，可选用螺丝钉、钢板或螺栓等固定。

七、踝部骨折后如何进行功能锻炼？

答：（1）术后0～2周：根据损伤及手术特点，为使踝关节可以愈合牢固，有一些患者需要石膏托或支具固定，一般需戴2～4周。固定期间未经医生许可只能进行上述练习，盲目活动很可能造成损伤。手术后1～3天：①活动足趾，用力、缓慢、尽可能大范围地活动足趾。但绝对不可引起踝关节活动。5 分钟/组，1 组/小时。②开始直抬腿练习此练习，包括向上的、向内收的侧抬腿及外展的侧抬腿，向后的后抬腿练习，以强化大腿前后内外侧的肌肉，避免过分萎缩无力。30 次/组，组间休息 30 秒，4～6 组连续练习 2～3 次/日。练习时有可能因石膏托过重无法完成。术后 1 周：①开始膝关节屈曲练习 15～20 分钟/次，1～2 次/日。因长时间固定膝关节活动度会有所下降，故练习初期可能有疼痛，坚持练习即可改善。②开始膝关节伸展练习 15～20 分钟/次，1～2 次/日。因长时间固定膝关节活动度会有所下降，故练习初期可能有疼痛，坚持练习即可改善。③开始腿部肌力练习以恢复石膏固定期萎缩的大腿肌肉。练习腿部绝对力量，选用中等负荷（完成 120 次动作即感疲劳的负荷量），20 次/组，2～4 组连续练习，组间休息 60 秒，至疲劳为止。

（2）术后 2 周：如患者踝关节没有石膏固定，即可开始下述练习，如果踝关节有石膏固定，经医生检查后，去除石膏或支具练习踝关节的活动，练习后继续佩戴石膏或支具。①开始踝主动关节活动度练习主动地屈伸和内外翻踝关节，缓慢、用力、最大限度，但必须在无痛或微痛范围内。因早期组织愈合尚不够坚固，过度牵拉可能造成不良后果。10～15 分钟/次，2 次/日。练习前热水泡足 20～30 分钟，以提高组织温度改善延展性，加强练习效果。②逐步开始被动踝关节屈伸练习，逐渐加力并增大活动度，10～15 分钟/次，2 次/日。活动度练习应循序渐进，在 2～3 月使踝关节的活动度（即活动范围）达到与健侧相同。③踝关节内外翻活动度练习力度，因组织愈合尚不够坚固，过度牵拉可能造成不良后果。10～15 分钟/次，2 次/日。可在练习前热水泡足 20～30 分钟，以提高组织温度改善延展性，加强练习效果。

（3）术后 4～8 周：根据 X 线检查结果，由专业医生决定是否开始与下肢负重有关的练习。此期可以拆除石膏或支具固定。①开始踝关节及下肢负重练习：前向跨步练习，力量增强后可双手提重物为负荷或在踝关节处加沙袋为负荷。20 次/组，组间间隔 30 秒，2～4 组连续，2～3 次/日。要求动作缓慢、有控制、上体不晃动。后向跨步练习力量增强后可双手提重物为负荷或在踝关节处加沙袋为负荷。20 次/组，组间间隔 30 秒，2～4 组连续，2～3 次/日。要求动作缓慢、有控制、上体不晃动。侧向跨步练习力量增强后可双手提重物为负荷或在踝关节处加沙袋为负荷。要求动作缓慢、有控制、上体不晃动。20 次/组，组间间隔 30 秒，2～4 组连续，2～3 次/日。②强化踝关节周围肌肉力量：抗阻"勾足"抗橡皮筋阻力完成"勾足（足尖向上勾的动作）"动作，30 次/组，组间休息 30 秒，4～6 组连续，2～3 次练习/日。抗阻"绷足"抗橡皮筋阻力完成"绷足（足尖向下踩的动作）"动作，30 次/组，组间休息 30 秒，4～6 组连续练习 2～3 次/日。坐位垂腿"勾足"练习抗沙袋等重物的重量为阻力完成动作，30 次/组，组间休息 30 秒，4～6 组连续次练 2～3 习/日。

（4）术后 8 周：①加强踝关节及下肢各项肌力练习，开始静蹲练习，加强腿部力量，以强化下肢功能和整个下肢的控制能力。2 分钟/次，休息 5 秒，10 次/组，2～3 组/日。提踵练习，即用足尖站立，2 分钟/次，休息 5 秒，10 次/组，2～3 组/日），逐渐由双足提踵过渡至单足提踵。台阶前向下练习力量增强后可双手可提重物为负荷或在踝关节处加沙袋为负荷。要求动作缓慢、有控制、上体不晃动。20 次/组，组间间隔 30 秒，2～4 组连续练习 2～3 次/日。②强化踝关节活动度，保护下全蹲双腿平均分配体重，尽可能使臀部接触足跟。3～5 分钟/次，1～2 次/日。注意：此期骨折愈合尚在生长改建，故练习及训练应循序渐进，不可勉强或盲目冒进。且应强化肌力以保证踝关节在运动中的稳定，并应注意安全，绝对避免再次摔倒！

（5）术后 12 周：①3 个月后可以开始由慢走过渡至快走练习。②6 个月后开始恢复体力劳动及运动。

八、踝部骨折病情观察及护理要点是什么？

答：（1）病情观察要点：①局部疼痛肿胀程度，皮下出血和功能障碍。②末梢血液循环及感觉运动情况。

（2）护理要点：①心理护理。给予生活上的帮助及精神上的安慰。②体位。抬高患肢略高于心脏位置，以利消肿。③预防压疮。石膏固定及跟骨牵引者，于骨隆突处加棉垫等保护物，倾听患者主诉，了解是否有骨折处以外的疼痛点，以便及时发现异常。④疼痛。遵医嘱使用镇痛药，适当予以冰敷。

九、踝部骨折患者如何进行饮食调护?

答：同"骨折概论"。

第五十三章　肋　骨　骨　折

一、肋骨骨折的定义是什么?

答：肋骨古称"胸肋""胁肋"。肋骨骨折在胸部损伤中最为常见，既可以发生单根或多根肋骨骨折，也可发生同一肋骨的多处骨折。以成年人和老年人多见，儿童少见。

二、肋骨的解剖特点是什么?

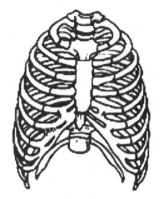

图 53-1　胸廓骨性结构（前面观）

答：肋骨共有 12 对，左右对称。第 1～3 肋较短，前后分别有锁骨和肩胛骨，较少发生骨折。第 4～7 肋较长并固定，较易发生骨折。第 8～10 肋虽也较长，但其前端与胸骨连成肋弓，弹性较大，不易骨折。第 11～12 肋前端游离不固定（浮肋），也不易骨折。肋骨的前后缘分别与胸骨、脊椎横突构成胸肋关节和肋横关节。肋骨前端借肋软骨与胸骨相连而组成胸廓，保护心、肺等胸腔脏器和组织（图 53-1）。

三、肋骨骨折的病因病机及分型有哪些?

答：直接暴力、间接暴力等都可导致肋骨骨折。暴力打击或撞击胸部，直接作用于肋骨，使承受打击部的肋骨向内弯曲而发生骨折。塌方、车祸等外伤时胸部受到前后方对挤的间接暴力，肋骨在腋中线附近向外过度弯曲而发生骨折（图 53-2）。

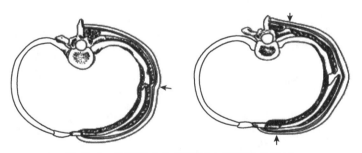

图 53-2　直接暴力和间接暴力引起肋骨骨折

肋骨骨折的移位主要受外伤暴力的影响。单处或双处肋骨骨折时，如尖锐的骨折断端向内移位，可刺破壁层胸膜和肺组织，产生气胸、血胸、皮下气肿或引起血痰、咯血等。空气或血液进入胸膜腔可使伤侧肺萎缩，甚至可将纵隔推向健侧，不同程度地影响正常的呼吸功能和血液循环。临床上根据胸膜穿破口闭合情况将气胸分为闭合性、开放性和张力性三种。多根多处骨折时，可因骨折段游离使局部胸壁失去完整肋骨的支撑而软化形成浮动胸壁（亦称连枷胸），产生反常呼吸运动，即吸气时因胸膜腔负压而使胸壁向内凹陷，呼气时因胸膜腔负压减低而使胸壁向外凸出（图 53-3）。反常呼吸使肺的通气功能障碍，严重影响呼吸和循环功能，甚至发生呼吸和循环衰竭。

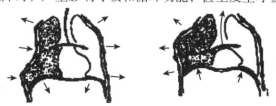

图 53-3　浮动胸壁及反常呼吸

四、肋骨骨折的临床表现有哪些？

答：伤后局部疼痛、肿胀、咳嗽、喷嚏、深呼吸及躯干转动时疼痛可明显加重。检查骨折处和周围可有皮下血肿或瘀斑，局部压痛，有时可触及骨擦感或畸形，胸廓挤压试验阳性（图53-4）。若并发气胸，轻者可出现胸闷、气促等症状，重者可出现呼吸困难、发绀、休克等症状和表现；并发血胸时，若胸膜腔小量积血，患者常无明显症状。

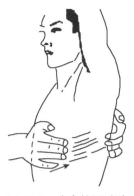

图53-4　胸廓挤压试验

五、肋骨干骨折的诊断依据是什么？

答：（1）病史：有胸部外伤史，如车祸伤、挤压伤等。

（2）临床症状：伤处疼痛，或肿胀、瘀斑；说话、咳嗽、喷嚏、深呼吸及躯干转动时疼痛可明显加剧。并发气胸、血胸等并发症时可出现呼吸、循环症状甚至休克。

（3）体征：局部压痛，或有畸形、骨擦音，胸廓挤压试验阳性。多根双处骨折时出现反常呼吸。并发气胸、血胸时可见相应体征。

（4）辅助检查：胸部X线照片可以明确肋骨骨折及其移位情况，同时还有助于气胸、血胸等并发症的诊断，但前肋软骨骨折并不显示X线异常征象，主要靠临床检查。对少量血胸等可以通过CT获得诊断。

六、肋骨骨折如何辨证论治？

答：单纯肋骨骨折，因有肋间肌固定和其余肋骨支持，较少移位且较稳定，一般不需整复，即便畸形愈合，也不妨碍呼吸运动。治疗重点是固定、镇痛和防治并发症。如多根多处肋骨骨折或合并气胸、血胸等并发症，则需及时治疗。

（1）整复

1）立位整复法：患者与术者相对靠墙站立，术者用双足踏患者双足，双手通过患者腋下，交叉抱于背后，然后双手扛起肩部，使患者挺胸，骨折自然整复。

2）坐位或卧位整复法：患者正坐或仰卧，一助手双手按患者上腹部，令患者用力吸气，至最大限度再用力咳嗽，同时助手用力按压上腹部，术者以拇指下压突起的骨折端，即可复位。若为凹陷骨折，在患者咳嗽同时，术者双手对挤患部的两侧，使下陷的骨折复位。

（2）固定

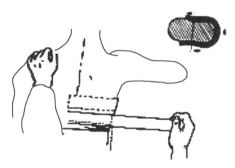

图53-5　胶布固定法

1）胶布固定法：适用于第5～9肋骨骨折。患者体位同上，以7～10cm宽的长胶布自健侧肩胛骨中线绕过骨折处至健侧锁骨中线紧贴，第二条盖在第一条的上缘，互相重叠约1/2，如此由后向前、自上而下进行固定。固定范围包括骨折区及上、下各两根肋骨，固定时间3～4周（图53-5）。

2）宽绷带固定法：适用于皮肤对胶布过敏者。骨折整复后，患者坐位深呼气，即胸廓缩至最小，用宽绷带多层环绕胸部包扎固定或以多头带包扎固定。时间3～4周。骨折固定的同时可在局部外敷中药，如伤药膏、消瘀膏。

七、肋骨骨折后如何进行功能锻炼？

答：肋骨骨折经整复固定后即可下地自由活动。多根、多段骨折症状较重者早期可在半卧位休息同时锻炼腹式呼吸运动，症状减轻后下地活动。肋骨牵引者应平卧位休息制动，待骨折稳定方可下地活动。

八、肋骨骨折折病情观察及护理要点是什么？

答：（1）术前护理

1）严格观察病情及生命体征，认真检查有无其他脏器损伤并及时处理。

2）胸带包扎或宽胶布固定，以减少胸壁活动时的疼痛，并随时观察固定胶布有无松动、移位等情况。

3）病情允许时取半坐卧位，以利于呼吸。

4）鼓励患者经常咳嗽排痰，以保持呼吸道通畅，防止发生肺不张。

5）对病情危重、呼吸困难、无排痰能力的患者，缺氧明显时给予持续低流量吸氧；必要时行气管切开术，术后专人护理，并执行气管切开术后护理常规。

6）控制感染：遵医嘱输入抗生素。

7）心理护理。

（2）术后护理

1）病情察：监测生命体征，观察伤口敷料有无渗出。

2）疼痛的护理：患者咳嗽时，用手轻压骨折处及伤口处。遵医嘱给予镇痛药。

3）妥善固定引流管，保持有效引流，观察水柱波动情况，并记录和观察引流液的颜色、量、性质。

4）体位：采取合适的体位，给予半卧位，有利于引流。

5）在引流期间，鼓励患者咳嗽及深呼吸，以帮助肺的扩张，消灭无效腔。

6）并发症的观察与护理。

第五十四章 骨盆骨折

一、骨盆骨折的定义是什么？

答：由于骨盆结构坚固，可很好地应对人们在日常活动和负重时的生物力学要求，因此在骨损伤中骨盆骨折的发生率相对较低。成人骨盆骨折，不包括髋臼骨折，一般由低能创伤引起的稳定骨折，如老年人的跌伤；或由高能量创伤引起，此种损伤导致明显的致残率和死亡率。其最常见的原因是交通事故、高处坠下、工业挤压伤，其中交通伤是导致骨盆损伤的重要原因。高能量骨盆骨折的潜在并发症有大血管损伤、神经损伤、盆腔脏器损伤，如肠、膀胱、尿道等，严重威胁患者生命。骨盆骨折患者死亡率较高，早期死亡多因出血或闭合性颅脑损伤，后期死亡者则源于感染或系统脏器衰竭。

二、骨盆的解剖特点是什么？

答：骨盆是由左右髋骨与骶、尾骨紧密连接而成的环状骨性结构。骨盆后方由髋骨的耳状关节面与骶骨构成左、右骶髂关节，并借骶髂关节与脊柱相连。两侧髋臼与股骨头构成髋关节，与双下肢相连。因此骨盆是躯干与下肢之间的连接，起着传导重力和支持体重的作用（图 54-1）。

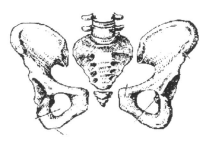

图 54-1　骨盆环结构

人体直立时，骨盆上口平面向前下倾斜，女性的倾斜度比男性稍大。女性骨盆是胎儿分娩出的产道，所以男女骨盆有着显著的差异。两侧耻骨下支在耻骨联合下缘所形成的夹角叫耻骨角，男性为 70°～75°，女性角度较大，为 90°～100°。女性骨盆主要表现：骨盆全形短而宽阔，上口为圆形，较宽大，下口的各径（矢状径和横径）均较男性者大，加之尾骨的活动性较大，耻骨联合腔也较宽，坐骨结节外翻，从而使骨盆各径在分娩时可有一定程度的增长。当人体站立位，体重自第 5 腰椎、骶骨经两侧的骶髂关节、髋臼传导至两侧股骨头及下肢，这种弓形力传递线称为骶股弓。端坐位时，则重力由骶髂关节传导至两侧坐骨结节，这种弓形力传递线称为骶坐弓（图 54-2）。前方两侧耻骨借纤维软骨连接构成耻骨连合，因此，骨盆呈环状。骨盆前部有两条约束弓，一条通过耻骨联合联结两侧耻骨上支，防止骶股弓被挤压，另一条为两侧耻骨下支与坐骨构成的耻骨弓，能约束骶坐弓不致散开。约束弓相对薄弱，骨盆骨折时，常是约束弓先折断。

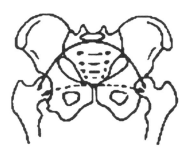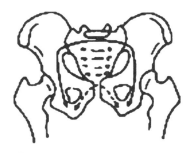

图 54-2　骨盆力的传导方向

骨盆环的稳定性主要依赖于后方负重的骶髂复合体的完整性，骶髂复合体由骶髂关节、骶髂骨间韧带、骶髂前后韧带等多条韧带构成。

由于盆腔内血管丰富，骨盆本身亦为血液循环丰富的松质骨，因而骨盆骨折时，常常出血很严重，极易发生休克。骨盆对于盆腔内的直肠、膀胱、输尿管、尿道、女性的子宫和阴道，以及神经、血管等有很重要的保护作用。骨折时，容易损伤这些器官，直肠等盆腔内脏器的破裂可导致严重的感染而危及生命。

三、骨盆骨折的病因病机及分型有哪些？

答：（1）引起骨盆骨折的外力包括直接暴力、间接暴力和肌肉牵拉力等。其中直接暴力临床最常见，多见于严重的交通事故及工伤事故。由于暴力大小、作用方向和速度不同，损伤程度差别较大，严重者可伴有盆腔脏器损伤，甚至因大出血当场死亡。间接暴力主要是由下肢向上传导抵达骨盆的暴力，主要引起中心性髋关节脱位或髋臼缘骨折。肌肉牵拉力是指由肌肉突然收缩引起的髂前上棘、髂前下棘和坐骨结节等的撕脱骨折。根据外伤机制可将骨盆骨折可分为前后挤压型、侧方挤压型和垂直分离型三种。

（2）骨盆骨折按骨盆环完整性受损的程度不同可分为四型。

Ⅰ型：无损于骨盆环完整性的骨折。包括髂前上棘或下棘骨折、髂骨翼骨折、坐骨结节骨折、骶尾骨折、一侧耻骨单枝骨折。

Ⅱ型：骨盆一处断裂的骨折。包括一侧耻骨双枝骨折、耻骨联合分离、一侧骶髂关节附近骨折脱位。

Ⅲ型：骨盆环两处以上断裂的骨折。包括耻骨联合附近两处骨折脱位，合并髂骨或骶骨骨折或髂骶关节脱位，以及骨盆环多处骨折。

Ⅳ型：髋臼骨折，包括髋部中心性脱位。

Ⅰ、Ⅱ、Ⅲ型属稳定型，Ⅳ型骨折骨盆环失去稳定性，为不稳定性。

四、骨盆骨折的临床表现有哪些？

答：骨盆骨折多为严重外伤导致。其临床表现可包括骨折表现、脏器组织损伤表现和骨折并发症表现三方面。骨折方面主要表现为局部肿胀、压痛、皮下瘀血或皮肤擦伤及下肢功能障碍等；脏器组织损伤主要指骨折同时合并的损伤，如颅脑、胸部和腹部脏器损伤，临床可出现相应的症状体征，如意识障碍、呼吸困难、发绀、腹痛、腹膜刺激症状等；骨盆骨折的并发症主要包括髂部血管损伤引起的出血甚至失血性休克（严重骨盆骨折的出血量可达2500~4000ml），尿道膀胱损伤出现的血尿、尿潴留或尿外渗等，直肠损伤引起的肛门出血及下腹疼痛等，子宫阴道损伤出现的局部血肿、瘀血、疼痛及非月经期阴道流血等；神经损伤出现的臀部或下肢麻木、感觉减退等。

五、骨盆骨折的诊断依据是什么？

答：（1）病史：多有明确的严重外伤史。

（2）临床症状：局部疼痛肿胀、皮下瘀血或皮肤擦伤，坐、立等活动受限。如发生血管或盆腔脏器损伤等并发症，可出现相应的临床症状。

（3）体征：骨折局部压痛明显，髂前上、下棘和坐骨结节撕脱骨折，常可触及移位的骨块。骨盆挤压分离试验阳性说明骨盆环完整性破坏，"4"字试验阳性提示骶髂关节损伤，肛门指诊发现血迹或直肠前方饱满或触及骨折端，考虑有直肠损伤或尾骨骨折，导尿时导尿管无法插入及肛门指检发现前列腺移位者，说明尿道完全断裂，阴道检查可以发现阴道撕裂的部位和程度。

（4）辅助检查：通常情况投照骨盆前后位X线片，可以明确骨盆骨折的部位、移位等情况，必要时加照特殊体位的X线片，如骶尾骨正侧位片、骨盆出口位和入口位等X线片以进一步确定相应骨折损伤。CT扫描对判断骶髂关节损伤的部位、类型和程度，骶骨骨折及骨盆旋转畸形、髋臼骨折等有十分重要的意义。

六、骨盆骨折有哪些常见并发症？

答：（1）休克：骨盆为松质骨，骨折本身出血较多。其邻近有动脉及静脉丛，加以盆腔静脉丛多无静脉瓣阻挡回流，骨折可引起广泛出血。出血量可达1000ml以上。积血沿腹膜后疏松结缔组织间隙延伸至肾区或膈下，形成巨大腹膜后血肿。如果合并损伤髂内、外动脉或股动脉。也可引起盆腔内严重出血，均会导致休克，甚至因失血过多而迅速死亡。

（2）直肠及女性生殖道损伤：坐骨骨折可损伤直肠、肛管和女性生殖道。直肠上 1/3 位于腹膜腔内，中 1/3 仅前面有腹膜覆盖，下 1/3 全无腹膜。如直肠损伤破裂在腹腔内或撕破腹膜则引起弥漫性腹膜炎，仅为直肠周围的厌氧菌感染。阴部检查及肛门指诊有血迹是合并伤的重要体征，肛门指诊还可以发现破裂口及骨折端。延误诊断处理，感染将造成严重后果。因此骨盘骨折病例检查肛门及会阴。

（3）膀胱及尿道损伤：是骨盆骨折常见的并发症。

1）膀胱破裂多见于耻骨联合部附近骨折脱位，可由于骨折片刺破膀胱；膨胀膀胱突然受暴力挤压或耻骨膀胱韧带破裂而引起膀胱品破裂，多为腹膜外破裂。

2）尿道损伤多见于男性耻骨联合附近骨折脱位，其中以尿生殖膈以上的尿道断裂最常见。多由于骨折时骨盘内软组织的严重牵引使后尿道撕裂或背骨折片刺伤。

膀胱尿道损伤后使尿液外渗，导致广泛蜂窝组织炎、脓肿形成、尿道及周围组织坏死、毒血症、肾衰竭，若不处理可导致死亡。

（4）神经损伤：骨盆骨折合并神经损伤偶尔见于损伤严重的患者。神经损伤因骨盆骨折的部位不同而不同。如骶骨骨折多损伤支配膀胱和会阴的马尾神经，严重的半侧骨盆移位，可造成腰丛或骶丛损伤。坐骨神经多由坐骨大切迹部或坐骨骨折所造成。耻骨支骨折偶尔可伤及闭孔神经或股神经。

七、骨盆骨折容易发生的部位有哪些？

答：耻骨联合、骶骨、盆骨前环、前后韧带处。

八、骨盆骨折容易损伤哪些神经？有哪些临床表现？

答：骨盆骨折多在骶骨骨折时发生，组成腰骶神经干的第 1 骶神经及第 2 骶神经最易受损伤，可出现臀肌、腘绳肌和小腿腓肠肌群的肌力减弱，小腿后方及足外侧部分感觉丧失。骶神经损伤严重时可出现跟腱反射消失，但很少出现括约肌功能障碍。

九、为什么骨盆骨折易导致大出血？

答：骨盆为松质骨，骨折本身出血较多。其邻近有动脉及静脉丛，加以盆腔静脉丛多无静脉瓣阻挡回流，骨折可引起广泛出血。出血量可达 1000ml 以上。积血沿腹膜后疏松结缔组织间隙延伸至肾区或膈下，形成巨大腹膜后血肿。如果合并损伤髂内、外动脉或股动脉。也可引起盆腔内严重出血，均会导致休克，甚至因失血过多而迅速死亡。

十、骨盆骨折患者如何搬运？有哪些注意事项？

答：用三人搬运法。伤员平躺，第一人的双手分别在伤员的头颈部和腰部，第二人的双手分别在伤员的臀部上方和下方,第三人的双手分别在伤员的膝盖上方和踝关节处。相邻的双手要紧挨着。而且此时三个救护员必须是同侧腿跪地。然后由其中一人发号令，三人同时用力将伤员抬高至膝盖水平，接着再发号令将伤员抬高。伤员的脊柱需在统一轴线上，不可以弯曲。然后同时踏步走或者放置在硬板上。放置在硬板上时要将伤员的双膝屈膝，减少腹部张力，减轻伤员疼痛。

十一、骨盆骨折如何辨证论治？

答：骨盆骨折的治疗首先是积极处理血管损伤、脏器破裂等并发症和合并症。稳定性骨盆骨折和大多数不稳定性骨盆骨折可以通过卧床休息、手法复位、牵引、固定等非手术治疗获得治愈，少数不稳定骨折需要手术内固定。

（1）早期救治：骨盆骨折往往合并多部位脏器损伤，病死率较高。要防治休克等危及生命的疾患。对疑有骨盆骨折或休克征象的患者应尽量减少搬动，急救时注意正确的搬运方法。急救主要包括大出血的处理和其他可能危及生命的全身或局部损伤的处理。对内出血在选用药物止血的同时，迅速补充血容量，抗休克治疗，必要时手术探查处理。

（2）整复

1）手法整复：对不影响骨盆环稳定的耻骨支、坐骨支和髂骨翼骨折需卧床2～3周，有移位尾骨骨折可用肛门内手法复位。前后挤压型骨折，术者用双手从两侧向中心对挤髂骨翼，使之复位。侧方挤压型骨折，术者用两手分别置于两侧髂前上棘向外推按，分离骨盆使之复位。但对于不稳定型的骨盆骨折，手法整复应慎重。骨盆边缘孤立性骨折一般无须复位，卧床休息3～4周即可；骨盆环单处无移位骨折一般无须整复，卧床休息3～4周即可。骨盆环双处移位骨折根据骨折类型需区别对待，在采用手法时应慎重，可以采用骨牵引逐步复位法。

2）牵引复位：对垂直方向移位明显的骨盆骨折，行股骨髁上骨牵引，牵引重量为体重的1/7～1/5，牵引时间8～10周。牵引同时可以配合骨盆外固定支架可以获得更安全充分的治疗。

（3）固定：骨盆边缘和骶尾骨骨折卧床休息即可；骨盆边缘撕脱骨折采取相应肌肉放松体位，骶尾骨骨折骶尾部垫气圈以减轻疼痛；骨盆环单处骨折可用多头带环形固定以减轻疼痛；前后挤压型骨盆环双处骨折可用骨盆兜悬吊固定，骨盆兜是由厚帆布制成，其宽度为上达髂骨翼，下达股骨大转子，悬吊重量以患者臀部抬离床面为度，其原理为依靠挤压合拢骨盆的力量使骨折复位与固定；纵向垂直剪切骨折可采用股骨髁上牵引进行固定。

（4）药物：按骨折三期辨证论治，如合并相关病症，对症处理。

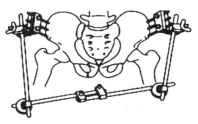

图54-3　骨盆骨折外固定

（5）手术：对于明显移位的，不稳定的骨盆骨折类型，可选用内固定或外固定支架治疗，如骨盆重建钢板、拉力螺钉、骶骨棒及外固定支架（图54-3）等。外固定支架简便易行，创伤小，尤其适于急诊时使用，对于复位固定骨折，控制出血，纠正休克大有裨益。

十二、骨盆骨折后如何进行功能锻炼？

答：对未损伤负重弓的稳定骨折，疼痛缓解后即可逐渐进行踝、膝、髋关节和下肢肌肉的功能锻炼，3～4周可以扶拐下地锻炼；对不稳定的骨盆骨折，牵引或卧床期间主要加强下肢肌肉舒缩和膝、踝关节的屈伸活动，牵引解除或骨折愈合后方可下床站立、行走锻炼；解除固定牵引后，应抓紧时间进行各方面的练功活动。功能锻炼应根据患者的总体情况由被动运动过渡至主动运动，范围可由小至大、由浅至深、由单关节至多关节，由床上至床下，先易后难、循序渐进、逐步适应。骨牵引患者也应尽早开始局部按摩。

十三、骨盆骨折病情观察及护理要点是什么？

答：骨折早期尽量减少不必要的搬动，避免骨折断端的异常活动，同时及时判断各种并发症的可能和程度并做相应处理，包括止血、输液、会诊等。骨盆骨折或合并其他脏器损伤时，必须密切观察生命体征、意识情况、表情、皮肤黏膜等，如有异常及时对症处理。骨盆托带悬吊牵引者，吊带要保持平衡，以防压疮。吊带要离床面约5cm，并要保证吊带宽度、长度适宜。下肢牵引者，一般是双下肢同时牵引，要置双下肢外展位。嘱患者或陪护帮其经常翻身，以防发生压疮。

第五十五章 脊柱的解剖学基础知识

一、脊柱由哪些部分组成?

答:脊柱是由 32～33 块脊椎骨组成的中轴骨架,其中颈椎 7 块,胸椎 12 块,腰椎 5 块,以及 5 块骶椎和 3～4 块尾椎。由于在成年后骶、尾段各椎骨相互融合成一块骶骨和一块尾骨,故脊柱也可以说由 26 块脊椎骨组成。它是身体的支柱,不仅负荷重力、缓冲震荡,而且参与组成胸、腹、盆壁,起到保护脊髓、神经根和胸、腹、盆壁脏器的作用。

二、脊椎骨的一般形态有哪些?

答:典型的椎骨包括椎体和椎弓两部分。椎体在前,是椎骨的负重部分,椎体的体积也逐渐增大。椎体呈圆形,主要由骨松质构成,表面覆有薄层骨密质。椎体后方呈弓状的部分叫椎弓。椎弓和椎体之间共同围成的孔叫椎孔。各个椎体的椎孔相连就形成椎管,其中容纳脊髓及其被膜,在脊椎骨骨折或脱位时可损伤到脊髓。椎弓与椎体相连的部分较窄称为椎弓根,其上、下方各有一个椎上切迹和椎下切迹。相邻椎弓根上下切迹共同围成椎间孔,孔内有脊神经及血管通过。椎弓根向后的扁平部分称椎弓板,也称椎板,两侧的椎弓板在后部中线处融合构成了椎管后壁的主要部分。每个椎弓上有 7 个突起,即 4 个关节突、2 个横突及 1 个棘突(图 55-1,图 55-2)。

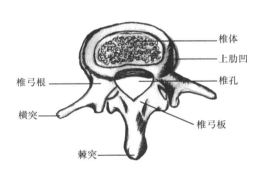

图 55-1 椎体的一般形态(矢状面)

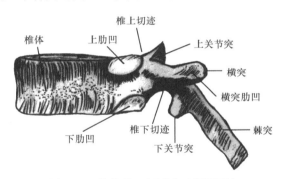

图 55-2 椎体的一般形态(侧面观)

三、颈椎的形态特点是什么?

答:由于颈椎承载重量较小,故其椎体的体积也相应较小。相对于椎体,椎孔较大,其横径较矢状径大。第 1、第 2 和第 7 颈椎的形态比较特殊,第 1 颈椎称寰椎,无椎体,代之以前弓。寰椎有前弓和后弓,以及夹在中间的两个侧块,前弓较短,它的正中后面有一齿突凹,与齿突相关节,称为寰齿关节。前结节甚为突出,朝下,前纵韧带和左右头长肌从其越过。后弓较长,后弓相当于棘突的部分只留有一个小结节,朝上、后,作为左、右头后小直肌的附着点。侧块位于前后弓之间,上面有上关节凹,呈扁椭圆形,下面有关节面,呈圆形(图 55-3)。第 2 颈椎称枢椎,枢椎下部与一般颈椎相似,但其上部有独特的形态——齿突。齿突可视为寰椎的椎体,其根部有寰椎横韧带通过,显得较细,前面有一关节面,与寰椎前弓下正中后面的齿突凹相关节。枢椎横突短小,朝下。棘突有众多肌肉附着,特别粗大(图 55-4)。第 7 颈椎称隆椎,棘突很长,末端不分叉,在活体上易摸及,为常用骨性标志。上、下关节

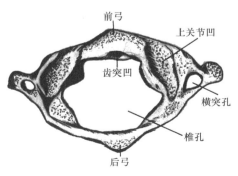

图 55-3 寰椎的一般形态

突的关节面较其他颈椎更倾斜，具有典型胸椎的结构特征（图 55-5）。

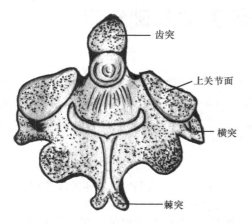

图 55-4　枢椎的一般形态

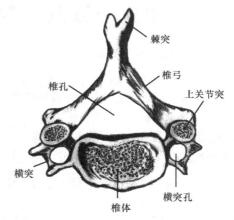

图 55-5　第七颈椎的一般形态

四、颈椎的运动学特点有哪些？

答：上颈椎（颈 0～颈 1～颈 2）亦称枕—枢复合体，包括颈 0～颈 1 和颈 1～颈 2 两个节段，其运动最为独特。与脊柱其他节段运动相比，上颈椎的运动幅度较大，尤其是颈 1～颈 2 的轴向旋转运动。颈 0～颈 1 和颈 1～颈 2 节段的屈伸运动和侧弯运动幅度基本相同，但侧屈活动均较屈伸运动小。颈 1～颈 2 节段的轴向旋转运动明显大于颈 0～颈 1。实际上整个颈椎 50% 左右的轴向旋转运动发生在颈 1～颈 2 节段。上颈椎的平移活动很小，它的大多数屈曲/后伸活动出现在中位颈椎，尤其是颈 5～颈 6 节段。伸屈和轴向旋转活动则是越往下越变小。下颈椎的屈伸运动和轴向旋转运动的瞬时转动轴位于下位颈椎椎体的前部，而侧弯运动的瞬时转动轴位于下位颈椎椎体的中间。

五、胸椎的形态特点是什么？

答：12 个胸椎参与胸廓的构成，胸椎上有关节面与肋组成微动关节，其中第 1 胸椎和末 4 个胸椎的关节独特，而第 2～8 胸椎的结构典型。中段胸椎的椎体呈心形，其椎体的长、宽介于颈椎和腰椎之间。椎体左侧扁平为与降主动脉接触所致。典型的胸椎椎体两侧有上、下肋凹。胸椎椎孔呈圆形，较小，其容积不大于食指粗细（图 55-6，图 55-7）。

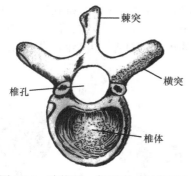

图 55-6　胸椎的一般形态（矢状面）

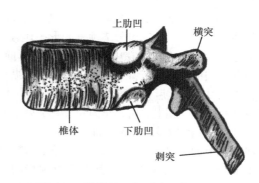

图 55-7　胸椎的一般形态（侧面观）

六、胸椎的运动学特点有哪些？

答：胸椎参与胸廓的构成，其运动幅度比颈椎和腰椎要小。上、下位胸椎分别与颈椎和腰椎的结构相近。上位胸椎相对较小，小关节面的取向与颈椎相似。胸椎小关节面从上至下逐渐转向矢状面，因而上位胸椎的轴向旋转运动比下位胸椎要大。

七、腰椎的形态特点是什么？

答：腰椎的特征是肥大，很容易与其他椎骨相区别，表现为既无横突孔，也没有肋凹。椎体尺寸较大，呈肾形，其宽度大于前后径，前高大于后高。腰椎的椎弓根伸向后外，椎上切迹较小，自第1腰椎向下矢状径顺序下降，而椎骨下切迹较大，上下区别不大，椎弓板较厚，并略向后下倾斜。椎孔呈三角形，较小。第3腰椎横突最长（图55-8，图55-9）。

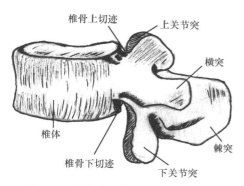

图 55-8　腰椎的一般形态（侧面观）

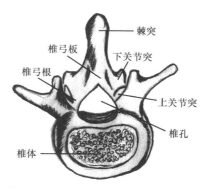

图 55-9　腰椎的一般形态（矢状面）

八、腰椎的运动学特点有哪些？

答：与颈椎、胸椎不同，腰椎承受的载荷很大。腰椎和骨盆的运动构成了躯干的活动。由于小关节面的取向，腰椎的轴向旋转运动是很小的，但有较大的屈伸活动。腰椎的屈伸运动范围从上至下是逐渐增加的，其中第5腰椎至第1骶椎节段屈伸运动最大。除此节段的侧弯运动和轴向旋转运动较小以外，腰椎节段侧弯运动和轴向旋转运动是相近的。第4、5腰椎和第5腰椎至第1骶椎节段承受的载荷最大，运动的幅度也最大，其独特的生物力学机制与临床上这两个节段疾病较多的现象有密切的联系。

九、骶、尾椎的形态特点是什么？

答：骶骨由5个骶椎融合而成，呈倒三角形，组成骨盆后壁。骶骨弯曲，向后倾斜，与第5腰椎之间有一个明显的成角，称为骶骨角。骶骨的腹面平滑，凹向前，背面粗糙，有典型的骶椎的节段性特征。尾骨通常由4个退化的尾椎融合而成。第1尾椎相对较大。下3个骶椎仅有椎体和横突的融合，而没有椎弓部分的融合。虽然尾骨对脊柱无支持作用，但为后部臀大肌和前部膈肌提供附着（图55-10，图55-11）。

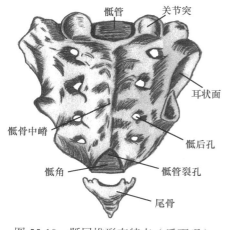

图 55-10　骶尾椎形态特点（后面观）

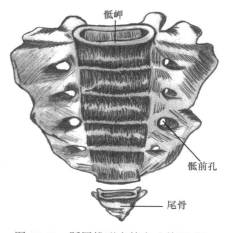

图 55-11　骶尾椎形态特点（前面观）

十、脊柱的基本生物力学功能有哪些?

答: 运动功能,提供在三维空间范围内的生物运动;承载功能,自头和躯干将载荷传递至骨盆;保护功能,保护椎管内容纳的脊髓及神经。

十一、何谓脊柱的三柱概念? 有何作用?

答: 由 Deni s 于 1983 年提出脊柱的三柱概念,前柱包括前纵韧带、前 2/3 的椎间盘和椎体;中柱包括后 1/3 的椎间盘和椎体、后纵韧带;后柱包括神经弓、棘间韧带、关节突、关节囊、黄韧带、棘上韧带。Deni s 认为脊柱的稳定性依赖于中柱的形态,而不仅是后方的韧带复合结构。根据这个原理,将不稳定型骨折分为三度:Ⅰ度不稳定,脊柱在生理载荷情况下发生成角或弯曲才为机械性不稳定,如严重的椎体压缩骨折及安全带损伤或骨折;Ⅱ度不稳定,为神经性不稳定,由于中柱受累,在椎体进一步塌陷时,可继发椎管狭窄,产生迟发性神经症状;Ⅲ度不稳定,兼有机械性不稳定和神经性不稳定,见于三柱损伤者,如骨折脱位。

十二、骨骼的主要成分是什么?

答: 骨骼的主要成分是骨质。其表层(外层)均致密而坚硬,称为骨密质,又称密质骨或皮质骨,占骨骼的 25%;由骨密质往里,骨的结构疏松,呈海绵状,称骨松质,又称松质骨,占 75%。

十三、椎体由哪几部分组成?

答: 椎体是由软骨板、松质骨及密质骨组成的复合结构。

十四、椎体有哪些功能?

答: 椎体主要是承受压缩载荷。随着椎体负重由上而下地增加,椎体也自上而下地变大,如腰椎椎体的形态比胸椎和颈椎又厚又宽,承受较大的负荷。不同椎体承受负荷所占体重的百分比均有所不同,总的趋势是自上而下逐渐增大,第 1～5 腰椎分别为 50%、53%、56%、58% 和 60%。椎体皮质骨和松质骨承受压缩负荷的比例与年龄有关。40 岁以前分别为 45% 和 55%,40 岁以后则达 65% 和 35%。皮质骨在压缩负荷作用下更容易发生骨折。因此,在压缩载荷下,皮质骨首先骨折。椎体内松质骨的功能不仅是与皮质骨外壳一起分担载荷,在高速加载时,是抵抗动力性峰载的主要因素。

十五、椎间盘由哪几部分组成?

答: 椎间盘构成脊柱整个高度的 20%～33%,主要由髓核、纤维环和软骨终板三部分构成。髓核含有 70%～90% 的水分,随着人的衰老,水分逐渐降低。当水分含量变化时,椎间盘的黏弹性就会改变,这就是椎间盘退变的基础。纤维环由纤维软骨组成。在椎体与纤维环、髓核之间为软骨终板,由透明软骨构成。

十六、椎间盘有哪些功能?

答: 椎间盘可承受并分散负荷,同时能制约过多的活动,这是其重要的生物力学功能。椎间盘在低载荷时主要提供脊柱的柔韧性,并随负荷的增加而加大刚度,在高负荷时则提供脊柱的稳定性。椎间盘还具有黏弹性,主要表现为蠕变和松弛,可使其自身能够有效地缓冲和传递负荷;还表现为具有滞后特性,在加负与卸负过程中的能量丢失现象,通过滞后这一过程,椎间盘可有效地吸收能量,而且载荷越大,滞后作用也越大,从而具有防止损伤的功能。

十七、椎间盘髓核突出的病理变化过程分几个阶段?

答: 椎间盘髓核突出的病理变化过程分三个阶段。

(1)突出前期:此期髓核因退变和损伤可变成碎块状物,或呈瘢痕样结缔组织,纤维环因损伤变软变薄或产生裂隙。

(2)椎间盘突出期:外伤或正常活动使椎间盘压力增加时,髓核从纤维环薄弱处或破裂处突出。

（3）突出晚期：椎间盘突出后，突出物纤维化或钙化；椎间隙变窄，椎体上下面骨质硬化，边缘骨质增生，形成骨赘；神经根和马尾神经损害；黄韧带肥厚；继发性椎管、根管狭窄。

十八、椎间盘髓核突出的病理形态有几种？

答：椎间盘髓核突出的病理形态有三种类型。

（1）隆起型：纤维环部分破裂，表层完整，退变的髓核经薄弱处突出，突出物多呈半球状隆起，表面光滑。此型后纵韧带和部分纤维环完整，突出物常可自行还纳或经非手术方法还纳。临床上表现呈间歇性发作。也可因外伤，如粗暴手法使纤维环完全破裂，变成破裂型或游离型突出。

（2）破裂型：纤维环完全破裂、退变和破碎的髓核由纤维环破口突出，突出物多不规律，有时呈菜花样或碎片状。病程较长者，突出物易与周围组织粘连，产生持续性压迫。

（3）游离型：纤维环完全破裂，髓核碎块，经破口脱出游离于后纵韧带之下，或穿破或绕过后纵韧带进入硬膜外间隙。游离的髓核碎块有可能远离病变间隙，到达上（或下）一个椎间隙平面。有时大块髓核碎块脱落将椎管堵塞，造成广泛的神经根和马尾神经损害。个别病例髓核碎块破入硬膜囊造成马尾神经严重损害。

十九、脊柱韧带有哪些功能？

答：首先，韧带的存在即允许两椎体间有充分的生理活动，又能保持一定姿势，并使维持姿势的能量消耗降至最低程度。其次，通过将脊柱运动限制在恰当的生理范围内及吸收能量，对脊柱提供保护。最后，在高载荷、高速度加载伤力下，通过限制位移，吸收能量来保护脊髓免受损伤，上述功能特别是能量吸收能力，随年龄的增长而减退。

二十、椎管内有哪些重要结构？

答：椎管内的重要结构是脊髓和马尾神经，经脊柱向外经椎间孔走行的神经根。脊髓上接延髓，下接马尾神经。

二十一、椎管内重要的韧带有哪些？

答：后纵韧带和黄韧带属于椎管内的韧带，其厚度和病变影响椎管的容积。

后纵韧带起于枢椎椎体的后面，向下至脊柱全长，是重要的椎间稳定结构。其分深浅两层，浅层（椎管侧）连续，位于椎体的中部，坚强；深层（椎体侧）称为扩张部，呈节段性齿状外形，较宽，起到增强纤维环强度的作用。但在椎体的两侧只有扩张部，因而比较薄弱，容易发生椎间盘突出。在颈椎厚，在腰椎薄。黄韧带位于椎板间，起于椎板的后缘，止于上位椎体的前下缘。颈椎最薄，向下逐渐增厚。

交叉韧带复合体：横部即寰椎横韧带，起自寰椎前弓内面两侧的小结节，横过齿状突的后方，是防止寰椎前脱位的最重要结构。

二十二、脊髓被膜包括哪几部分？

答：在脊髓表面，和脑一样覆盖着三层结缔组织构成的被膜，由外向内依次为硬脊膜、脊髓蛛网膜和软脊膜，它们有保护和支持脊髓的作用（图55-12）。

硬脊膜是脊髓被膜的最外一层，为厚而坚韧的管状膜，主要由胶原纤维构成，期间有少量弹力纤维，其内覆有一层光滑的间皮。硬脊膜全长包裹着脊髓和脊神经根，按部位分为脊髓硬膜和根硬膜两部分。根硬膜略薄于脊髓硬膜，在椎间孔附近的根硬膜最薄，在根硬膜与脊髓硬膜交界处，硬脊膜稍增厚形成一环状狭窄，称硬膜颈环。根硬膜向外延续为脊神经干的神经外膜。

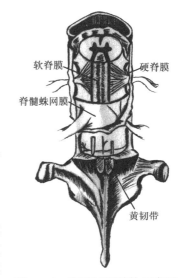

软脊膜　　硬脊膜

脊髓蛛网膜

黄韧带

图55-12　脊髓被膜结构示意图

脊髓蛛网膜介于硬膜与软膜之间，是一层薄而透明的结缔组织，含有胶原纤维、弹力纤维和网状纤维，膜内无血管。脊髓蛛网膜与硬膜之间，隔有潜在性的硬膜下腔；与软膜间有较宽阔的蛛网膜下腔。蛛网膜向深方发出许多蛛网膜小梁附着于软膜的表面。

软脊膜为一层非薄而富有血管神经的软膜，它与脊髓实质紧密结合，不易分开，并随脊髓表面沟裂而深入其内。软脊膜为内、外两层结构，内层称内软膜，由网状纤维和弹力纤维构成，紧贴神经组织；外层称软膜外层，是胶原纤维束形成的网络，与蛛网膜小梁相连续，在脊髓两侧形成齿状韧带和前面的软脊膜前纤维索。

二十三、脊膜腔包括哪几部分？

答： 在硬脊膜外面与椎管壁（骨膜和韧带）之间的空隙称硬膜外腔，在硬脊膜内面与脊髓蛛网膜之间有硬膜下腔，在蛛网膜与软膜之间有蛛网膜下腔。硬脊膜是临床硬膜外麻醉易产生作用的部位。蛛网膜下腔为脊髓蛛网膜与软膜之间的空隙，其间充满脑脊液。有蛛网膜小梁和脊髓血管通过。蛛网膜下腔向上经枕骨大孔与脑蛛网膜下腔相通，下端在腰部扩大，称为终池。池内无脊髓，大量脑脊液浸泡着马尾，为腰椎穿刺术的理想部位（图 55-13）。

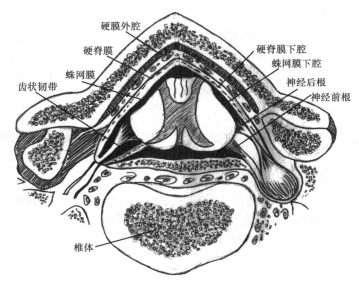

图 55-13　脊膜腔结构示意图

二十四、脊神经根由哪些神经组成？

答： 脊神经根有 31 对，即颈神经 8 对、胸神经 12 对、腰神经 5 对、骶神经 5 对和尾神经 1 对。第 1～7 颈神经在相应椎骨的上缘穿出，第 8 颈神经在第 7 颈椎下缘穿出，胸、腰、骶、尾神经都在相应椎骨下缘穿出。每对脊神经都由连于脊髓的前根和后根在椎间孔处联合而成。

二十五、脊髓的血供来源于哪里？有何临床意义？

答： 脊髓的血供来源有脊髓前动脉、脊髓后动脉和根动脉。脊髓前、后动脉发自椎动脉，为颈段脊髓供血。根动脉发自脊髓两侧的动脉，为胸、腰和骶段脊髓供血。两部分血管在脊髓表面逐渐连接，互相沟通，形成统一的脊髓供血系统（图 55-14）。

脊髓静脉属于椎静脉丛，其分布大致与动脉相似。脊髓静脉如同脊髓营养动脉，伴脊神经走行，流入 Batson 静脉丛的椎管内硬膜外部分。

脊髓损伤程度取决于缺血程度，脊髓前后动脉与根动脉损伤、断流，致脊髓完全缺血坏死；保留三个供血系统之一，则脊髓缺血为不完全脊髓损伤。完全缺血 20～25 分钟可发生无可挽回的缺血损伤，而大动脉缺血 1 小时则完全脊髓损伤。

二十六、脊髓有哪些功能？

答：脊髓有传导功能和反射功能。

（1）传导功能：通过脊髓白质的上行传导束，将感觉冲动传至脑；通过下行传导束将脑的冲动传至脊髓，再传至效应器，从而完成感觉和运动功能。

（2）反射功能：脊髓反射是通过脊髓，使机体对内外环境的各种刺激产生的不随意反应。参与完成反射活动的全部结构组成的神经环路即反射弧，包括内脏反射和躯体反射。内脏反射包括排尿反射、排便反射等，躯体反射可分为节段内反射和节段间反射。节段间反射由外周感受器、感觉神经元、中间神经元、运动神经元和效应器组成。节段内反射典型的例子是牵张反射，也称为深反射。

二十七、确诊脊柱疾患需行哪些相关检查？

答：（1）X线检查：脊柱X线平片为脊柱疾患的常规检查。主要观察椎体形态及压缩、脱位程度，能明确外伤的部位、范围、程度及分型。孕妇及幼儿慎用。

（2）CT：可清晰显示脊柱各横断面的骨性结构，可协助诊断脊柱损伤、病变、肿瘤等。CT主要观察椎体是否是爆裂性骨折、椎管有无变化、爆裂骨折突入椎管的程度。增强CT则对肿瘤和炎症诊断有较高价值。孕妇及幼儿慎用。

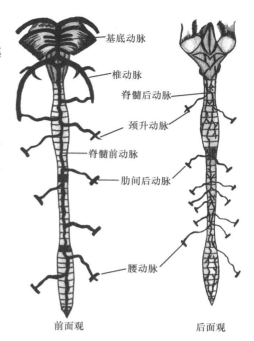

图55-14　脊髓血液供应示意图

（3）MRI：可显示椎间盘是否向后突出、移位，椎管受压程度，后纵韧带、黄韧带有无破裂、出血等。但如体内有金属植入物或装有心脏起搏器的患者不宜行MRI检查。

（4）椎管内造影：在蛛网膜下腔注入造影剂，能通过X线、CT或其他影像学检查观察椎管内形态变化，以明确脊髓、马尾或脊神经受压部位、程度和范围。碘过敏、椎管内疑有出血或炎症、癫痫发作、穿刺部位破损者禁做此项检查。

二十八、什么叫肌力？如何分级？

答：肌力：指肌肉收缩的力量，分0～5级，共6级（表55-1）。

表55-1　肌力的分级

级别	名称	标准	相当于正常肌力的比例/%
0	零	无可测知的肌肉收缩	0
1	微缩	有轻微收缩，但不能引起关节运动	10
2	差	在减重状态下能做关节全范围活动	25
3	可	能抗重力做关节全范围活动，但不能抗阻力	50
4	良好	能抗重力和一定阻力运动	75
5	正常	能抗重力和充分阻力运动	100

第五十六章　颈椎疾病

一、什么是颈椎病?

答:颈椎病指颈椎间盘退行性变及继发性椎间关节退行性变所致脊髓、神经、血管损害的相应症状及体征。退变组织包括椎间盘、钩椎关节、关节突关节及其相关韧带。颈椎病是 50 岁以上人群的常见病,男性居多,好发部位依次为第 4、5 颈椎、第 5、6 颈椎和第 6、7 颈椎椎间盘及相关组织。

二、颈椎病的发病因素有哪些?

答:(1)基本因素:退行性变是颈椎病发病的基本因素。颈椎间盘的纤维环约 20 岁即可发生变性,髓核于 25 岁以后出现变性,软骨板退变出现较晚。髓核变性后,若受到外力作用,受压的变性髓核可突破变性的纤维环组织,造成纤维环裂口或使纤维环原裂口扩大,形成髓核突出或脱出。纤维环退变后弹性与张力下降,变得松弛;髓核退变脱水后,体积缩小,使椎间隙变窄,致使纤维环变得更松弛,附近的前后纵韧带、黄韧带、关节突关节的关节囊也变得松弛,于是发生颈椎失稳。伴随着椎间盘变性、颈椎不稳定,黄韧带、前后纵韧带、项韧带都可发生松弛、增生、肥厚甚至钙化、骨化。

(2)促进因素:慢性劳损(不良的睡姿、长时间伏案工作、仰颈工作),某些先天性颈椎畸形,发育性颈椎管狭窄。

(3)诱发因素:颈椎间盘退变,长时间低头、仰头或颈部扭转即是颈椎病发生发展的促进因素,又可成为症状发作的诱发因素。

三、颈椎病依据临床症状可分为哪几型?

答:依据不同的神经、血管受累及不同的临床表现,颈椎病分为颈型颈椎病、神经根型颈椎病、脊髓型颈椎病、椎动脉型颈椎病、混合型颈椎病;其他,如交感型、食管压迫型等。

四、什么是颈型颈椎病? 其临床表现有哪些?

答:由于症状和体征都局限于颈部,称为颈型颈椎病,又称局部型颈椎病。以青壮年居多,多在 45 岁前后发病,个别有颈部外伤史,患者多数有长期低头作业的情况。症状:颈部感觉酸、痛、胀等不适。酸胀感以颈后部为主,部分有颈部活动受限,少数可有一过性上肢麻木,但无肌力下降及运动障碍。

五、什么是神经根型颈椎病? 其临床表现有哪些?

答:椎间关节退变累及颈神经根,颈肩臂痛并有神经根支配区感觉和运动障碍为神经根型颈椎病。好发于第 5、6 颈椎和第 6、7 颈椎及第 4、5 颈椎间隙。神经根型颈椎病是较为多见的一种,多好发于 50 岁左右,颈部损伤、长期伏案工作而劳累,或落枕常为发病诱因。主要表现为与脊神经根分布区相一致的感觉、运动障碍及反射变化。神经根症状的产生包括髓核的突出与脱出,椎体后缘骨赘形成,后纵韧带的局限性肥厚等。

(1)根性痛:是最常见症状。与根性痛相伴随的是该神经分布区其他感觉障碍,其中以麻木、过敏、感觉减退等多见。

(2)根性肌力障碍:早期可出现肌张力增高,但很快即减弱并出现肌无力和肌萎缩征。严重者在手部以大小鱼际肌及骨间肌萎缩最为明显。

(3)腱反射异常:早期出现腱反射活跃,而后逐渐减弱,严重者消失。若伴有病理反射则表示脊髓本身也有损害。

(4)颈部症状:颈部疼痛,颈旁可有压痛。

六、什么是脊髓型颈椎病？其临床表现有哪些？

答：脊髓型颈椎病比较多见，是颈椎病最严重的一种类型，常发展为不可逆性神经损伤。临床表现为损害平面以下的感觉减退及上运动神经元损害症状。损害平面以下多表现为麻木、肌力下降、肌张力增高等特征。脊髓型颈椎病多有椎管狭窄，加之前后方的压迫因素而发病。突出的椎间盘、骨赘、后纵韧带及黄韧带造成了椎管的继发性狭窄，更增加了对脊髓的刺激或压迫。

（1）40～60 岁多见。

（2）先从下肢双侧或单侧发沉、发麻开始，随之出现行走困难，下肢肌肉发紧、抬步慢，不能快走，重者明显蹒跚步态。双下肢协调差，跨越障碍物困难、双足有踩棉花感。上肢症状一般略迟于下肢出现，除四肢症状外，往往有胸以下皮肤感觉减退、胸腹部发紧即束带感。

（3）四肢肌张力升高，下肢较上肢明显。下肢症状多为双侧，但严重程度可有不同。上肢的突出症状是肌无力和肌萎缩，并有根性感觉减退，而下肢肌萎缩不明显，注意表现为肌痉挛、反射亢进，出现踝阵挛和髌阵挛。

七、什么是椎动脉型颈椎病？其临床表现有哪些？

答：椎动脉第二段通过第 6 颈椎横突孔，在椎体旁行走，当钩椎关节增生时，可对椎动脉造成挤压和刺激，引起脑供血不足，产生头晕头痛等症状。

（1）眩晕：头颅旋转时引起眩晕发作是本病的最大特点。正常情况下，头颅旋转主要在寰枢椎之间，椎动脉在此处受挤压。

（2）头痛：由于椎基底动脉供血不足，使侧支循环血管扩张引起头痛。头痛的部位主要是枕部及顶枕部，也可放射至两侧颞部深处，以跳痛和胀痛多见，常伴有恶心呕吐、出汗等自主神经紊乱症状。

（3）猝倒：是本病的一种特殊症状，发作前无预兆，多发生于行走或站立时，头颈部过度旋转或伸屈时诱发，反向活动后症状消失。倒地时意识清楚。

（4）视力障碍：有突然弱视或失明，持续数分钟后逐渐恢复视力，此系双侧大脑后动脉缺血所致。

（5）感觉障碍：面部感觉异常，口周或舌部发麻，偶有幻听或幻嗅。

八、什么是混合型颈椎病？

答：临床上经常发现早期为颈型，以后发展为神经根型，神经根型与脊髓型常合并存在，同时合并两种或两种以上症状者称为混合型。病程长、年龄较大，多数超过 50 岁。

九、颈椎病非手术治疗的适应证有哪些？

答：非手术疗法适合于颈型、神经根型、椎动脉型、交感神经型颈椎病，对脊髓型颈椎病治疗价值不大。全身情况差，不能耐受手术者，或脊髓型颈椎病晚期，脊髓已变性坏死，脊髓病变已属不可逆性，无手术治疗价值者，只能采取非手术疗法。

十、颈椎病非手术治疗的禁忌证有哪些？

答：颈椎病非手术治疗的禁忌证主要是针对颈部的推拿、按摩、颈部牵引疗法等治疗方法而言。包括颈椎骨质破坏疾病、明显的节段性颈椎不稳定、发育型颈椎管狭窄、后纵韧带与黄韧带骨化症、明显的骨赘增生、脊髓型颈椎病等，对于椎动脉型颈椎病，也应视为相对禁忌。

十一、颈椎病非手术治疗方法有哪些？

答：颈椎病的非手术治疗方法有物理疗法；颈椎牵引疗法；颈部制动疗法；推拿按摩疗法；硬脊膜外腔的注药疗法；药物疗法；针灸与穴位封闭疗法；自我保健疗法等。

十二、颈椎牵引的目的和作用是什么？

答：颈椎牵引的目的及作用包括限制颈椎活动，减少负重，减轻病变组织水肿、充血。使颈部肌肉松弛，解除痉挛，减轻椎间盘的压力负荷。有助于维持颈椎生理曲度，恢复颈椎正常序列和小关节功能。

十三、什么是颈椎管狭窄症？

答：因发育性、退变性或其他原因所致颈椎骨性或纤维增生致一个或多个平面管腔狭窄，引起脊髓血液循环障碍、脊髓压迫症称为颈椎管狭窄症。在临床上，腰椎管狭窄最常见，其次是颈椎管狭窄，胸椎管狭窄最少见。

十四、颈椎管狭窄症的临床表现有哪些？

答：颈椎管狭窄引起颈髓受压，出现颈髓损害的症状与体征，临床表现主要有以下几种。

（1）感觉障碍，主要表现为四肢麻木、过敏或疼痛。四肢可同时发病，也可以一侧肢体先出现症状，但大多数患者感觉障碍先从上肢开始，尤以手臂部多发。躯干部症状有第2肋或第4肋以下感觉障碍，胸腹或骨盆区发紧，谓之"束带感"，严重者可出现呼吸困难。

（2）运动障碍，多在感觉障碍之后出现，表现为锥体束征，为四肢无力、僵硬不灵活。大多数从下肢无力、沉重、足落地有踩棉花感开始，重者站立步态不稳，易随着症状的逐渐加重出现四肢瘫痪。

（3）大小便障碍，一般出现较晚。早期为大小便无力，以尿频、尿急及便秘多见，晚期可出现尿潴留、大小便失禁。

十五、什么是颈椎间盘突出症？

答：颈椎间盘突出是椎间盘退变的一种病理过程，是颈椎病发病过程中的病理变化之一。因此，不宜将颈椎间盘突出和颈椎病列为同种疾病。椎间盘突出是指突出的髓核和相应破裂的纤维环突向椎管内，不伴有或轻度伴有该节段椎体软骨下骨增生，骨赘形成，某些条件下，椎间盘变性并出现相邻节段骨赘形成，但不导致临床发病，一旦椎间盘的纤维环破裂、变性的髓核脱出引起脊髓或脊髓神经根受压而发病。作为致压物是单纯的椎间盘组织，才能称为颈椎间盘突出症。

十六、颈椎间盘突出症的发病机制是什么？

答：颈椎间盘突出症的发病是在椎间盘发生退行性改变的基础上，受到一定的外力作用后使纤维环和后纵韧带破裂，髓核突出而引起颈髓或神经根受压。

（1）椎间盘退变：椎间盘是人体各组织中最早和最易随年龄发生退行性改变的组织，髓核丧失一部分水分及其原有弹性，退变的颈椎间盘受轻微外伤即可引起椎间盘突出。

（2）创伤：急性创伤性颈椎间盘突出以第3、4颈椎间隙多见，主要原因是颈椎过伸性损伤时切应力大，第3、4颈椎间隙较下位颈椎更接近于着力点。第3、4颈椎小关节突出关节面接近水平，更易于在损伤瞬间发生一过性前后移位，类似于弹性关节。慢性颈椎间盘突出以第5、6颈椎及第6、7颈椎为好发部位，因该部位为头颈活动、劳损的主要应力集中区。

（3）炎症：退变的椎间盘蛋白聚糖含量下降，胶原类型发生转换，基质降解酶活性升高等，这一系列生化改变构成了椎间盘退变的基础。

十七、颈椎间盘突出症的临床表现有哪些？

答：首发症状可有以下四种表现：单侧上肢及手部剧烈疼痛或麻木、无力；跨步无力、步态不稳，经常打软腿；颈部不适，疼痛伴肩部酸痛疲劳；双手麻木无力和步态不稳，容易摔跤。

十八、颈椎间盘突出症主要有哪些类型？其临床症状和体征有哪些？

答：根据颈椎间盘向椎管内突出位置的不同，可分为三种类型。

（1）侧方型：突出部位在后纵韧带的外侧，钩椎关节的内侧。该处是颈脊神经根通过处，突出的椎间盘压迫颈神经根而产生根性症状。

1）症状：颈痛、颈部僵硬，活动受限，犹如落枕；颈部过伸可产生剧烈疼痛，疼痛放射至肩胛或枕部，疼痛可因小便或咳嗽时加重；一侧上肢有疼痛和麻木感，但很少两侧同时发生。根性疼痛是最常见的症状，疼痛范围与受累椎节的脊神经分布区相一致。与根性痛相伴随的是该神经分布区的其他感觉障碍，其中以麻木、过敏、感觉减弱等为多见；在发作间歇期可以无症状。

2）体征：头颈部常处于僵直位；下颈椎棘突及肩胛内侧可有压痛，病变节段椎旁有压痛、叩击痛；脊神经牵拉试验和压颈试验可阳性。

（2）中央型颈椎间盘突出症

1）症状：很少有颈部疼痛及颈部僵硬；病变程度不一，可出现下肢无力，步态不稳等症状；病情严重者可出现四肢不完全性或完全性瘫痪，大小便异常。

2）体征：肢体肌张力增高，腱反射亢进，髌阵挛、踝阵挛及病理征可出现阳性；可有不同程度的下肢肌力下降；本体感觉受累，但痛觉和温度觉很少丧失。

（3）旁中央型颈椎间盘突出症：除有侧方型的症状、体征外，尚有不同程度单侧脊髓受压症状。此型常因发生剧烈的根性疼痛而掩盖了脊髓压迫症，一旦表现脊髓压迫，病情多较为严重。

十九、颈椎间盘突出症的治疗方法有哪些？

答：非手术治疗有以下几种。

（1）颈椎牵引：可采取坐位或卧位，牵引是使颈椎呈微屈曲位，牵引重量坐位宜6～7.5kg，卧位宜1.5～2.5kg，持续牵引比间断牵引效果好，牵引一般以2周为一疗程。牵引适用于侧方型颈椎间盘突出症。对中央型颈椎间盘突出症，牵引有可能加重病情应慎重。

（2）颈围制动：限制颈部过度活动，牵引后症状缓解者应用颈围保护利于病情恢复。

（3）理疗。

（4）药物治疗：可适当应用活性化瘀中药和镇痛药物，对缓解病情有一定帮助。

手术治疗：当证实有致压物如突出的椎间盘、骨折片或血肿等存在时，应及时施行减压手术，并重建颈椎稳定。对颈椎间盘突出症的治疗多采用前路颈椎间盘切除植骨融合术，其手术的目的是：摘除致压的椎间盘组织、恢复椎间隙高度、植骨融合。

二十、什么是颈椎后纵韧带骨化症？

答：后纵韧带在椎管内，紧贴椎体的后面，自第2颈椎椎体延伸至骶骨。后纵韧带上宽下窄，在胸椎比颈、腰椎为厚。在椎间盘平面及椎体的上下缘，韧带同骨紧密相贴，在椎体的中间部分，韧带同骨之间有基底椎体静脉，后纵韧带比前纵韧带更致密更坚固。后纵韧带骨化症好发于50～60岁人群中，60岁以上的脊柱疾患其发病率可高达15%～20%。颈椎后纵韧带骨化可以引起颈椎椎管的明显狭窄，并导致进行性四肢瘫痪等严重后果。

二十一、颈椎后纵韧带骨化症的临床表现有哪些？

答：（1）一般临床特点：颈椎后纵韧带骨化症的发生与发展一般均较缓慢，多在中年以后发病，早期可不出现任何临床症状，但当骨化到一定程度引起颈椎管狭窄时，或是病变进程较快及遇有外伤时则可造成对脊髓、神经或脊髓血管的压迫，逐渐出现症状。以上肢的感觉迟钝、疼痛及颈部疼痛多见。

（2）局部表现：随着骨化的进展，进而可出现轻度酸痛及不适，颈椎活动大多正常或轻度受限，由于后纵韧带张力的降低，头颈后伸受限为多见。

（3）脊髓压迫表现：主要表现为脊髓压迫症状，其特点是程度轻重不同，可有间歇期，呈慢性进行性痉挛性四肢瘫痪。由于病变多呈慢性、由前向后逐渐发展，所有瘫痪一般先从下肢开始渐而出现上肢症状，少数病例病程发展较快者亦可先出现上肢症状或四肢同时发病。

1）上肢功能障碍：主要是双侧或一侧手部或臂部肌力弱，并出现麻木、无力及手部灵活性减退等症状；严重者不能持笔、持筷或系纽扣等，握力大多减退，肌肉呈中度或轻度萎缩，尤以大小鱼际肌为明显；检查可发现有痛觉障碍，腱反射多亢进，霍夫曼征多为阳性。

2）下肢功能障碍：主要表现为双下肢行走无力，肌张力增高，抬举困难，呈拖步步态或步态不稳，有踩棉花感，并可因痉挛而疼痛，内收肌痉挛明显者，行走呈剪式步态。同时可有双下肢麻木、无力及痉挛，可有深浅感觉减退。下肢病理反射多为阳性。

3）其他：主要是括约肌功能障碍，表现为排尿困难、无力或小便失禁；排便功能低下，常有便秘及腹胀或大便习惯改变，肛门指诊可发现肛门括约肌松弛。胸腹部可有束带感。

二十二、颈椎后纵韧带的治疗有哪些？

答：（1）非手术治疗：对于症状轻微或症状明显但经休息后能缓解者，以及年龄较大、有器质性疾病者均可采用非手术治疗。药物：主要为解痉镇痛、消炎镇痛药和肌肉松弛药等对症药物及改善神经症状的神经营养类药物。局部制动：可维持颈椎的稳定、矫正颈椎的不良位置与姿势及防止颈椎的非生理性运动。

（2）手术治疗：对颈椎后纵韧带骨化症的患者应首先采取非手术治疗，若经一段时间的保守治疗法仍无效时再考虑手术治疗。手术治疗的基本原则是减压、解除骨化后纵韧带对脊髓及神经根的压迫，以提供神经、脊髓恢复的生物学及生物力学环境。

二十三、颈椎疾病行颈前路手术治疗术后并发症有哪些？

答：颈椎前路手术治疗术后并发症有：体位不当，头颈后伸过度；定位错误或漏切；颈髓损伤；喉上神经损伤；喉返神经损伤；神经根损伤；霍纳综合征；椎动脉损伤；植骨块脱出或滑入椎管；植骨不融合；感染；气道障碍与继发性脑损害等。

二十四、颈椎疾病行颈后路手术治疗术后并发症有哪些？

答：颈椎后路手术治疗术后并发症有：硬脊膜损伤；颈脊髓损伤；神经根痛或麻木；颈脊髓反应性水肿；术中定位错误；减压不充分；开门术后再"关门"；颈椎不稳与"鹅颈"畸形；血肿；感染等。

二十五、行颈椎前路手术患者为何要行气管与食管推移练习？如何指导患者？

答：颈前路手术时，为显露椎体前侧方，须将内鞘（内含气管、食管、甲状腺）牵向对侧。此时可引起反射性干咳与呼吸不畅感。术前应做气管与食管推移训练，并告知患者其重要性。

方法：因手术切口多在右侧，训练时应将气管、食管向左侧推移，超过中线，以术者手指从皮外可触及颈椎体前缘为度。训练时间逐渐延长，开始时 3～5 分钟，最终达到 40～50 分钟。每次尽量将气管、食管推过中线。若术前未经气管、食管推移训练，或训练未达到要求，则术中牵拉内脏鞘时如引起干咳会给手术带来困难，甚至因无法牵开气管、食管而被迫中止手术。此时勉强进行手术，可能引起气管、食管损伤，或术后喉头水肿、喉头痉挛。

二十六、颈椎疾病行手术治疗后的护理要点是什么？

答：颈椎手术术后的护理要点主要有以下几方面。

（1）体位：术后采用半坐卧位+侧卧位。在麻醉完全苏醒后，去枕半卧位，颈部予以沙袋制动，头部保持中立，床头摇高 15°～20°，以利于局部消肿。体弱者用气垫床。侧卧时，颈下垫适度高的枕头，枕头的高度以能使头颈保持中立位为宜。

（2）术后每 2 小时翻身，局部按摩一次，以防压疮发生。在变换体位时要求头、颈、肩保持在中立位，使脊柱局部不弯曲、不扭转，肌肉达到完全放松。

（3）监测生命体征情况，特别注意观察呼吸及意识状态。24 小时持续心电监护，每小时记录一次生命体征，持续吸氧。监测呼吸情况：观察是否有呼吸困难、气短、"憋气"，观察口唇颜色、呼吸频率、幅度，呼吸肌的运动状态，监测血氧饱和度等。颈前路手术后如局部出现血肿会压迫气管，造成气道狭窄，是造成窒息的主要原因之一。

（4）鼓励深呼吸及有效咳嗽排痰，增加肺活量，改善血液循环，防止肺部感染。口腔内的分泌物或呕吐物尽量吐出,必要时吸痰,避免窒息和吸入性肺炎发生。前路手术可指导患者以手轻轻按压伤口,进行咳嗽,以减轻咳嗽时对伤口震动造成的疼痛感。对于痰液黏稠者可行雾化吸入,以利气道分泌物的排出。

(5)肢体感觉运动的观察:观察患者躯体和肢体的感觉及活动情况,与手术前功能进行比对,若有感觉或运动功能障碍或加重的现象及时报告值班医生。

(6)观察有无喉返神经、喉上神经损伤的迹象:观察患者有无吞咽困难、饮水呛咳、声音嘶哑、发音不清等喉返神经、喉上神经损伤的表现,有异常及时报告。嘱患者避免进食快速、大口饮水,尽量进食较稠的食物。声音嘶哑提示是喉返神经损伤,呛咳提示是喉上神经损伤。

(7)观察是否有伤口感染:观察伤口是否有红、肿、热、痛等炎症表现。如术后2~3天体温持续超过38.5℃,应疑有感染。

(8)疼痛的观察:术后常规患者会带有镇痛泵,注意观察镇痛泵的作用,如患者出现头晕、呕吐、腹胀等症状,应考虑暂停镇痛泵的应用。也可使用镇痛药物,如口服、肌内注射或静脉用药,注意观察用药后反应、镇痛效果。应用镇痛药后若出现心悸、气促时,应及时报告值班医生。

(9)后路手术患者注意保持引流管固定通畅,防止扭曲或脱出,观察引流液情况。做好管道标识。

(10)留置尿管:定时行夹放尿管训练膀胱括约肌功能,嘱患者多饮水,起到自然冲洗洁净尿道的作用,以防尿路感染。尽早拔除导尿管。

(11)饮水与进食:术后患者肠蠕动恢复后即可进饮、进食。以清淡、易消化、高蛋白、高维生素、高热量等营养丰富食物为宜。

(12)康复训练:从心理康复、运动功能康复、生活自理能力康复等多方面进行康复指导与训练。

(13)起床:术后1~2天,佩戴颈围,保持头颈中立位,即可起床活动。起床时需侧身起卧,禁忌仰卧起坐。禁忌头颈过早主动或被动前屈。

二十七、全麻术后饮食指导包括什么?

答:对于全麻术后患者,应告知患者:术后肠蠕动恢复即可进食,以清淡、易消化、高蛋白、高维生素、高热量等营养丰富的半流质食物为宜,避免喝牛奶、豆浆、甜食等易产气的食物,以免因术后卧床肠蠕动减慢引起腹胀,可喝酸奶、果汁、各种炖汤,炖汤时应避免使用丹参、当归等活血的药材,以免引起伤口出血增多。当肠蠕动正常或下床活动后可恢复正常饮食,仍以进食高热量、高蛋白、富含钙、纤维素、维生素易消化食物为主。

二十八、颈椎疾病术后患者出院后应注意什么?

答:颈椎病术后患者出院时应注意以下几点。

(1)继续佩戴颈围3个月。

(2)夜间枕高适宜,注意将颈后部以枕头垫实,以放松颈旁肌达到完全休息状态。侧卧时应用枕头将头部垫高至颈椎水平位,避免头偏向一侧。

(3)避免颈部外伤及剧烈的伸屈活动。禁止颈部过度屈曲、后伸、旋转等活动。外出或长时间坐车时,应佩戴颈围保护。

(4)坚持颈部的锻炼,增强体质,可适当进行游泳活动。

二十九、如何预防颈椎疾病?

答:(1)积极预防咽喉部疾病:咽喉部炎症不仅易引起上颈椎自发性脱位,也是诱发颈椎病的因素之一。该处的炎症可直接刺激邻近的肌肉、韧带,或者通过丰富的淋巴系统使炎症在局部扩散,以致造成该处的肌张力降低,韧带松弛和颈椎失稳,破坏了局部的完整性和稳定性,导致颈椎病的发生或加重。因此,及时防治如咽炎、扁桃体炎、淋巴结炎及其他骨与软组织感染对防治颈椎病有重要的意义。

（2）改善与调节睡眠状态：由于每个人有将近 1/3 的时间在睡眠中度过，若睡眠姿势不当，容易引起或加剧颈椎病。睡眠状态应包括枕头的高低和软硬、睡眠体位及床铺的选择等。理想的睡眠体位应该是使整个脊柱处于自然曲度，髋、膝关节呈屈曲状，使全身肌肉放松。根据不同习惯，可采用仰卧位和侧卧位，但不宜俯卧位。枕头不宜过高。

（3）防治头颈部外伤：在体育锻炼、日常工作、交通活动中易招致颈部外伤。早期颈部外伤患者若有椎旁肌压痛或 X 线显示椎体前有阴影者要引起高度重视。外伤后患者要做早期治疗，如佩戴颈围限制颈部活动等。

（4）避免长期低头工作：长期低头的工作强度往往不大，但长期低头造成颈后部肌肉、韧带组织劳损，屈颈状态下椎间盘的内压大大高于正常体位。因此要定期改变头颈部体位，当头颈向某一方面转动过久之后，应向另一反方向运动，并在短时间内重复数次，这样既有利于颈部保健，也有利于消除疲劳。调整工作台的高度和倾斜度，如工作台过高或过低都会使颈部仰伸或屈曲，这两种位置均不利于颈椎的内外平衡。长期伏案工作者应开展工间操活动，使处于疲劳状态的颈椎定时获得内外平衡。

第五十七章　胸　椎　疾　病

一、胸椎常见的疾病有哪些？

答：由于胸廓的保护，胸椎退变性疾病远不像颈椎及腰椎那样突出。但是，由于胸椎管较为细窄，胸脊髓的血液供给较为薄弱，脊髓更容易受到外周因素的影响导致损害，且临床表现多样复杂。胸椎间盘突出是导致胸椎管狭窄的主要原因之一，但胸椎间盘突出在临床上较为少见，表现缺乏特异性，容易发生延误诊断或漏诊；此外，还有胸椎黄韧带骨化、后纵韧带骨化等。除此之外，胸椎疾病还有胸椎骨折及陈旧性骨折等。

二、胸椎间盘突出的临床表现有哪些？

答：（1）疼痛：为常见的首发症状，其特点可为持续性、间歇性、钝性、锐性或放射性。根据突出的部位和节段不同，疼痛可呈轴性、单侧或双侧分布。少部分患者主诉为一侧下肢痛；沿胸壁的放射性疼痛亦为常见的主诉。咳嗽、打喷嚏或活动增加可加剧疼痛症状，而休息后症状减轻。

（2）感觉障碍：感觉改变，尤其是麻木，是仅次于疼痛的常见症状，也可表现为感觉异常及感觉迟钝。

（3）肌力减退和括约肌功能障碍：部分患者早期仅表现为脊髓源性间歇性跛行，下肢无力、僵硬、发沉感，可有或无疼痛、麻木，休息片刻症状减轻。

三、胸椎间盘突出有哪些治疗方法？

答：非手术治疗：适用于无长束体征和无严重神经损害的患者。具体措施包括卧床休息、减少脊柱的轴向载荷、限制脊柱的反复屈伸活动、佩戴胸腰骶支具等。同时配合应用非甾体抗炎药物控制疼痛症状。其他治疗还包括姿势训练、背肌功能练习和宣教工作等。

手术治疗：手术治疗指征包括以脊髓损害为主要临床表现或早期症状较轻但经系统非手术治疗无效者。鉴于胸段脊髓特有的解剖学特点，该节段的手术风险相对较大。因此，选择最佳的手术途径、尽可能地减少对脊髓和神经根造成的牵拉刺激，显得格外重要。其手术途径主要取决于椎间盘突出的节段、突出的病理类型、与脊髓的相对关系及术者对该手术途径的熟悉程度等。总体来说，手术途径可分为前路和后路两大类。

四、什么是后纵韧带骨化？

答：后纵韧带骨化是指脊柱后纵韧带内异位骨形成，从而压迫脊髓或神经根产生相应临床症状。

五、胸椎后纵韧带骨化有哪些临床表现？

答：在疾病早期，骨化的韧带并没有压迫脊髓，患者可无任何症状，或仅有轻微的背部不适或疼痛。有些患者受到轻微外伤时才出现症状。当病变进展到一定程度就会压迫脊髓产生症状。胸椎后纵韧带骨化的临床表现主要有以下几种。

（1）感觉障碍：束带感、躯干及四肢疼痛、麻木、发紧、僵硬。体格检查可有痛温觉、轻触觉、振动觉、位置觉等深浅感觉障碍。

（2）运动障碍：双下肢行走无力，步态异常，下肢张力高，可有踩棉花感或落空感，随着病变的进展可出现下肢完全瘫痪。

（3）自主神经功能障碍：大小便无力、尿潴留、便秘、大小便失禁等。

（4）反射异常：脊髓受压明显时，可有下肢腱反射亢进、髌阵挛、踝阵挛，病理征可为阳性。

六、胸椎后纵韧带骨化有哪些治疗方法？

答：（1）保守治疗：包括休息、支具制动、口服非甾体消炎镇痛药物及神经营养药物等，但国内外文献报道保守治疗的最终效果不好，会导致下肢截瘫及大小便失禁。

（2）手术治疗：适应证包括有胸椎后纵韧带骨化压迫脊髓产生临床症状或体征并进行性恶化，MRI、CT脊髓造影可见脊髓前方压迫者。有学者认为胸髓压迫时，最影响患者生活质量的是步态异常和膀胱直肠功能障碍。因此，出现膀胱及直肠功能障碍应手术干预，仅有躯干或下肢感觉障碍及反射异常的轻型脊髓病不是手术指征。手术大致可分为两类：一是单纯前路或单纯后路或前后联合入路直接切除后纵韧带减压；二是非直接切除后纵韧带行间接减压。选择何种治疗方案目前仍存在争议，因为无论何种手术并发症率都很高，目前尚无本症的手术治疗指南。

七、什么是胸椎管狭窄症？

答：胸椎管狭窄症是由多种退变因素引起的，举例如下。

（1）胸椎小关节肥大、增生内聚压迫脊髓，主要是上关节突增生肥大，正压在脊髓的侧后方。

（2）黄韧带肥厚：从后方压迫脊髓是胸椎管狭窄的最主要因素。

（3）黄韧带骨化：常与增厚的椎板连在一起压迫脊髓。

（4）椎板增厚：是胸椎退变的病理改变之一。

（5）胸椎间盘突出：中央型者压迫脊髓，后侧方者压迫神经根。

八、胸椎管狭窄症的临床表现有哪些？

答：临床表现主要包括下肢麻木疼痛，常自足部开始，慢慢向上达胸腹部，足有踩棉花感，大多数有背腹束带感，逐渐加重至走路困难，甚至括约肌功能障碍。

九、胸椎管狭窄症的治疗原则是什么？

答：对退变性胸椎管狭窄，目前尚无有效的非手术治疗方法，手术减压是解除压迫恢复脊髓功能唯一有效的方法。因此，诊断一经确立，即应尽早手术治疗，特别是脊髓损害发展较快者，应尽快手术。

十、如何为胸腰椎骨折脱位的患者行康复指导？

答：（1）不需手术治疗的稳定骨折，伤后1周内应卧床休息，局部疼痛减轻时开始腰背肌和腹肌的等长收缩训练，以防腰背肌萎缩，同时增加前纵韧带及椎间盘前部纤维环的张力，促进压缩的椎体前缘张开以助骨折复位。辅以四肢的主动运动，以上训练强度及时间应逐渐增加，训练中要避免脊柱前屈和旋转。如骨折稳定或手术后骨折固定牢靠可在支具保护下1周内下床活动。

（2）伤后2~3周疼痛基本消失，开始躯干肌的渐进性等张收缩练习和翻身练习，以防腰背肌失用性萎缩，增加躯干肌力，改善脊柱稳定性，防骨质疏松和慢性腰背疼痛。腰背肌的等张训练自仰卧位挺腹动作开始，逐渐增加至桥式运动，腹肌训练时脊柱前屈不能过度。

（3）伤后4~8周，骨折逐渐愈合，应进一步增加腰背肌及腹肌练习的强度，逐步增加腰椎柔韧性练习。保持屈、伸肌平衡，改善腰椎的稳定性。骨折愈合后开始腰椎活动度的训练，主要为屈曲、后伸、侧屈三个方面，在此基础上可开始适当增加旋转动作的训练。

（4）可根据情况选用物理治疗，如磁疗、超声波疗法、音频电疗法、直流电钙、磷离子导入等。

十一、胸椎管狭窄术后的护理要点是什么？

答：（1）监测生命体征情况，有心电监护者，每小时记录一次生命体征。

（2）吸氧：术后氧气吸入可增加动脉血氧含量，改善呼吸困难，嘱患者不能随意拔除鼻导管。

（3）观察患者双下肢及足趾感觉、运动情况。与手术前功能进行比对，若有感觉或运动功能障碍或加重的现象及时报告值班医生。

（4）保持伤口敷料干洁，若有渗血或污染，应及时更换。保持伤口负压引流管固定通畅，翻身时妥善固定引流管，防止其扭曲或脱出，观察引流液颜色、性质及量，做好管道标识，应避免剧烈咳嗽，以免引起伤口出血。

（5）体位：术后采用平卧位+侧卧位。注意手术结束后宜平卧位 2 小时，以压迫伤口止血。平卧 2 小时后可采取左右侧卧位交替变换，每 2 小时变换一次体位，以防止发生压疮。注意保持脊柱的水平直线位。

（6）术后每 2 小时翻身一次，以防压疮发生，侧卧时背及臀部各垫一软枕，保持 30°～90°位，在变换体位时要求头、颈、肩、背、臀部一起转动，保持脊柱在同一轴线水平位，使脊柱局部不弯曲、不扭转，肌肉达到完全放松。避免肩、臀分离，造成脊柱扭转性损伤。侧卧时背部垫一软枕支撑背部以维持有效翻身。

（7）术后患者常规使用镇痛泵，注意观察应用镇痛泵的副作用，如患者出现头晕、呕吐、腹胀等症状，应考虑暂停镇痛泵的应用。也可使用镇痛药物，如口服、肌内注射或静脉用药，注意观察用药后反应、镇痛效果。应用镇痛药后若出现心悸、气促时，应及时报告值班医生。

（8）留置尿管者，应定时夹放尿管训练膀胱括约肌功能，会阴擦洗 2 次/日，嘱患者多饮水，每日饮水量应＞2000ml，达到自然冲洗洁净尿道的作用，以防尿路感染。做好标识管道。

（9）术后以清淡、易消化、高蛋白、高维生素、高热量等营养丰富的半流质食物为宜，避免喝牛奶、豆浆、甜食等易产气的食物，以免因术后卧床肠蠕动减慢引起腹胀，可喝酸奶、果汁、各种炖汤，炖汤时应避免使用花旗参、当归等活血的药材，以免引起伤口出血增多。当肠蠕动正常或下床活动后可恢复正常饮食，仍以进食高热量、高蛋白，富含钙、纤维素、维生素，易消化食物为主。治疗性饮食请按医嘱执行。

（10）指导患者尽早活动双下肢，促进血液循环，预防下肢深静脉血栓及防止神经根粘连。

（11）指导患者掌握功能锻炼方法，如股四头肌训练、膝关节屈伸运动、踝泵运动等。

第五十八章　腰椎疾病

一、腰椎常见疾病有哪些?

答:常见的腰椎疾病有腰椎间盘突出、腰椎管狭窄、腰椎滑脱、腰椎峡部裂、退变性腰椎侧凸、椎间盘源性腰痛、腰痛等,这些疾病往往是由于腰椎退行性变引起。

二、什么是腰椎退行性变?

答:腰椎退行性变是指腰椎自然老化、退化的生理病理过程。腰椎是人体躯干活动的枢纽,所有的身体活动都会增加腰椎的负担,随着年龄的增长,过度的活动和超负荷的承载,使腰椎加快出现老化。严重的腰椎退行性变可引起腰腿痛甚至神经损害。其病因包括椎间盘的退变、椎体的退变、腰椎小关节的退变、周围韧带的退变及骨质增生等。

三、什么叫腰椎间盘突出症?

答:腰椎间盘突出症是骨科常见病和多发病,是腰腿痛最常见的原因。是由于腰椎间盘退变性改变和(或)外力因素作用下,至椎间盘的纤维环破裂,髓核突出或脱出刺激和压迫神经根引起的一系列临床症状和体征。青壮年多发,男性多于女性。

四、腰椎间盘突出症的发病因素有哪些?

答:腰椎间盘突出症主要与椎间盘退行性病变、过度负荷、急性扭伤、遗传因素等有关。除此之外,吸烟、糖尿病、妊娠、某些职业(如长期处于坐位及颠簸状态的司机)等也是导致腰椎间盘突出症的相关因素。

一般认为是在椎间盘退变的基础上发生的,而外伤则常为其发病的重要原因。20 岁以后,椎间盘开始退变,髓核含水量逐渐减少,椎间盘的弹性和负荷能力也随之减退。日常生活中腰椎间盘反复承受挤压屈曲和扭转等负荷,容易在受应力作用最大处(纤维环后部)由里向外产生破裂,这种变化不断积累而逐渐加重,裂隙不断增大,纤维环逐渐变薄弱。在此基础上,外伤或日常活动腰椎间盘压力增加时,均可促使退变和积累性损伤的纤维环进一步破裂、髓核突出。

五、腰椎间盘与神经根之间有何关系?

答:腰椎间盘突出以第 4、5 腰椎和第 5 腰椎、第 1 骶椎水平最多,且突出部位多在椎间盘后部后纵韧带外侧,椎间盘突出物在后方或后外侧主要压迫下一节的神经根。如果脱出物较大或偏内侧时,也可压迫硬膜内再下一条的神经根,使两条神经根同时受压。一般说,第 3、4 腰椎间盘突出压迫第 4 腰椎神经根,第 4、5 腰椎间盘突出压迫第 5 腰椎神经根,第 5 腰椎、第 1 骶椎椎间盘突出压迫第 1 骶椎神经根。如果中央型腰椎间盘突出或纤维环完全破裂髓核脱入椎管,可使马尾神经根广泛受压。最外侧突出可压迫同节段神经根。

六、腰椎间盘突出症有哪些临床表现?

答:腰椎间盘突出症常见的临床表现如下。

(1)腰痛伴有放射性坐骨神经痛为本病的典型特征。

(2)多数为先腰痛,继之放射性坐骨神经痛(下肢痛占 60%),或腰腿同时疼痛(占 33.33%),少数先腿痛后腰痛(占 16.67%)。

(3)腰痛呈钝痛、酸痛、锐痛等,与体位、休息有关。下腰痛呈锐痛、灼烧痛、串电样放射痛至小腿足部,且常与体位、腹压有关。

(4)发病多与外伤有明显关系(58.85%)。

(5)第 1~3 腰椎突出者表现为腰痛及下腹部或大腿前内侧痛。

（6）间歇性跛行，同时患肢出现麻木，行走距离增加后麻木加重。

（7）肌肉瘫痪或根性瘫。

（8）部分患者无下肢疼痛而只有肢体麻木。

（9）马尾综合征：坐骨神经痛，会阴部麻木，排便、排尿无力，尿潴留、尿失禁，阳痿等性功能障碍。

（10）骶尾部疼痛。

（11）其他特殊症状：肢体发凉、下肢水肿等较少见。

七、腰椎间盘突出症有哪些特殊检查?

答：腰椎间盘突出症的特殊检查：直腿抬高试验、拉塞克（Laseque）体征、健肢抬高试验、加强试验、仰卧挺腹试验、颈静脉压迫试验、屈颈试验、腘窝神经压迫试验、弓弦试验、股神经牵拉试验、坐骨神经牵拉试验、Hoover征、压痛屈膝反射等。

八、腰椎间盘突出症的治疗原则是什么?

答：腰椎间盘突出症有非手术治疗及手术治疗两种方法。大多数通过非手术治疗可获得缓解或治愈，部分需手术治疗。

非手术治疗：目的是加速突出的髓核和神经根炎性水肿消退，从而减轻或缓解神经根的刺激和压迫。非手术治疗包括休息（绝对卧床休息、牵引、腰围制动）、封闭（痛点封闭）等。

手术疗法：手术方式有微创显微镜外科手术及传统切开手术治疗。其目的是切除突出的髓核，以减轻神经根受压，缓解疼痛、麻木等症状。

常用的手术方式如下。

（1）腰椎管扩大减压、椎间盘髓核摘除、椎间植骨融合、椎弓根螺钉内固定术。

（2）经皮穿刺内镜下髓核摘除术（椎板间入路、椎间孔入路）。

（3）腰椎间盘髓核摘除术等。

九、腰椎间盘突出症行常规手术治疗的适应证有哪些?

答：腰椎间盘突出症行常规手术治疗的适应证：中央型腰椎间盘突出症；椎弓根骨折或伴有滑脱者；妇女月经期和孕期；高血压、心脏病患者。

十、腰椎间盘突出症行常规手术治疗的禁忌证有哪些?

答：腰椎间盘突出症行常规手术治疗的禁忌证：初次发作病程短；病期虽长但症状体征较轻者；全身性疾病和局部皮肤病不能手术者；患者不同意手术者。

十一、腰椎间盘突出症手术治疗的适应证有哪些?

答：腰椎间盘突出症行常规手术治疗的适应证如下：

（1）病史半年以上、症状重经非手术疗法无效或中年患者病程长、反复发作影响工作和生活者。

（2）虽首次发作，但症状严重，疼痛难忍，不能行走和入睡，被迫体位者。

（3）广泛肌肉瘫痪，感觉减退及马尾神经受损害者，有完全或部分截瘫者。

（4）病史虽不典型，体征严重，影像学表现有巨大致压物压迫者。

（5）伴有严重的间歇性跛行者，多有椎管狭窄。

（6）并发有峡部不连及滑脱者。

（7）对反复发作的中青年患者，为尽快恢复劳动力，适当放宽手术指征。而对年老体弱者，手术指征从严掌握。

十二、腰椎间盘突出症手术治疗的禁忌证有哪些?

答：腰椎间盘突出症行常规手术治疗的禁忌证如下：

（1）对工作和生活影响不明显者。

（2）首次或多次发作，未经非手术治疗者，或有广泛的纤维组织炎、风湿等症状者。

（3）临床疑为本病，X 线及特殊检查无明显征象者。

（4）高度神经衰弱、精神神经症状明显，痛觉过敏者，应慎重考虑，作为相对禁忌证。

（5）对有严重糖尿病、神经根炎和脑动脉硬化的老年性脑病患者也应慎重。

十三、腰椎间盘突出症行微创手术治疗的适应证有哪些？

答： 腰椎间盘突出症行微创手术治疗的适应证：极外侧型、旁侧型、旁中央型突出的中青年患者；无法接受开放、全麻手术的老年患者。

十四、腰椎间盘突出症行微创手术治疗的禁忌证有哪些？

答： 椎间盘钙化、侧隐窝狭窄、骶板离断症为行腰椎间盘突出症行微创手术的相对禁忌证；极外侧型突出、伴有严重椎管狭窄、腰椎不稳、神经根性瘫痪、马尾综合征、腰痛重于腿痛、椎板间隙严重狭窄为行腰椎间盘突出症行微创手术的绝对禁忌证。

十五、什么是腰椎管狭窄？

答： 腰椎管因骨性或纤维性增生、移位导致一个或多个平面骨腔狭窄，压迫马尾或神经根而产生临床症状者为腰椎管狭窄。本病起病缓慢，多见于中老年男性。

十六、腰椎管狭窄有哪些临床表现？

答： 腰椎管狭窄的临床表现如下。

（1）发病年龄 10～60 岁，多见于 40 岁左右男性。

（2）可仅有腰背痛、腰骶痛或下肢痛，亦可为腰背痛或腰骶痛合并下肢痛，亦有腰背痛并下肢麻木和无力。患者为了减轻腰痛和下肢痛，常取腰部前屈位，挺胸直腰行走困难。

（3）神经性间歇性跛行。

（4）部分患者有夜间痛、小腿抽筋感或烧灼感，特别是仰卧、腰椎前凸时症状加重，但咳嗽、喷嚏不会诱发症状。

（5）如行走、站立或上楼梯，常引起一侧或双下肢疼痛、麻木或肌无力。

（6）中央型椎管狭窄症表现为马尾症状，主要表现为腰骶部痛或臀部痛，很少有下肢放射痛；周围型神经根狭窄表现为根性症状，但临床多见的表现为两者皆有。

十七、腰椎管狭窄出现哪些症状时需要及时治疗？

答： 当患者出现腰痛、下肢疼痛、神经源性间歇性跛行等症状时，即提示需要治疗加以干预。治疗的目的在于缓解疼痛、维持或改善日常生活能力。

十八、腰椎管狭窄的非手术治疗有哪些方法？

答： 退变性腰椎管狭窄在确诊后首先非手术治疗，非手术治疗虽不能在解剖层面上改变椎管空间和神经的关系，但可以消除或减轻神经根、马尾神经、硬膜及外组织的炎性反应和水肿，从而减轻或改善症状。目前常用的非手术治疗方法包括物理治疗、药物治疗和侵入性非手术治疗。

（1）物理治疗

1）休息：床软硬度适中可缓解腰肌痉挛，从而减轻疼痛。

2）推拿、按摩和针灸：可活血化瘀、疏通经脉，从而缓解症状。

3）有氧运动和姿势锻炼：有研究证实有氧运动是腰痛的有效治疗措施；姿势锻炼是指加强前屈腹肌的锻炼，避免腰部过伸活动。腹肌加强后能自然地控制腰椎于过屈位，有助于增加椎管内容积，减轻神经压迫，促进静脉回流，缓解下肢症状。

4）制动：佩戴弹力腰围等支具可以限制腰部活动，维持腰椎姿势，对抗后背肌收缩力量，缓解疼痛，但应注意佩戴时间，过长则引起腰背肌力量下降，失去治疗作用。

5）心理治疗：心理社会因素是急性腰痛慢性化的相关因素之一，因此心理治疗有助于慢性腰痛的改善。

（2）药物治疗：药物治疗的目的为缓解疼痛，减轻局部组织无菌炎症反应，以及营养神经组织。目前用于控制腰椎管狭窄症疼痛的药物主要包括非甾体抗炎药、肌肉松弛药、麻醉类镇痛药和抗抑郁药。

（3）侵入性非手术治疗：硬膜外激素用于治疗腰椎管狭窄症已有多年历史，最理想的适应证是有急性神经根症状或神经源性间歇性跛行，且常用的物理治疗或药物治疗均无满意疗效，已对日常生活产生显著影响者。硬膜外注射对急性疼痛有治疗效果，但中远期疗效尚有争议。

十九、腰椎管狭窄的手术治疗的适应证有哪些？

答：手术治疗腰椎管狭窄的主要适应证有非手术治疗不能控制且不能耐受的严重下肢疼痛伴或不伴腰痛；持续的下肢症状、进行性间歇性跛行经过2～3个月非手术治疗无明显效果；严重神经压迫和进行性神经功能丧失；马尾神经综合征者应考虑手术治疗，同时症状、体征和影像学检查应相一致。

二十、腰椎管狭窄的手术治疗的原则和方法有哪些？

答：手术治疗的总体原则：目前主张采取有限化术式，即以最小的创伤，在达到充分有效的马尾和神经组织减压的同时，维持脊柱的稳定性。

解除椎管内神经组织受到的压迫是外科治疗的目标，研究者认为一个或多个节段的椎板切开减压术是腰椎管狭窄症手术的标准治疗方案，该手术要求在充分减压的同时维持脊柱的稳定性，尽量保留腰椎小关节以减少医源性脊柱不稳的发生。

二十一、什么是腰椎峡部裂？

答：是指腰椎一侧或两侧椎弓上下关节突之间的峡部有骨质缺损，失去连续性，又称椎弓峡部裂或峡部不连。

二十二、腰椎滑脱有哪几型？

答：腰椎滑脱分为五型：①发育不良性滑脱；②峡性裂性滑脱；③退行性滑脱；④创伤性滑脱；⑤病理性滑脱。

二十三、什么是腰椎峡部裂性滑脱？

答：腰椎峡部裂性滑脱是腰椎弓峡部断裂或椎弓部缺陷，使相邻上一椎体滑向前方，称真性滑脱。

二十四、腰椎峡部裂性滑脱有哪些临床表现？

答：腰椎峡部裂性滑脱的临床表现如下。

（1）发病率因种族、地区而异。发病年龄在20～50岁较多，占87%。多发生于一个椎体，多发性者少见，以第5腰椎最多，第4腰椎次之。

（2）很多患者无症状，主要症状是下腰痛，其程度多数较轻，往往劳累后加剧，也可因轻度外伤后开始。

（3）腰痛初为间歇性，后可呈现持续性，严重者影响正常生活，休息亦不能缓解。

（4）疼痛可向骶尾部、臀部或大腿后方放射，很少有足部和小腿痛。

（5）若合并腰椎间盘突出症，则可表现为坐骨神经痛症状。

二十五、什么是退行性腰椎滑脱？

答：退行性腰椎滑脱又称假性滑脱，腰椎的后结构完整，但腰椎间盘和相邻的关节突关节退变，而致腰椎移动，但椎弓完整无缺陷。

二十六、退行性腰椎滑脱有哪些临床表现?

答：退行性腰椎滑脱的临床表现如下。

（1）退行性腰椎滑脱最常发生于第 4、5 腰椎节段，次之为第 3、4 腰椎，较少发生于腰骶椎。

（2）退行性腰椎滑脱随年龄而增加，发病年龄在 35～75 岁，65 岁以上女性发病率高于男性。症状间歇性发作，主要为腰背痛、臀部痛或下肢痛。取坐位或下蹲使腰椎前凸减小，症状可以缓解，而背部后伸则疼痛重新出现。

（3）出现坐骨神经痛症状占 70%，间歇性跛行占 30%。

（4）出现神经症状者多为第 5 腰椎神经根受累，表现为小腿外侧及足背内侧痛觉减退，踇背伸肌力弱。当第 4 腰椎神经根受累时，膝上前内侧痛觉减退，膝反射减弱或消失。

（5）少数患者可出现鞍区麻痹和括约肌功能障碍。

二十七、腰椎峡部裂及滑脱引起腰腿痛的原因是什么?

答：腰椎峡部裂及滑脱会引起腰腿痛的原因如下。

（1）发生峡部裂及滑脱时脊椎间存在不稳，向前方移位的椎体与下方椎体间的韧带、筋膜长期处于紧张状态，周围组织充血水肿，挤压或刺激神经末梢，产生腰部钝痛。

（2）椎间盘退行性变或突出，关节突关节增生内聚，关系紊乱，压迫神经根。

（3）峡部缺损时，纤维组织增生，压迫神经根由外伤造成者，该部位还可出现水肿出血。

（4）除纤维组织的机械压迫外，局部无菌性炎症亦可刺激神经根。

（5）滑脱严重时下方椎体后上缘形成阶梯，直接压迫马尾神经，出现大小便功能障碍。

二十八、退行性腰椎滑脱有哪些治疗方法?

答：目前一般认为，对于无神经症状的单纯腰痛患者，首选非手术治疗。而对于有神经源性间歇性跛行或下肢放射痛患者，则更倾向于手术治疗。

非手术治疗主要包括卧床休息、药物治疗及物理疗法等。卧床休息 3～5 周往往可使下腰痛及神经根症状得以减轻和缓解。药物治疗则常用非甾体消炎镇痛药以对症治疗。而适当的物理疗法可消除肌肉的痉挛与疲劳，对减轻或缓解腰痛是有利的。

二十九、什么叫第 3 腰椎横突综合征?

答：由于第 3 腰椎横突的解剖和生物力学特点，腰部活动使邻近的软组织发生摩擦、牵拉和压迫所形成的局限性压痛及一系列临床症状。多见于单侧，也可双侧。

三十、第 3 腰椎横突综合征的病因是什么?

答：第 3 腰椎横突综合征的病因如下。

（1）第 3 腰椎横突最长，呈水平伸出，位于腰椎中部，受应力最大。

（2）第 3 腰椎横突附着软组织多，为腰椎活动的中心和枢纽，受力最大，横突末端易受损伤，其周围的软组织易产生撕裂出血、粘连、筋膜挛缩增厚等创伤性炎症。

（3）第 3 腰椎横突尖端后方紧贴第 2 腰椎神经根的后支，腰部活动时，易刺激第 2 腰神经，引起该神经支配区产生麻痛感。

三十一、第 3 腰椎横突综合征有哪些临床表现?

答：第 3 腰椎横突综合征主要表现为一侧或双侧腰部酸痛，部分患者疼痛可扩散至臀部、股后部、膝下、内收肌或下腹部。弯腰时间稍长，直腿时有"断裂"感。仰卧睡觉腰痛，午夜后症状加重，白天活动常减轻。第 3 腰椎横突处有明显局限性压痛，普鲁卡因 5～10ml 封闭后，疼痛可立即消失。

三十二、什么叫姿势性腰痛?

答：腰椎是脊柱活动度较大的节段，具有较强的代偿力，不论是下肢畸形，还是脊柱本身的畸形，均可通过腰椎曲线改变代偿，这种非生理性的代偿姿势，久之势必造成腰部软组织劳损，产生姿势性腰背痛。

三十三、什么叫尾部痛?

答:尾部痛系尾骨部、骶骨下部及其相邻肌肉或其他组织疼痛,多见于女性,这可能是由于女性骶骨较短、较宽,其向前倾斜弧度较男性小,故女性尾骨较为后移和突出;另外因女性两坐骨结节距离较宽,尾骨稳定性差,易活动,再加妊娠等其他因素,易于受损。该病可因局部外伤、畸形、炎症等多种病变所致。

三十四、尾部痛的原因是什么?

答:尾部痛的原因:骶尾韧带劳损;骶尾关节退行性骨关节炎;骶尾骨折和脱位;肿瘤,以脊索瘤常见;其他因素,腰骶部损害、骶旁脂肪瘤、盆腔内感染灶等。

三十五、腰椎疾患行手术治疗后的术后护理要点有哪些?

答:腰椎疾病行手术治疗后的护理要点主要有以下几个方面。

(1)术前护理

1)疼痛评估:如疼痛评分≥4分时及时报告医生,根据医嘱给药,并观察药效。

2)饮食:全麻术前禁食12小时、禁饮10小时,以防手术过程中呕吐,误吸而引起吸入性肺炎、窒息等。

3)体位:入院后即行体位(俯卧)适应训练,以适应手术时的体位。方法:俯卧,头偏一侧,坚持半小时,逐渐增加至每次能俯卧2～3小时,同时进行呼吸训练,达到俯卧位时能进行良好的呼吸动作,且不憋气。

4)皮肤准备:检查术区皮肤有无破损、感染、皮疹等异常情况,如有异常及时报告医生,及时处理,以免影响手术。

5)注意保暖,预防感冒:做深呼吸和有效咳嗽排痰练习,以增加肺的通气量,预防术后肺部感染和不张。吸烟者术前戒烟,以减轻对呼吸道的刺激,减少呼吸道分泌物。

6)化验、检查:正确留取各种化验标本,完善术前检查(肺部X线、心电图、CT、MRI等),全面了解患者情况,及时纠正不良状态,提高对手术的耐受力。

7)排便训练:术前1～3天练习床上排便,可尽量缩短术后尿管留置时间,降低尿路感染。

8)术前1日准备:术前1日勿外出,患者及家属需签署手术及麻醉同意书。术前1日完成卫生整顿:洗澡(重点清洁术区皮肤)、洗发、修剪指甲、剃胡须、更衣等。

9)术晨准备:术前1小时留置尿管,完成各项术前准备,填写术前准备单,取下活动义齿及贵重物品(首饰、手表、现金),长发者将头发扎起。

10)手术交接:将患者送至手术室,与手术室护士进行交接。

(2)术后护理

1)体位:术后卧硬板床,平卧2小时后翻身,保持腰部稳定,减轻损伤和疼痛。

2)术后观察:术后24～72小时严密观察双下肢及会阴部神经功能恢复情况,注意引流管通畅与否,术后常规脱水治疗。

3)术后48～72小时拔除引流管。

4)保持大小便通畅。

5)术后卧床3～5天后可在腰围保护下下床活动,注意保护、防止滑倒外伤,指导行直腿抬高和腰背肌锻炼。术后3个月可恢复轻体力工作,半年内避免从事重体力劳动或弯腰抬重物,以免腰部再损伤。

6)预防伤口感染:保持敷料干燥清洁,有污染及时更换,必要时遵医嘱使用抗生素。

7)预防并发症:如肺部感染、尿路感染、压力性损伤、体温升高等。

(3)引流量的观察

1)伤口观察:保持伤口敷料干燥清洁,周围皮肤清洁,若有渗血或污染,应及时更换。保持伤口引流管固定通畅，翻身时妥善固定，防止其扭曲或脱出；观察引流液的颜色、性质及量的变化。

2）伤口特殊情况的观察：如短时间内引流量过多，30 分钟≥50ml 以上，且引流液为鲜红色，应警惕是否有活动性出血，及时报告医生，及时处理，动态观察双下肢运动情况。如引流液为清亮、透明的液体，且引流量较大时，应警惕是否有脑脊液漏，应及时报告医生，及时处理，同时观察有无颅内压降低的表现，采取相应措施。

3）引流量观察：正常伤口引流量的观察标准如下。

手术为一个节段时，24 小时引流量合计≤100～200ml。

手术为两个节段时，24 小时引流量合计≤200～400ml。

手术为三个节段时，24 小时引流量合计≤400～600ml。

（4）术后并发症的观察

1）疼痛：为减轻术后伤口疼痛，术后可常规使用镇痛泵。使用 VAS（疼痛）评分表对患者进行疼痛评分，如疼痛评分＞4 分应立即予以干预，使用镇痛药物后观察用药后反应、镇痛效果。

2）尿路感染：因留置尿管可增加尿路感染的风险，因此，需嘱患者多饮水，每日饮水量达 2000ml 以上；注意会阴部清洁，每日予会阴擦洗 2 次；使用抗反流尿袋，定时夹放尿管；争取早日拔管。

3）预防肺部感染：鼓励患者主动咳嗽咳痰，必要时行雾化吸入 2 次/日，注意口腔卫生。

4）神经功能的观察：动态观察患者双下肢感觉、运动情况，术前术后进行对比，及时发现神经功能改变，及时报告医生，给予相应治疗，降低神经损伤的程度。

5）手术切口感染：观察手术切口有无红、肿、热、痛、波动感，警惕伤口感染的发生。保持伤口敷料清洁干燥。

6）预防深静脉血栓：鼓励早期运动下肢，促进静脉回流，必要时行气压治疗。尽量避免下肢穿刺。若突然出现下肢剧烈胀痛、浅静脉曲张伴有发热，应警惕下肢深静脉血栓形成的可能，即进行 DVT 评估。如出现下肢静脉血栓，应严禁按摩、推拿、热敷患肢，保持大便通畅，避免用力排便，避免碰撞患肢，翻身动作不宜过大。

（5）术后起床指征：腰椎疾患何时下床目前尚无统一标准，经验提示达到以下标准可考虑起床：可以自行在床上进行左、右侧位自由翻动，掌握转身的要点；可以在床上独立完成五点式抬臀法；床上活动时伤口不感觉疼痛。

（6）术后起床方法：起床姿势（以右侧起床为例），首先戴好腰围，将身体平行移至右侧床边，然后转身右侧卧位，双腿逐渐向床外下移，双手在身体的右侧用力支撑上身离开床面（以右手用力为主），必要时教会家人在床前用手在其颈部给予一定的上托的力量予以辅助。坐起后不要急于站立，防止晕倒。先在床边维持 90°坐位，大于 30 秒钟，当不感觉头晕、心慌、腰部酸痛时，方可在床边站立，30 秒后，再在原地踏步走动，适应后再迈步行走。当感觉头晕等不适应马上回到平卧位休息，加强床上的功能锻炼，待情况好转后再试行起床训练。起床后不宜进行长时间的活动，在腰围保护下完成如厕、洗漱、进食等基本日常活动即可，仍以卧床休息为主。注意起床时应特别注意安全，防止跌倒意外的发生。

（7）出院指导

1）继续佩戴腰围 3 个月。原则上在 3 个月内以满足基本生活需要为主，尽量多卧床休息，起床时一定要佩戴腰围。洗澡时可坐于方凳上，短时间取下腰围，家人协助并快速冲洗干净后，尽早将腰围戴上后再站立。

2）避免腰部剧烈活动，避免负重，防止腰部损伤。

3）平日工作中保持正确的姿势与体位，避免一个固定的体位长时间工作，劳逸结合。

4）增强体质，继续加强腰背肌及双下肢肌肉锻炼。

5）若有不适随时就诊。定期复查。

6）瘫痪患者加强床上活动各关节、肌肉的被动运动，加强从床上到轮椅的躯体移动训练。争取将残存功能最大化。

第五十九章　脊柱侧凸与脊柱后凸

一、什么叫脊柱侧凸？

答：脊柱侧凸是指脊柱在冠状面上一个或多个节段偏离身体中线向侧方形成弯曲，多半还伴有脊柱的旋转和矢状面上后凸或前凸增加或减少、肋骨和骨盆的旋转倾斜畸形及椎旁的韧带肌肉的异常。它是一种症状或 X 线征。引起的脊柱侧凸的原因较多，其中特发性脊柱侧凸是最常见的，约占全部脊柱侧凸的 80%。它好发于青少年，尤其是女性，常在青春发育前期发病，在整个青春发育期快速进展，成年期则缓慢进展，有时则停止进展。

二、青少年特发性脊柱侧凸（AIS）的发病机制是什么？

答：特发性脊柱侧凸是一种发病机制未明的脊柱畸形，其发病机制目前认为与下列因素有关。

（1）遗传因素。

（2）激素影响（生长激素、促生长因子）。

（3）生长发育不对称因素（脊柱前后柱生长不对称、肋骨长度不对称和肋骨血供不对称、侧凸主弧的凹侧椎板、关节突和椎体发育异常）。

（4）结缔组织发育异常（胶原和蛋白聚糖的质与量异常）。

（5）神经-平衡系统功能障碍：有神经内分泌系统异常（黑色素细胞昼夜分泌异常）。

三、青少年特发性脊柱侧凸（AIS）的进展有哪些规律？

答：AIS 在成年前进展是一公认的自然规律，其进展程度主要取决于生长潜能和脊柱侧凸的部位类型，其共同的规律如下。

（1）发病越早，进展的可能性越大。

（2）在月经前，进展的危险性较大。

（3）发病时的 Risser 征分级越低，进展的可能性越大。

（4）双弯型脊柱侧凸比单弯型更易进展。

（5）脊柱侧凸发现时的度数越大，越易进展。

四、青少年特发性脊柱侧凸有哪些临床症状？

答：初诊的 AIS 都以背部畸形为主要症状，特别表现为站立时姿态不对称，如双肩不等高、一侧肩胛向后突出、前胸不对称等。但严重的脊柱侧凸可导致胸廓旋转畸形、上身倾斜、胸廓下沉、躯干缩短和由于胸腔容积下降造成的活动耐力下降、气促、心悸等，少数患者可出现腰痛。部分患者的脊柱侧凸是无意中发现的，临床畸形可以不明显。

五、脊柱侧凸患者为何要行肺功能检查？

答：严重的胸廓畸形和躯干塌陷造成的膈肌抬高可导致肺功能的降低，检查包括肺总量、肺活量，第 1 秒用力呼气量和残气量。肺活量用预测正常值的百分比表示，脊柱侧凸的肺总量和肺活量减少，并与侧凸的严重度相关，当减少至预计值的 60% 时即有意义，但残气量是正常的，除非到晚期。严重侧凸的患者术前应做动脉血气分析。

六、脊柱侧凸行支具治疗的适应证是什么？

答：支具治疗仅对骨骼生长尚未停止的患者有效。对发育未成熟的患者特别是 Risser 征 <2 级和月经未开始的患者，如初诊时 Cobb 角已达到 30°，支架治疗应立即开始。对于 20°～30° 的患者，如果证明有 5° 的进展，也应支具治疗。如初诊小于 20°，可仅做随访。胸椎明显前突的患者，支具可控制侧凸进展，但有可能加重胸椎前突，使胸腔前后径进一步加重。

七、脊柱侧凸行支具治疗的注意事项有哪些？

答：支具治疗对于生长潜能不足，如 Risser 征＞4 级或月经已超过 1 年的患者，支具通常已无明显效果了。需要注意的是伴胸椎明显前凸的患者，支具虽可控制侧凸进展，但有可能加重胸椎前凸。支具治疗期间应至少半年由骨科医生检查摄片进行比较和决定是否继续支具治疗还是改换手术治疗，另外照片复查当天早晨应开始不戴支具，下午再照片才能反映脊柱侧凸真实度数。

八、手术治疗脊柱侧凸的适应证是什么？

答：手术治疗脊柱侧凸的适应证：支具治疗不能控制畸形进展，即使骨龄很低；Risser 征小于 3 级，支架治疗无效，而 Cobb 角大于 50°；Risser 征 3～4 级，Cobb 角大于 50°；Risser 征 4～5 级，Cobb 角在 40°～50°以上，或 Cobb 角只有 40°，但胸椎前突、胸廓旋转、剃刀背畸形、躯干斜倾失偿明显；侧凸进入成年期，早期出现腰痛、旋转半脱位等。

九、脊柱侧凸行后路矫形术术后有哪些主要并发症？

答：脊柱侧凸行后路矫形术术后可能出现以下并发症。

（1）神经并发症：主要是脊髓受牵拉或血管源性的，一般不是机械压迫，可发生在术中或术后。

（2）植入物并发症：脱钩、断棒等，常需再手术。

（3）假关节：常发生在胸腰椎、下腰椎或两个弯曲的交界区。主要由于内固定不可靠、去皮质不佳、植骨不足、融合水平选择不当所致。

（4）纠正丢失：早期可有轻度纠正丢失，主要发生于在钩-脊柱界面；远期纠正丢失通常是由于植入物并发症或假关节所致。

（5）平衡失偿：表现为躯干倾斜、旋转加重、后凸畸形、原继发弯曲加重或为结构性融合端倾斜进入原侧凸区等。

十、什么叫脊柱后凸？

答：脊柱后凸是由多种原因引起的脊柱不正常地向后突出，又称驼背。它是各种疾病造成脊柱本身及其附属组织解剖形态改变的一组疾病。本病发病率较高，造成的残废也很显著，能严重影响生产劳动、身体健康和家庭生活，痛苦极大。

十一、根据发病原因，脊柱后凸分哪几类？

答：根据发病原因，脊柱后凸可分为强直性脊柱炎引起的脊柱后凸；感染性脊柱后凸；骨骺发育障碍引起的脊柱后凸；外伤性脊柱后凸；脊柱肿瘤引起的后凸；骨代谢障碍性脊柱后凸；麻痹性脊柱后凸；姿势不良性脊柱后凸。

十二、严重脊柱后凸会引起哪些器官的不适？

答：在严重脊柱后凸畸形患者，胸腔和腹腔不在一条直线上，致使膈肌运动受限制，双肺活动功能明显减低，甚至出现肺源性心脏病，有的患者可苦于长期缺氧。且由于抵抗力减低，易于并发呼吸系统感染，从而导致心脏血液循环衰竭和死亡，有部分脊柱后凸患者，可有心脏扩大及心脏杂音，大多数患者有心悸、爬楼时心慌气短、劳动受限等。

脊柱后凸患者胸腹腔屈曲，腹腔容积变小，胃肠受压，消化功能及肠蠕动功能均受到影响，患者大多食欲减退、食量减少，从而导致消化不良、便秘、形体消瘦。

脊柱后凸患者在脊柱生理曲线消失后，必然导致身体重心的移动，使在第 4 腰椎前缘的身体重心向前方移动，颈前屈度性加大，且髋及膝关节屈曲，或导致颈椎增生，髋及膝关节屈曲畸形。

十三、脊柱后凸有哪些特殊检查？

答：脊柱后凸患者常可见以下特殊体征。

外观：呈脊柱后凸畸形，清瘦、面色白、身材矮小、胸腹壁距离缩小，重者胸廓与骨盆相抵触，双髋可呈屈曲内收畸形，髋和膝关节有时肿胀。

胸腹：胸廓小，肺呼吸音增强，呼吸频率增加，心界增大，心率快有杂音，腹部扁平，腹壁内陷有深皱褶，甚至皱褶内皮肤可有感染。

脊柱外观：脊柱呈角状或弓状后凸，棘突隆起连成较高的"峰样"骨嵴。

测量角度：用测角器检测后凸体表角度及身高。

神经系统检查：检查深浅感觉，注意有无感觉分离、感觉障碍，检查肌力及括约肌功能，检查生理及病理反射，必要时行诱发电位检查。

十四、脊柱后凸的手术适应证有哪些？

答：脊柱后凸患者行手术治疗需具备以下指征。

（1）后凸畸形 Cobb 角大于 40°者，经长期非手术治疗无效。

（2）引起脊柱畸形的原发病已静止或近于静止，血沉在 40mm/h 左右，患者积极要求手术者。

（3）双髋关节活动正常或接近正常，原有关节屈曲挛缩畸形已行手术治疗，使髋关节活动恢复正常者。

（4）髋关节强直，已行人工髋关节置换术，髋关节功能基本恢复正常者。

（5）对青年人后凸畸形患者，手术指征可适当放宽，后凸明显影响外观，可行手术。

（6）脊柱后凸畸形伴有椎管狭窄者，在做脊髓减压同时，可行脊柱截骨矫形术。

（7）胸、腰椎后凸畸形已矫正，颈椎屈曲明显，关节韧带已骨化者应慎行颈椎截骨术。

十五、脊柱后凸手术禁忌证有哪些？

答：（1）年老体弱，脊柱严重骨质疏松者。

（2）主要脏器功能不全者。

（3）原发疾病尚在活动期，不能用药物控制者。

（4）全身状况不佳，如贫血、感染等。

（5）腹主动脉广泛钙化者。

十六、脊柱畸形行后路矫形术术后护理要点有哪些？

答：（1）严密监测生命体征情况，24 小时心电监护，特别是监测血氧饱和度及呼吸情况，防止发生肺通气量不足引起低氧血症。鼓励进行深呼吸训练及有效咳嗽排痰。

（2）观察患者双下肢及足趾感觉、运动情况，若有感觉或运动功能障碍的现象应及时报告值班医生。

（3）观察患者有无腹痛、腹胀情况，可能由于矫形后脊柱伸直引起肠系膜过度牵拉所致，如有上述症状应及时报告医生，注意观察疼痛的性质及持续时间，根据医嘱给予相对应的处理。腹痛明显时应指导患者暂时禁食水。

（4）保持伤口敷料干燥清洁，若有渗血或污染，应及时更换。保持伤口负压引流管固定通畅，翻身时妥善固定引流管，防止其扭曲或脱出，观察引流液颜色、性质及量，做好管道标识，应避免剧烈咳嗽，以免引起伤口出血。

（5）术后每 2 小时翻身一次，以防压疮发生，侧卧时背及臀部各垫一软枕，保持 30°左右，在变换体位时要求头、颈、肩、背、臀部一起转动，使脊柱局部不弯曲、不扭转，肌肉达到完全放松。避免肩、臀分离，造成脊柱扭转性损伤。侧卧时背部垫一软枕支撑背部以维持有效翻身。

（6）术后患者常规使用镇痛泵，注意观察应用镇痛泵的副作用，如患者出现头晕、呕吐、腹胀等症状，应考虑暂停镇痛泵的应用。也可使用镇痛药物，如口服、肌内注射或静脉用药，注意观察用药后反应、镇痛效果。应用镇痛药后若出现心悸、气促时，应及时报告值班医生。

（7）留置尿管者，应定时夹放尿管训练膀胱括约肌功能，会阴擦洗 2 次/日，嘱患者多饮水，每日饮水量应＞2000ml，达到自然冲洗洁净尿道的作用，以防尿路感染。做好管道标识。

（8）术后待肠蠕动恢复后方可进食：以清淡、易消化、高蛋白、高维生素、高热量等营养丰富的半流质食物为宜，避免喝牛奶、豆浆、甜食等易产气的食物，以免因术后卧床肠蠕动减慢引起腹胀，可喝酸奶、果汁、各种炖汤，炖汤时应避免使用花旗参、当归等活血的药材，以免引起伤口出血增多。当肠蠕动正常或下床活动后可恢复正常饮食，仍以进食高热量、高蛋白、富含钙、纤维素、维生素易消化食物为主。治疗性饮食请按医嘱执行。

（9）指导患者尽早活动双下肢，促进血液循环，预防下肢深静脉血栓及防止神经根粘连。

（10）术后切口愈合良好，病情允许的患者，应量身定做外固定支具，在支具保护下下床活动。教会患者和家属正确的佩戴支具的方法、正确的起床姿势；下床活动时在支具保护下进行前后摆腿、下肢抬高、下蹲、缓慢行走等训练，注意训练强度以患者不感到疲劳为宜。

十七、脊柱后凸行脊柱楔形截骨术术后有哪些并发症？应如何处理？

答：脊柱后凸行脊柱楔形截骨术，术后可能会有以下并发症。

（1）尿潴留：因术后腰部后伸，可能牵拉腰部交感神经干，引起膀胱张力减低，出现尿潴留。可行针刺疗法、间歇导尿等促进排尿或留置尿管，一般1～2日后即可恢复。

（2）腹壁疼痛：由于脊柱伸直，腹壁牵拉紧张而产生疼痛。对症处理，遵医嘱用药，并观察用药后效果，1～7日症状逐渐消失。

（3）腹胀：因手术中肠系膜血管及交感神经干受到牵拉、刺激、震荡，致使肠蠕减慢、肠道梗阻、肠内积气，消化系统功能减退。可予持续胃肠减压、补液、针刺或按摩疗法缓解症状；勿进食引起腹胀的食物，如牛奶、豆浆等。

（4）术后早期痉挛性抽搐：由于脊柱截骨中，硬膜破裂，局部撒入链霉素粉，药物扩散入硬膜腔后，脊髓受刺激所致。术后6小时内突然躯干、四肢痉挛性抽搐，间歇性发作，可用镇静、脱水药物、吸氧等治疗，症状可逐渐消失，故手术过程中，一旦发生硬膜撕裂均需修补，禁忌向破裂口处放入任何药物。

（5）切口边缘皮肤坏死：因术中上自动牵开器时间过长，术后仰卧于硬板床上，切口受压时间过长所致。预防方法是术中经常放松牵开器，术后卧于垫有薄海绵垫的硬板床，定时翻身，减轻局部受压时间，一发现切口有皮缘坏死征象，要及时换药。

（6）内固定棒上端撬起、穿破皮肤：可进行手术调整。

（7）后凸复发：因自行过早地拆除石膏或支具。需告知患者待到截骨愈合后再拆除外固定支具。

（8）脊髓受压致不全瘫：对症处理。

（9）脊柱滑脱致全瘫：原因多是截骨过多、内固定不牢所致。手术处理，解除压迫及移位。

十八、脊柱侧弯手术治疗前行 Halo 头环重力牵引的目的是什么？

答：脊柱侧弯手术治疗前行 Halo 头环重力牵引的目的如下。

（1）使脊柱周围的软组织得到松解、韧带关节松弛，增加脊柱的柔韧性，降低手术的难度，提高手术矫正效果。

（2）增加胸腔容积，配合呼吸功能锻炼有助于改善心肺功能，增强患者对手术的耐受。

（3）缓慢牵伸脊柱，提供神经脊髓耐受矫形牵拉的能力，减少手术矫形时神经脊髓损伤的风险。

（4）增加腹腔容积，减少侧弯对胃肠消化的压迫，促进消化功能恢复，增加营养吸收，有助于增加全身营养，增强患者对手术的耐受能力。

十九、Halo 头环牵引的牵引重量是多少？

答：患者坐于专用于牵引的轮椅上。牵引初始重量为2kg，根据患者情况逐渐增加牵引重量，建议增加速度为 1～2kg/d，在患者的耐受范围内增加牵引重量，直至几乎不能触及轮椅座位，最大重量可达体重的50%～60%。达到最大耐受重量后维持牵引。

二十、日间及夜间行 Halo 头环牵引时对于体位有何要求？

答：日间在牵引专用轮椅车上进行坐位或站立的牵引，牵引时需保持上身直立（不弯腰、不倚靠在轮椅背上，双手不撑在轮椅扶手上）与头环上的牵引绳在同一直线上，并放松全身肌肉，以确保最大程度地利用身体重量进行牵引。夜间进行卧位牵引，牵引时需抬高床头，利用身体重量与牵引对抗，保持躯干与牵引绳在同一直线上，使牵引更加有效。卧位时，头枕部应垫置特殊枕头，防止头环与床垫接触，引起疼痛及螺钉松动。卧位牵引的重量应适当减轻，防止牵引力量过大导致患者在床上会被拉动，牵引重量减少 1～2kg，但最多不能少于日间牵引重量的 50%，减少过多会影响牵引的效果，也会导致颈背部肌肉疼痛加重。每日牵引的时间不少于 20 个小时。

二十一、如何对脊柱侧弯患者行呼吸功能的指导？

答：脊柱侧弯患者都存在胸廓畸形，有不同程度的呼吸功能受限导致限制性肺通气不足，肺活量低甚至心脏功能差。常表现为跑步、上楼梯甚至稍微走快一点就会感到气短。因此，牵引期间加强呼吸功能锻炼尤其重要，可改善肺活量。具体锻炼方法如下。

（1）吹气球法：给患者准备普通加厚型气球，鼓励指导患者一次性将气球吹得尽可能大，放松 5～10 秒，然后重复上述动作，每次 10～15 分钟，3～4 次/日。

（2）深呼吸运动：深吸气后屏气数秒后用力呼气（尽量延长呼气时间），3 次/日，50 下/次。

（3）有效咳嗽：鼓励、指导患者深吸气，在吸气末屏气片刻行爆破性咳嗽，将气道内的分泌物排出。

（4）扩胸运动：3 次/日，30 下/次。

（5）呼吸锻炼器进行呼吸功能锻炼。

（6）对吸烟患者进行戒烟宣教，使患者尽量配合戒烟。

二十二、脊柱畸形行后路矫形术的出院指导有哪些？

答：（1）轴线翻身。

（2）术后 2 周做外固定支具行外固定，直至伤口局部达到骨性融合，通常需半年以上。3 个月可游泳，1 年后可参加竞争性体育活动。

（3）自我形象再塑造：重新建立和适应新的平衡，通过家属提醒纠正如双肩不等高、坐姿不正等，养成良好的行为习惯。

（4）内固定是否取出因人而异。

（5）随访：定期复查观察融合远端脊柱的解剖功能状态，以便及时采取措施。

第六十章 脊髓损伤

一、什么是脊髓？

答：脊髓的组织主要由神经元和神经胶质细胞组成。都有神经突起，神经元胞质突起的延长形成轴突，形成无数的神经纤维，传导信息，胶质细胞对神经元起支持保护作用，产生髓鞘。

二、脊髓损伤的分类有哪些？

答：脊髓损伤按照损伤的程度脊髓损伤可分为完全性脊髓损伤、不完全性脊髓损伤及脊髓震荡。

三、什么是完全性脊髓损伤？

答：完全性脊髓损伤指最低骶段的感觉和运动功能完全消失。伤后3小时髓灰质中多灶性出血，白质尚正常。6小时灰质中出血增多，遍布全灰质，白质水肿。12小时后白质出现出血灶，灰质中神经细胞退变坏死，白质中神经轴突开始退变。24小时灰质中心出现坏死，白质中多处轴突退变，48小时中心软化，白质退变。总之，在完全性脊髓损伤，脊髓内的病变是进行性加重，从中心出血至全脊髓出现水肿，从中心坏死至全脊髓坏死，长度为2~3cm，晚期则为胶质组织代替。这一病理过程说明，对于完全性脊髓损伤，只有在早期数小时内进行有效治疗，才有可能挽回部分脊髓功能。

四、什么是不完全性脊髓损伤？

答：如果在神经平面以下包括最低位的骶段保留部分感觉或运动功能，则此损伤被定义为不完全性损伤。骶部感觉包括肛门黏膜皮肤交界处和肛门深部的感觉。骶部运动功能检查是通过肛门指检发现肛门外括约肌有无自主收缩。

伤后3小时灰质中出血较少，白质无改变，此病变呈非进行性，而是可逆性的。至6~10小时，出血灶扩大不多，神经组织水肿。24~48小时后逐渐消退。由于不完全脊髓损伤的程度有轻重差别，重者可出现坏死软化灶、胶质代替，保留部分神经纤维；轻者仅中心小坏死灶，保留大部分神经纤维，因此不完全性脊髓损伤可获得部分或大部分恢复。

五、什么是脊髓震荡？

答：脊髓震荡为轻度脊髓损伤，开始即呈不完全瘫痪，并且在24小时内开始恢复，至6周时恢复完全。其与不完全脊髓损伤的区别在于前者可完全恢复，而后者恢复不全。

仅脊髓灰质有少数出血灶，神经细胞、神经纤维水肿，基本不发生神经细胞坏死或轴突退变，神经功能可完全恢复。

六、影响脊髓损伤的内在因素有哪些？

答：影响脊髓损伤的内在因素：椎管的容积；脊柱的稳定性；脊柱、脊髓原有疾病对脊髓损伤的影响，如强直性脊柱炎、椎间盘退变、脊髓空洞症、脊柱韧带异常骨化性疾病、脊柱畸形、脊柱脊髓肿瘤。

七、脊髓损伤如何分级？

答：脊髓损伤可按 Frankel 进行分级。

A 级：完全截瘫，损伤平面以下运动、感觉和括约肌功能完全丧失。

B 级：损伤平面以下残存部分感觉功能，无自主运动。

C 级：损伤平面以下残存部分运动功能，部分肌力1~3级，但此种肌肉运动不能完成肢体的运动，因而称为无用运动。

D 级：存在有用的运动功能，主要肌力3~5级。

E 级：运动和感觉基本正常。

八、脊髓损伤按脊髓损伤的节段可分为哪几类？

答：脊髓损伤按脊髓损伤的节段可分为颈脊髓损伤、胸脊髓损伤、胸腰段脊髓损伤、圆锥损伤。

九、根据损伤机制可将脊柱损伤分成几类？

答：根据损伤机制可将脊柱损伤分为屈曲压缩损伤、屈曲分离损伤、垂直压缩、旋转及侧屈、伸展损伤。

十、脊柱脊髓损伤的临床表现有哪些？

答：脊柱脊髓损伤后的临床表现主要有以下几种。

（1）骨折局部疼痛、畸形、活动受限，这与其他部位的骨折具有类似的表现和特征。

（2）脊柱脊髓损伤平面以下神经功能障碍，表现为运动、感觉、神经反射的异常。

（3）截瘫：颈脊髓损伤致上肢和下肢均瘫称四肢瘫；胸腰脊髓损伤则双下肢瘫，称为截瘫。

（4）脊髓休克：在完全脊髓损伤及严重不全脊髓损伤后可呈现一段脊髓休克期，即损伤节段以下的脊髓其功能存在，由于损伤，致伤节段和其以下脊髓功能暂时丧失，表现为感觉丧失、肌肉截瘫，深、浅反射消失等下运动神经元损伤表现，待休克期过后，损伤平面以下脊髓功能恢复，则其支配的肌张力增加，腱反射恢复，由于失去上运动神经元控制，表现为反射亢进及出现巴宾斯基（Babinski）征等病理反射。脊髓休克期的长短依损伤平面和损伤程度而定。

（5）肛门括约肌及会阴感觉减退或消失。

十一、脊髓损伤行 MRI 检查有何优点与不足？

答：MRI 检查的优点是对人体无放射性损伤，其根据组织所含水分不同，能够较清楚地显示椎管内外各种组织结构的病损情况，尤其是非骨性组织，如脊髓、椎间盘、韧带、肌肉等组织，对于判断颈椎过伸性损伤造成颈椎损伤的性质和程度具有较高的诊断价值。它可以清晰地显示椎间盘突出的部位、程度和性质、范围，有助于医生决定手术治疗的方式和范围。在观察脊髓损伤的程度（水肿、压迫、血肿、萎缩）和范围方面较 CT 优越，它能够清晰敏感地显示脊髓的水肿和出血，有助于判断脊髓神经的损伤程度，对预后做出判断。此外，对于颈胸段脊柱损伤的诊断，MRI 具有独特的价值，它能够清楚地显示颈胸段脊柱在矢状面上的形态，以及这一节段脊髓的情况。

MRI 检查的不足之处：扫描断层间隙大，不如 CT 扫描精细，因而容易遗漏细微的病变；MRI 扫描骨显影差；对于已行非钛金属产品内固定的伤员，或者体内伤区附近有金属异物者，不能行该项检查。

十二、脊髓损伤行 CT 检查有何优点与不足？

答：脊髓损伤行 CT 检查的优点：有助于发现标准 X 线平片不能显示的骨折、椎管内异物、血肿及椎间盘；有助于指导医生是否手术，采用何种手术方法减压，并为术中准确无误地解除压迫提供"路标"，因而具有良好的"导向"作用；帮助临床医生选择手术途径及手术范围；能精确显示压迫脊髓的骨片及所在位置。手术时医生可根据 CT 的提示，将减压重点放在相应的部位。

CT 检查的不足之处：CT 不能显示椎体压缩程度，不能显示椎体间分离的程度，不能显示椎体水平方向的损伤，通常也不能显示脱位和半脱位。

十三、脊髓损伤的治疗原则有哪些？

答：脊髓损伤的治疗原则如下。

（1）治疗愈早愈好：伤后 6 小时内是黄金时期，24 小时内为急性期。

（2）整复脊柱骨折脱位：使脊髓减压并稳定脊柱。骨折块或脱位椎压迫脊髓，应尽早整复骨折脱位恢复椎管矢状径，则脊髓减压；存在椎体骨折块、椎体后上角或椎间盘突出压迫脊髓者，需行减压稳定脊柱。

（3）治疗脊髓损伤：由于脊髓伤后出血、水肿及许多继发损伤改变，需要及时进行治疗，争取恢复机会。

（4）预防及治疗并发症：包括呼吸系统、泌尿系统及压疮等并发症。

（5）功能重建与康复：主要为瘫痪肢体的功能重建和排尿功能重建。

十四、甲泼尼龙治疗脊髓损伤的黄金时期是什么时候？

答：美国国家急性脊髓损伤研究系统 NASCIS 将甲泼尼龙治疗时间规定在伤后 8 小时内，最好是 3 小时内，而我国著名骨科专家胥少汀指出治疗黄金时间是 6 小时内，是因脊髓挫伤出血，12 小时内灰质即坏死（当然损伤程度有所不同），为减轻出血、水肿及继发反应的时间，只能是在白质未坏死之前，因此越早越好。

十五、使用大剂量甲泼尼龙治疗时常见的并发症有哪些？

答：使用大剂量的甲泼尼龙治疗时常见的并发症：感染；消化道出血；深静脉血栓；糖代谢异常等。

十六、手术治疗脊髓损伤的目的是什么？

答：手术治疗脊髓损伤的目的：使损伤的脊髓恢复功能；尽快恢复脊柱的稳定性，使患者能尽早起床活动，减少卧床并发症；预防并发症，减少早期死亡。

十七、非手术治疗脊髓损伤的适应证有哪些？

答：下列脊髓损伤可行非手术治疗：稳定性脊柱骨折；椎体前部压缩<50%，且不伴神经症状的屈曲压缩性骨折；脊柱附件单纯骨折。

十八、非手术治疗脊髓损伤的方法有哪些？

答：非手术治疗脊髓损伤按损伤部分不同，治疗方法如下。

颈椎损伤：轻者通过颈托或石膏固定，重者以颅骨牵引制动，以保持颈椎尽可能接近自然的对位。

胸腰椎损伤：伤后仰卧硬板床，腰背后伸，在伤椎的后侧背部垫软垫。根据椎体压缩和脊柱后凸成角的程度及患者耐受程度，逐步增加枕头的厚度，于 12 周内恢复椎体前部高度。X 线证实后凸畸形已纠正可继续卧床 3 周，然后床上行腰背肌锻炼。不提倡过早下地负重，尤其老年骨质疏松的患者。

十九、为何说脊髓损伤治疗越早越好？

答：脊髓损伤的早期为创伤直接改变，脊髓组织破碎、挫伤、出血、坏死、水肿、血液循环障碍，除后三者外，是无可改变的事实，出血、水肿、血液循环障碍将继续加重，持续或继发损伤亦随之而来并进行性加重。早期治疗的目的就是抑制或减缓上述进行性加重因素。贵在于"早"。因此说脊髓损伤治疗越早越好。

二十、对于急性脊髓损伤的患者，急救与运送时有哪些要求？

答：对于急性脊髓损伤的患者，在急救与运送时应注意以下几点。

（1）有健全的急救组织，有经过训练的急救人员。

（2）有急救设施，如合适的担架、救护车等。

（3）有快速转移设施如直升机、快艇、汽车等，发达国家大多脊髓损伤患者可在 2 小时内送到治疗医院。

（4）有适当急救医疗组织，负责指挥急性脊髓损伤患者收治。脊柱脊髓损伤患者在发生事故的现场，最好是待急救人员到来再进行搬运及运送，因普通人和家属没有受过脊柱脊髓损伤的救治和搬运训练，又缺少担架等器材。

二十一、如何搬运脊髓损伤的患者？

答：对于脊髓损伤的患者，在搬运时切忌使患者身体屈曲，正确的搬运方法是由 3 人或 4 人在伤员的同侧，将伤员水平抬起，或采取翻滚方法将伤员放在硬担架或木板上。如用普通担架，应采取俯卧位。对于颈椎损伤的患者，在搬运时应轻拉头颈部，仰卧使头部固定在中立位，颈两旁以沙袋或卷叠的衣物等固定，使头部不能左右旋转。运送过程中，要轻轻牵引头部，保持躯干呈纵轴牵引状态（图 60-1）。

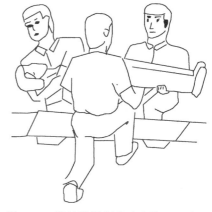

图 60-1　脊柱脊髓损伤患者搬运示意图

二十二、胸腰椎脊髓损伤非手术治疗的适应证是什么？

答：胸腰椎脊髓损伤非手术治疗方法适用于稳定性胸腰椎骨折，如椎体前部压缩 50%，且不伴神经症状的屈曲压缩性骨折，胸腰椎附件单纯骨折。

二十三、胸腰椎脊髓损伤手术治疗的目标是什么？

答：胸腰椎脊髓损伤行手术治疗的目标如下。

（1）解除脊髓神经受到的压迫，为受损的脊髓神经恢复功能创造条件。

（2）尽快恢复胸腰椎的稳定性，减少脊髓神经继发性损伤的危险。

（3）重建胸腰椎的稳定性，使患者能尽早起床活动，便于护理，减少卧床并发症。

（4）有利于预防并发症和其他疾患的治疗，减少早期死亡。

二十四、为何胸腰椎骨折脱位常伴有大小便功能障碍？

答：胸腰椎骨折脱位多发生于第 12 胸椎和第 1 腰椎，而这一区域正是圆锥所处节段，因此胸腰椎的损伤往往会造成圆锥损伤，产生大小便功能障碍。

二十五、外伤性寰枢椎脱位治疗原则有哪些？

答：外伤性寰枢椎脱位一经诊断一般首先应立即行颅骨牵引或下颌带牵引，后者主要用于儿童。牵引重量可逐渐增加，牵引锤高度合适，上述过程应时刻以 X 线检查为指导，牵引重量一般最高不超过 10kg。任何不准确的损伤都可能造成患者死亡。

其次，应用脱水药物。

最后，防治并发症：如呼吸系统并发症、泌尿系统感染、压疮等。其中，如何在牵引下翻身，是防治并发症的重要问题。外伤性寰枢椎脱位的早期一般不急于手术治疗，因为搬运、变换体位、全麻插管均有可能导致再脱位。病情稳定或经牵引不能复位，复位后容易再脱位者，需行手术治疗。

二十六、脊柱脊髓损伤的治疗后护理要点有哪些？

答：脊柱脊髓损伤的护理要点如下。

（1）常见并发症：截瘫及四肢瘫患者一般不直接危及生命，但它的并发症则是导致截瘫患者死亡的主要原因。我国截瘫患者多死于肺部感染、尿路感染、肾衰竭及压力性损伤感染。

脊髓损伤的患者常见的并发症如下。

1）肺部感染：是早期导致死亡并发症之一，因肋间呼吸肌和（或）膈肌麻痹，无力咳嗽，肺活量减少，残气量升高，致肺部易积存痰液而不易排出。四肢全瘫患者，呼吸困难是最常见的并发症；常见的并发症有肺部感染与肺不张。

2）高热与低温：截瘫患者交感神经受损，与副交感神经系统失去平衡，皮肤排汗及体温调节功能丧失，易受周围温度（如室温）影响。伤后高热可持续 1～2 个月，尤其在夏季室温较高时，即可出现高热，39～40℃体温持续时间较长。在冬季，由于失去体温调节功能，患者受环境低温影响，易发生低体温，可至 35℃以下。

3）深静脉血栓及肺栓塞：因截瘫患者下肢无自主活动，静脉回流减慢，或导致下肢静脉血栓，血栓脱落导致肺栓塞，危及生命。

4）尿路感染：圆锥以上脊髓损伤的截瘫患者，尿道外括约肌失去高级神经支配，不能自主放松，因而出现尿潴留。圆锥损伤患者，阴部神经中枢受损，尿道外括约肌放松，出现尿失禁。

5）压力性损伤：截瘫平面以下，皮肤失去知觉，脊髓损伤，下肢不能自主活动，受压部位长期受压，引起局部缺血、缺氧，发生压力性损伤。

6）异位骨化：截瘫患者的异位骨化属于神经源性，好发于髋关节前方，开始表现为软组织炎性反应，肢体肿胀，局部发热，局部出现肿块，甚至关节僵直。

7）痉挛：颈、胸椎脊髓损伤为上运动神经元损伤，截瘫平面以下可发生肌肉痉挛，多见于腹部及下肢，腹部肌肉痉挛时，患者有紧束感。下肢肌肉痉挛有两种类型：屈曲型和伸直型。

8）神经性痛：脊髓损伤后，患者感到是损伤平面以下的一种自发疼痛，亦称幻觉痛，全瘫较不全瘫多见。

（2）肺部并发症发生原因及预防措施如下。

发生原因有三方面。

1）呼吸肌无力，患者咳嗽、喷嚏等保护性反射消失或减弱，不能有效地将细菌、粉尘、分泌物等刺激物排出。

2）长期卧床不能变动体位，使呼吸道引流不畅，分泌物在肺内沉积引起感染，最终导致坠积性肺炎。

3）气管插管、气管切开、吸痰等操作，破坏了呼吸系统的第一道防线，使呼吸道不能正常发挥其防御功能，并为细菌侵入下呼吸道和肺部创造了条件。

预防措施包括五方面。

1）保持呼吸道通畅，使颈椎处于正确位置保持稳定。有条件者住急救室，备吸氧、吸痰器、气管切开包等急救物品及药品。

2）吸痰，是保持呼吸道通畅，预防肺部并发症的重要措施，需注意正规操作，以减少感染机会。

3）鼓励患者深呼吸，主、被动行扩胸运动，有效地咳嗽及咳痰。每2小时协助患者咳嗽排痰一次（双手轻按上腹部辅助呼吸或扣击胸背部），预防肺部感染。

4）变换体位与体位引流：长时间采取一种体位，可引起肺低垂部位淤血，分泌物潴留，应每1～2小时给患者翻身1次，防止肺泡萎缩及肺不张，翻身期间配合叩拍背部。

5）如有呼吸困难、痰多黏稠者，可予雾化吸入，遵医嘱予祛痰药、吸氧，必要时行纤支镜肺部灌洗、气管切开、人工呼吸机辅助呼吸。

（3）尿路感染发生原因及预防措施如下。

发生原因有四方面。

1）导尿：导尿管可刺激尿道使膀胱排尿不畅，还可造成细菌逆行侵入及尿道损伤。

2）各种原因引起的尿潴留：尿液对能感染泌尿道的细菌是良好的培养基，在潴留的尿中细菌能大量迅速繁殖。

3）膀胱冲洗：可引起逆行感染。

4）其他：如泌尿系结石、液体摄入不足导致尿液浓缩等，也是引起尿路感染不可忽视的因素。

预防措施包括五方面。

1）保持局部清洁：注意尿道口的清洁消毒，可减少尿路感染的机会。

2）导尿管的管理：导尿管应比尿道稍细一点，太粗易压迫尿道黏膜，阻碍尿道腺体分泌物的排泄，日久易发生溃疡或炎症，太细会被尿渣堵塞而引流不畅。尿袋低于膀胱水平，以免引流受阻及尿液反流，使用抗反流尿袋。定时开放尿管，可预防尿路感染和膀胱萎缩，减少菌尿发生，且便于训练膀胱反射和自律性收缩功能。鼓励患者多饮水，达到每天2500ml左右，以利于冲出尿中沉渣。导尿管每 4 周更换 1 次。严格遵守无菌操作原则。

3）训练膀胱的反射排尿动作：防止尿路感染的最好办法是不插尿管，训练膀胱反射性动作。当膀胱胀满时，患者有腹胀满感或出汗及其他不适，此时可行按摩，挤压排尿。

4）预防尿路结石：患者因长期卧床，全身的骨骼缺少适当的活动，骨骼处于脱钙状态，大量的钙由骨骼中游离出来，通过血液从肾脏排泄而进入尿液，使尿中钙的含量迅速增加，如加上尿路感染、尿潴留等因素，很快即会在尿路内形成结晶结石，其中尤以膀胱结石最常见。这期间要注意经常变换体位，进行力所能及的主、被动锻炼，减少摄入含钙量高的食物如乳类，并适当减少食盐量，增加饮水量，保持尿液通畅，控制尿路感染，防止尿路结石的发生。

5）指导患者进行间断性清洁导尿，达到彻底拔除尿管，减少感染机会，同时有利于训练反射性排尿动作或自律性膀胱。

（4）消化道出血的发生原因、临床症状及护理措施

1）发生原因：由于创伤和大剂量激素的应用，常诱发应激性溃疡。

2）主要症状：为呕血、黑便、腹胀、肠鸣音减弱或消失。

3）护理措施：如出现了以上症状，应立即嘱患者禁食水，遵医嘱应用护胃及止血药，肛管排气，必要时留置胃管持续胃肠减压，冰盐水洗胃等。严密观测生命体征变化及引流液的色、质、量，加强心理护理，稳定患者情绪，改变机体的应激状态。必要时行胃镜下止血。

（5）体温异常的发生原因及预防措施

1）高热发生原因：脊髓损伤患者交感神经受损，与副交感神经系统失去平衡，皮肤排汗及体温调节中枢功能障碍，特别是高位截瘫患者，躯干及下肢失去出汗散热功能，如因盖被等体表热散不出去，尤以在夏季室温较高时，即可出现高热，39～40℃体温持续较长时间。

2）低体温发生原因：四肢瘫患者可出现低体温，是由于失去体温调节功能，而受环境低温影响，发生低温，可至 35℃以下，常同时伴有低血压，但与创伤性休克患者不同，前者无内脏缺血表现，因交感神经麻痹时，内脏血管舒张，血流充足。但体温及血压过低时，如 32℃以下，则易导致血中血红蛋白的氧离解曲线左移，凝血机制障碍，而引起血浓缩，最后导致主要脏器血灌流不足，直至死亡。

3）预防措施：随着室温的改变而采取适当的措施，如炎热的气候及室温高时，则注意防高热，可将下肢暴露及室内通风、给予物理降温；寒冷低温季节，则注意保暖保护体温，如加盖被子、饮用温热的水及饮料等。

（6）大便失禁的肠道护理：大便失禁是指由于器质性病变或支配肛门括约肌的神经作用失常，造成肛门括约肌的控制功能发生障碍的表现，属于排便功能紊乱的一种，多见于下运动神经元损伤。排便训练计划如下。

1）训练前一晚口服促进肠蠕动药物，次日协助患者左侧卧位，用开塞露润滑肠道，清除肠内大便。清除大便后用温水清洗肛周，保持肛周皮肤清洁干燥。

2）次日上午患者早餐后行顺时针方向按摩下腹部 20 分钟，再用20ml注射器抽开塞露10～20ml接普通吸痰管沿直肠壁插入 7～10cm 注入，可同时进行直肠刺激，即用手指伸入直肠内顺时针360°刺激肛门括约肌数圈，观察半小时未排便，则配合下腹按压并用手指挖出大便，直至完全清除大便（仍然是稀便流出者训练结束后用温水清洗肛周，保持肛周皮肤清洁干燥再用肛袋贴紧肛门）。

3）三天后停止口服药，隔日进行排便训练，可根据患者饮食量和习惯来定，也可进行每日训练。

4）观察患者大便的次数、量、性质，腹泻严重时报告医生及时做大便培养，排除感染导致的腹泻。避免进食刺激性食物，增加膳食中食物纤维的含量并多饮水，每日＞2000ml。

（7）便秘的肠道护理：便秘通常是指排便次数减少（每周≤2 次），多见于上运动神经元损伤者。帮助患者建立规律排便时间，促进排便功能恢复提高患者的生活质量。排便训练计划如下。

1）训练前一晚口服促进肠蠕动药物，次日协助患者左侧卧位，用开塞露润滑肠道，清除肠内

大便。

2）大便清除后连续三晚给予患者口服促进肠蠕动药物。

3）服药后次日上午患者早餐后行顺时针方向按摩下腹部20分钟，再用20ml注射器抽开塞露10～20ml接普通吸痰管沿直肠壁插入7～10cm注入，可同时进行直肠刺激，即用手指伸入直肠内顺时针360°刺激肛门括约肌数圈，观察半小时未排便，则配合下腹按压并用手指挖出大便，直至完全清除大便。

4）通便三天后，隔日进行排便训练，促进肠蠕动药物改为隔晚一次，再重复步骤3），可根据患者饮食量和习惯来定，也可进行每日训练。

5）评估患者排便情况，如大便松软，可尝试停用药物，只按摩下腹部，直肠刺激即嘱患者用力做排便的动作，配合按压左下腹解出大便（必要时可用开塞露）。病情许可时患者坐起，应指导患者自行施行上述计划，鼓励患者坐起或在厕所内自行腹部顺时针按摩20分钟后带手套伸入肛门刺激括约肌再用力排便。指导患者进食富含纤维的食物如蔬菜、水果，可饮用菜汁、水果汁或蜂蜜水，多饮水，每日＞2000ml。

二十七、对于脊柱脊髓损伤的患者，临床应注意观察哪些项目？

答：脊柱脊髓损伤的患者，临床应注意观察的项目：首先应观察生命体征，如神志、血压、脉搏、呼吸、心率等，应准确、全面、及时地观察及记录；其次还需密切注意中枢神经系统、呼吸系统、心血管系统的变化，注意泌尿系统、胃肠道系统、肝脏功能、肾脏功能、体液的水电酸碱平衡。以及注意观察可能发生的并发伤、并发疾病和并发症等。

第六十一章 脊椎结核

一、骨关节结核的发病原理是什么?

答:结核菌由呼吸道纵隔淋巴或颈部淋巴结核等初染原发病灶,以淋巴、血行播散到全身,特别是网状内皮系统包括骨与关节。在播散灶中多数结核菌被吞噬细胞所消灭。经过若干年月,当人体免疫力低下时,如患有糖尿病、硅沉着病(矽肺)、慢性肾衰竭、胃切除术后、应用免疫抑制剂或妇女产后等,初染播散潜在骨骼中的结核菌繁殖越来越多,从而发病。

二、脊柱结核的病理变化是怎样的?

答:脊柱结核多数为单发,2处及以上病灶较少见。同其他组织结核一样,脊柱结核也具有渗出、增殖和变性坏死三种基本病理变化。这三种变化在特定阶段可以某一种为主,但往往三种同时存在,且彼此之间可以相互转化。例如,在早期病变多以骨质破坏及脓肿形成为主,后期多以死骨形成、纤维化及钙化为主。

三、脊柱结核分哪几型?

答:根据病灶在椎体所处的不同部位及其与邻近组织的关系,脊柱结核主要分为三型:边缘型(也称骨骺型)、前侧型(骨膜下型)及中心型。非典型脊柱结核较为少见,包括病变仅限于椎弓根、椎板、棘突或横突等处的结核,罕见没有骨侵犯的椎管内结核性肉芽肿。

在边缘型脊柱结核中,感染从干骺端开始,并沿前纵韧带向相邻椎体扩散。不同于化脓性感染,椎间盘对感染较不敏感,甚至在大量骨质破坏缺损的情况下也能得以保留。椎间隙狭窄可能与病变的进展或终板功能改变引起的椎间盘脱水有关。

在前侧型脊柱结核中,感染可沿前纵带波及数个节段。X线上表现为多个椎体前缘凹陷,呈扇形样侵蚀破坏,多见于胸椎,可与淋巴瘤或主动脉瘤造成的压迹相似。脓肿造成的压力增高和局部缺血共同导致了这种改变。

在中央型脊柱结核中,菌栓可通过 Batson 静脉丛或椎体后部动脉分支到达椎体中央引起骨质破坏及楔形变。病变多局限于一个椎体内,较少侵犯相邻椎间盘。但当骨质破坏穿透椎体皮质后即可出现椎间盘破坏和椎旁脓肿。

四、脊椎结核好发于哪些部位?

答:脊椎椎体结核约占所有骨关节结核患者的 50%,曾多见于儿童,近年来青壮年居多,女性略多于男性。多发生在身体负重较大的腰椎,后依次为下段胸椎、胸腰椎、颈椎和腰骶椎。

五、脊椎结核有哪些临床表现?

答:全身症状:午后低热、食欲缺乏、消瘦、盗汗、疲乏无力等全身中毒反应。偶见少数病情恶化急性发作,体温 39℃左右,误诊为重感冒或其他急性感染。相反,有病例无上述低热等全身症状,仅感患部钝痛或放射痛,也易误诊为其他疾病。儿童患者常有性情急躁、不爱活动、啼哭等现象。

局部症状如下。

(1)疼痛:早期可出现疼痛,程度不等,持续性钝痛是主要特征。劳动后、咳嗽、打喷嚏或持物时加重,休息后减轻,但不会完全消失,但夜间多能较好睡眠,病程长者,夜间也会疼痛。颈椎结核多为轻微疼痛,局限在颈肩部或双上肢;胸、腰椎结核可有局限胸背部或腰骶部的疼痛,也可因刺激神经根而呈放射痛。

(2)活动受限,姿势异常:病变部位不同,可发生相应的脊柱节段活动障碍,颈椎结核表现为颈部僵硬、斜颈、头颈转动受限;胸椎活动度小,活动受限症状不明显;胸腰段或腰椎结核的患者是在站立或行走时，头与躯干向后倾斜。

（3）脊柱畸形：以后凸畸形常见，多为角状后凸，侧弯不常见；胸椎原已有后凸，病变时后凸尤其明显，而腰椎后凸不明显，成角后凸的上下脊柱段常有代偿性前凸。

（4）压痛和叩击痛：叩击患椎棘突可引起疼痛。

（5）寒性脓肿与窦道。

（7）脊髓受压现象：以胸椎结核发生脊髓压迫症状最常见。脊髓受压时，患者的病变平面以下部位的感觉、运动、腱反射及括约肌功能可能有异常。胸椎及颈椎结核可引起完全性截瘫。

六、脊椎结核常需行哪些影像学检查？

答：脊椎结核常需行的影像学检查如下：

（1）X线：在患病早期多为阴性，经临床观察，起病6个月左右，当椎体骨质约50%受累时，常规X线才能显示出。X线早期征象有椎间隙变窄、椎体骨质疏松，随后有死骨和椎旁阴影扩大等。

（2）CT：能早期发现并确定病变的范围，特别是寰枢椎、颈胸椎和外形不规则的骶骨等处，常规X线不易获得满意影像的部位。

（3）MRI：具有软组织高分辨率的特点，在颅脑和脊髓检查优于CT，可在矢面、轴面和冠面等扫描成像。最近资料报道，MRI在早期脊椎结核的诊断，较其他任何影像学检查包括ECT在内更为敏感。然而受累椎体处于炎症期，而无软组织和椎间盘信号改变者，尚不能与椎体肿瘤相鉴别，必要时应行活检证实。

七、脊椎结核有哪些并发症？

答：脊椎结核会造成脊柱畸形、脊柱侧凸、脊柱后凸、其他部位结核、局部窦道形成、截瘫等。

八、为何椎体结核会造成椎间隙狭窄？

答：结核病灶侵犯椎间盘后可造成椎间隙狭窄，这是因为：①软骨板穿破后髓核流出而消失；②软骨板坏死，变薄或破坏；③坏死游离的软骨板和纤维环受压后可突入椎体内，或向椎体前方、两侧和后方脱出。软骨板和纤维环脱出至椎管内可造成脊髓或神经根受压。

九、脊柱结核产生后凸畸形的机制是什么？

答：脊椎结核产生后凸畸形的机制：病变椎体受压后塌陷，使相邻椎体前缘相互靠近；受累椎间隙狭窄或消失；椎体的二次骨化中心被破坏，椎体的纵向生长受到阻碍；后凸畸形发生后，躯干的重心前移，椎体前缘的压力加大。

按压力大骨骺生长减慢的道理，病灶附近健康椎体前缘的生长也受到阻碍，以致这些椎体都可能变为前窄后宽的楔形，使后凸畸形增加。

十、如何治疗脊椎结核？

答：脊椎椎体结核也是全身结核感染的局部表现，因此治疗时不可忽视全身治疗。

全身治疗包括以下几方面。

（1）加强营养：给患者提供足够的高蛋白质、高热量和维生素B、维生素C的饮食，亦可酌情服用一些提升食欲的中药等，以改善患者的症状，增加食欲，增强抵抗力。

（2）保持空气流通：患者多伴有肺结核等原发灶，故病房应有充足的阳光照射，并保持空气流通，病情允许的情况下可鼓励患者适当参加户外活动。

（3）处理原发病灶：采取多种方法治疗原发结核病灶，尤其是肺结核。

（4）动静结合：在结核活动期应强调卧床休息，卧硬板床，减少体力的消耗，有利于健康状况的改善，也可避免脊髓及神经根的压迫症状加重，但过多的卧床会增加患者思想负担，影响食欲。动静结合的治疗原则优于严格制动。

（5）保护性支架：颈围、腰围和躯干支架适用于病变已趋稳定或融合术后的患者。使用保护支具后可适当起床活动。石膏床的应用仅限于小儿患者。

（6）药物治疗：目前常用抗结核药物有异烟肼、利福平、对氨基水杨酸、乙胺丁醇、吡嗪酰胺等。一般同时使用3～4种抗结核药物。用药2年左右。长期服药必须注意药物的不良反应。

（7）其他：增强患者对长期治疗的信心，积极配合治疗。

十一、手术治疗脊椎结核有哪些适应证？有哪些禁忌证？

答：手术治疗脊椎结核适应证如下：

（1）出现脊髓受压症状者，应尽早行病灶清除、减压术，促进脊髓功能的恢复。

（2）骨质破坏明显，有寒性脓肿形成，或伴有死骨存在及窦道形成，非手术疗法效果不佳者。

（3）病灶虽小，但经长期治疗无明显改善者。

（4）需行椎体融合者。

（5）后凸畸形需矫形者。

手术治疗脊椎结核禁忌证如下：

（1）患有严重器质性疾病，体质虚弱，不能耐受麻醉及手术者，如冠心病、房室传导阻滞、肝硬化、肾功能不全、出血性疾病、糖尿病血糖控制不佳者。

（2）肺部等部位活动性结核病灶未能被控制者。

（3）幼儿或病情较轻者。

十二、脊椎椎体结核的护理要点有哪些？

答：（1）抗结核治疗的用药原则：早期、全程、连续、足量、连合。

（2）抗结核用药注意事项

1）及早用药：一旦确诊，即开始用药。

2）联合用药：2种或3种药物同时使用，以增强疗效、降低毒性、缩短病程。一般情况下，可使用异烟肼+利福平，或者异烟肼+链霉素。重症者以异烟肼+链霉素+利福平+乙胺丁醇的疗法最佳。对中毒症状重者，可在严密观察下，使用小剂量的激素以提高疗效。

3）药量足、持续久：初治者可选用2～3种药，量应足够大，连续用药。2～3个月后，病情改善则酌情减药、减量，6个月后，待病情稳定，可单独使用一种药，维持1～1.5年。

（3）常用抗结核类药物的不良反应

1）异烟肼：肝毒性、神经末梢炎。

2）链霉素：听力障碍、眩晕、肾功能障碍、过敏反应。

3）利福平：肝毒性、胃肠反应、过敏反应。

4）吡嗪酰胺：肝毒性、胃肠反应、过敏反应、高尿酸血症。

5）乙胺丁醇：视力障碍、视野缩小。

（4）饮食指导：结核是一种消耗性疾病，患者每天保证充足的摄入量尤显重要，由于抗结核药物的应用，患者往往食欲不佳，不能达到要求的摄入量，应指导患者根据自己的饮食习惯进食高营养食物，可少量多餐，以提供机体足够的营养，促进疾病恢复。应忌食刺激性食物及辛燥生痰的食物。在药治和饮食调治并用的同时，还应注意充分休息及适当的户外活动。

应进食高热量、高蛋白、富含钙、纤维素、维生素易消化食物，以供给充足营养，提高机体抵抗力，以利早日康复。

维生素和无机盐对结核病康复促进作用很大。其中维生素A有增强身体抗病能力的作用；维生素B和维生素C可提高体内各代谢过程，增进食欲，健全肺和血管等组织功能；如有反复咯血的患者，还应增加铁质供应，多吃绿叶蔬菜、水果及杂粮，可补充多种维生素和矿物质。还可多吃海产品，如紫菜、深海鱼、对虾等。

（5）出院指导：脊柱结核患者出院后仍需继续服用抗结核药物，且手术治疗的患者的骨质尚未完全愈合，因此，需告知患者以下几点：

1）定期复查血沉及肝肾功能（因抗结核药对肝肾有一定的毒性），每 3 个月复查一次 X 线及 CT/MRI。

2）卧硬板床，继续佩戴支架 3 个月。

3）避免剧烈运动，坚持康复，并循序渐进地加强难度及强度。注意胸腰部不可过度前倾、后伸、旋转。

4）加强营养，提高机体免疫力，促进早日康复。

5）坚持抗结核治疗，术后仍须抗结核 6～12 个月，甚至更长时间。因此，必须坚持吃药，肌内注射链霉素，这样手术效果才能得以保证。

6）如有不适如胸、背、腰部疼痛，下肢麻木、疼痛等立即就诊。随时复诊。

十三、脊椎结核的治愈标准是什么？

答：脊椎结核的治愈标准如下：

（1）术后经药物治疗半年以上，全身情况良好，无发热，食欲正常。局部无疼痛。

（2）血沉正常。

（3）X 线片显示病变椎体已骨性愈合，植入骨块生长良好。病变区轮廓清楚，无异常阴影。

（4）恢复正常生活和轻工作 3～6 个月，无症状复发。

第六十二章 脊柱肿瘤

一、脊柱肿瘤如何分类与分期？

答：脊柱肿瘤按其来源可划分为原发性和转移性。原发性脊柱肿瘤因其性质不同又可划分为良性和恶性。

Enneking 外科分期系统已在四肢骨肿瘤的临床分期中被广泛应用，在指导四肢肿瘤的临床诊断和治疗方面发挥重要作用。该分期系统基于三个因素对骨肿瘤进行描述。

（1）肿瘤分级：Grade，用 G 表示。从组织学上区分，良性肿瘤为 G_0，低度恶性肿瘤为 G_1，高度恶性为 G_2。

（2）肿瘤的解剖学位置：Site，用 T 表示。T_0 为良性肿瘤，由成熟纤维所形成的囊或由骨组织完全包绕；T_1 是一种靠短的指状突穿透（良性）或在周围的反应层中（假膜）有许多小的卫星结节（恶性肿瘤）。T_2 是一种发生在间室外或由于自身生长、创伤（病理骨折）或与手术有关的创伤（病灶内或边缘切除活检）而超越原有间室的屏障向外扩散的肿瘤。

（3）肿瘤的转移情况：Metastasis，用 M 表示。无转移者为 M_0，有局部或远处转移者为 M_1。

二、常见的脊柱良性肿瘤有哪些？

答：常见的脊柱良性肿瘤如下。

（1）骨样骨瘤：发病率低，好发于儿童及青年，多为 5～30 岁，90% 的患者年龄在 30 岁以内，男性居多，好发于腰椎、颈椎。

（2）骨母细胞瘤：33% 的骨母细胞瘤发生于脊柱，一般以腰椎、胸椎为多见。好发于 10～25 岁的青少年，男女比例为 2∶1。

（3）血管瘤：较为常见，女性发病率略高，在脊柱中其发生率依次为胸椎、腰椎、颈椎和骶椎。

（4）嗜酸性肉芽肿：一般是指局限于骨的组织细胞增殖症，可单发或多发。多起自于儿童，腰椎较常见。

（5）动脉瘤样骨囊肿：肿瘤向骨外膨胀生长，有特殊的 X 线表现，其内容物为充满血液的囊腔血窦，以纤维组织为间隔中有多核巨细胞聚集，并有骨化存在。好发于 10～20 岁，男女均等。

（6）软骨瘤：主要发生于脊柱后结构，生长缓慢。

三、常见的脊柱恶性肿瘤有哪些？

答：常见的脊柱恶性肿瘤有骨髓瘤、脊索瘤和骨恶性淋巴瘤。转移性肿瘤占脊柱肿瘤的 70% 以上。

骨巨细胞瘤：是常见的原发性骨肿瘤之一，又称为破骨细胞瘤。发病年龄多在 20～40 岁，女性稍多，约占脊柱肿瘤发生率的 15%。颈椎、胸椎、腰椎、骶椎均可受累，以胸椎和骶椎发生率较高。多见于椎体，随着肿瘤的发展，可侵犯椎弓根、椎板、关节突和棘突。

骨髓瘤：是最常见的恶性原发骨肿瘤，占所有原发性骨肿瘤的 45%。多见于 40 岁以上的男性。好发部位以腰椎常见。骨髓瘤主要侵犯骨髓，初期骨髓瘤多发生于椎体。

脊索瘤：可发生于任何年龄，由脊索组织残留的衍生物演变为瘤体，好发年龄为 40～50 岁，男性多于女性。残留部位以骶尾部最为常见，约占 60%。

骨肉瘤：肿瘤细胞可直接形成骨或骨样组织，骨肉瘤在脊柱的发病率较低。

软骨肉瘤：软骨肉瘤在脊柱的发病率约为 6%，发病年龄为 11～60 岁，以 30～60 岁多见。

四、常见的脊柱瘤样病变有哪些？

答：常见的脊柱瘤样病变有嗜酸性肉芽肿和动脉瘤样骨囊肿。

五、什么是脊柱转移性肿瘤?

答:脊柱转移性肿瘤是指原发于骨外的恶性肿瘤,通过血行、淋巴等途径转移至脊柱,并继续生长。由脊柱邻近的软组织肿瘤直接侵犯脊柱而发生继发性骨损害者不属于脊柱转移性肿瘤。容易产生脊柱转移的恶性肿瘤依次为乳腺癌、肺癌、前列腺癌、肾癌、甲状腺癌、胃肠道肿瘤、妇科肿瘤和黑色素瘤,其中乳腺癌、肺癌、前列腺癌最为常见。

六、常见的脊柱转移瘤的原发病灶有哪些?

答:椎体是松质骨,血液循环丰富,是癌转移的好发部位。

常见的脊柱转移瘤原发病灶来自于乳腺癌、肺癌、前列腺癌、甲状腺癌和胃肠癌。

七、脊柱肿瘤有哪些临床表现?

答:脊柱肿瘤的临床表现如下。

(1)病程:良性肿瘤发展慢,病程长,一般为1~2年。恶性肿瘤发展快,病程短,一般为2~10个月,而转移瘤一般为1~2个月。

(2)疼痛与叩痛:疼痛是脊柱肿瘤的主要症状。恶性肿瘤呈渐进性,开始为钝痛局限于肿瘤部位,当压迫或侵袭神经时则为严重的烧灼痛或锐痛,沿神经放射,在神经分布区可出现麻木或痛觉过敏。

(3)活动受限:早期由于疼痛和肌肉痉挛常使脊柱活动受限,晚期由于肿块、病理骨折和畸形使脊柱活动受限加重。

(4)神经功能障碍:晚期肿瘤压迫或侵袭脊髓、神经根或神经丛,产生不同程度的神经功能障碍,如神经麻痹、不全截瘫或完全截瘫。

(5)肿块:多为肿瘤晚期表现。

(6)畸形:脊柱肿瘤晚期椎体破坏或发生病理骨折后出现后凸畸形,严重的后凸畸形或导致脊髓受压;另外一些肿瘤常因疼痛和肌肉痉挛造成脊柱侧弯和后凸畸形。

八、脊柱肿瘤的辅助检查有哪些?

答:脊柱肿瘤的辅助检查如下。

(1)一般实验室检查。

(2)生化标志物。

(3)肿瘤标志物。

(4)X线检查:脊柱肿瘤可在X线上出现成骨性、溶骨性和混合性表现。但大多数肿瘤的X线表现并无特征性。

(5)CT检查:是诊断骨肿瘤的重要手段。

(6)MRI检查:是诊断脊柱转移性肿瘤的重要手段。

(7)放射性核素检查:对于骨与软组织肿瘤的诊断,具有高灵敏度、资料准确、安全、简便等优点,便于临床应用,目前已成为临床在诊断脊柱肿瘤(尤其是骨转移瘤)和随访治疗效果中一种有力的手段。

(8)数字减影血管造影(DSA):可清晰地显示肿瘤的主要供血动脉来源及其分支、侧支循环状况和血管分布。

(9)病理检查:在脊柱肿瘤的诊断和治疗中有重要的意义。可做出定性诊断;可根据细胞学、细菌学等区分肿瘤与非肿瘤性疾病,以及鉴别良性与恶性肿瘤;确认手术指征;确定病变范围;检查和评价药物治疗效果。

九、脊柱转移瘤的治疗原则是什么?

答:(1)对症支持治疗:镇静、输血输液、纠正水电解质紊乱、补充营养和各种维生素、增强免疫能力,改善全身情况和各器官的功能。

（2）寻找原发灶积极治疗原发瘤：原发灶不明者，要在处理转移病灶的同时寻找原发灶，对找到的原发灶实行根治性切除或姑息切除，不能手术切除者可根治性放疗、介入治疗或选择性动脉栓塞治疗。去除原发灶，避免原发癌继续向全身转移。

（3）综合治疗转移瘤：采用全身化疗、内分泌治疗、放射性核素治疗、局部放疗、手术治疗等综合手段，综合治疗转移瘤。

十、手术治疗脊柱肿瘤的目的是什么？

答：手术治疗脊椎肿瘤的目的：广泛切除肿瘤，清除病灶；解除肿瘤对脊髓和神经根的压迫；重建脊柱的稳定性；姑息性手术，缓解症状。

十一、手术治疗脊柱肿瘤适应证有哪些？

答：手术治疗脊柱肿瘤的适应证如下。

（1）肿瘤发展易引起病理骨折、脊柱不稳或压迫脊髓神经，而放疗、化疗无效者。

（2）肿瘤已压迫脊髓或神经根致截瘫或濒临截瘫者。

（3）肿瘤破坏椎骨致脊柱不稳者。

十二、脊柱肿瘤行手术治疗的护理要点有哪些？

答：脊柱肿瘤行手术治疗的护理要点如下。

（1）术前护理

1）评估：术前评估心理状况，有无紧张、恐惧、焦虑等不良情绪；评估专科情况，如疼痛、脊髓压迫情况（感觉、运动、肌张力、二便控制能力等）；评估营养状况，有无贫血、低蛋白血症及进食情况；评估既往史、近期手术史、肿瘤病史及用药史等。

2）体位：尽量卧床休息，以防病理性骨折，必要时佩戴支具，轴线翻身。

3）饮食指导：以高蛋白、高维生素、高热量饮食为主，多吃新鲜蔬菜和水果，多饮水。

4）心理支持：保持良好的心态，正确对待疾病，树立战胜疾病的信心。对不知情的患者必要时保密病情。

5）呼吸道护理：戒烟戒酒，尽早治疗肺部疾病，指导正确有效咳嗽及深呼吸，预防感冒。

6）术前准备：遵医嘱完成术前用药、留置导尿，必要时肠道准备。

（2）术后护理

1）生命体征：严密观察生命体征，持续心电监护、吸氧，及时观察、记录病情变化。

2）感觉运动：观察感觉、运动平面有无改变，与术前相比有无改善，及时观察，及时报告。

3）伤口及引流管：保持伤口敷料干燥，有渗液及时更换；保持引流通畅，观察引流液量、颜色、性状等。

4）疼痛：评估疼痛程度，密切观察，对于肿瘤压迫引起的疼痛，按三阶梯镇痛给药，给予对症处理后观察疗效。

5）饮食指导：术后肠蠕动恢复后可进流质，逐步过渡至普食，多饮水、多吃水果、蔬菜，高蛋白饮食；或遵医嘱。

6）尿管护理：嘱多饮水，保持会阴部清洁，防止尿液返流，及早时拔除尿管，如长期留置需按时更换尿管。

7）预防并发症：观察有无肺不张、喉头水肿、窒息、出血、脊髓神经损伤、脑脊液漏、切口感染、泌尿系统感染、下肢深静脉血栓、肺栓塞、压力性损伤、便秘等并发症。

8）心理护理：创造安静、舒适的休养环境，消除顾虑，与家属配合，鼓励患者面对现实，增强治疗康复的信心。

9）康复功能锻炼：主动、被动活动四肢，防止肌肉萎缩、关节僵硬；与患者、家属共同制订康复功能锻炼计划，并按计划实施。

（3）健康指导

1）遵医嘱正确佩戴支具，一般均需佩戴 3 个月，具体时间视复查情况决定。

2）戒烟、戒酒，预防呼吸道感染。

3）保持大小便通畅。

4）遵嘱继续肿瘤化、放疗。

5）按时复查。

第六十三章　强直性脊柱炎

一、什么是强直性脊柱炎？

答： 强直性脊柱炎（AS）是一种慢性炎性疾病，主要侵犯骶髂关节、脊柱骨突、脊柱旁软组织和髋关节，受累脊柱有迅速发生屈曲畸形骨性强直的趋势。虽确切的发病机制不明，但与感染、遗传和自身免疫功能障碍有关。

二、强直性脊柱炎的临床表现有哪些？

答： 强直性脊柱炎的临床表现如下。

（1）本病好发于青少的男性，起病常在 10～15 岁，高峰年龄为 20～30 岁，此病发生率与地域、人种有关，我国男性患者高于女性（3∶1）。多数缓慢起病，以全身不适（乏力、低热、体重下降、贫血等）为主要表现，难以明确病情性质。

（2）本病发病隐袭，腰骶、臀、腹股沟区渐起隐痛，难以明确定位，休息不缓解、而活动后症状减轻。常伴有晨僵（受累部位）及夜间痛，翻身困难，部分患者有臀部钝痛或骶髂部剧痛。偶有周边放射、咳嗽、打喷嚏、突然扭动腰部可加重疼痛。症状往往持续数月以上不消失，为强直性脊柱炎典型的发病方式。

（3）部分患者以外周关节症状为首发或主要表现，包括反复发生的膝、踝、髋、足跟、颈、肩疼痛，也伴有晨僵。

（4）肌腱、韧带的骨附着点炎症（末端症）也是强直性脊柱炎特点之一，这些部位的疼痛在晨起较重，下午减轻或活动后改善。

（5）少部分患者中、晚期发生肺部病变。表现为胸痛、胸廓扩张度下降（≤2.5cm），胸骨柄连接、胸肋关节、胸锁关节炎等。

（6）国外报道有 20%～30%患者发生眼葡萄膜炎，国内似乎没有这么高的发病率。

（7）影像学检查：诊断本病的主要依据，以检查骶髂关节为代表，X 线分级如下。

0 级正常。

Ⅰ级可疑变化。

Ⅱ级轻度异常，可见局限性侵蚀、硬化，但关节间隙正常。

Ⅲ级明显异常，为中度或进展性骶髂关节炎伴有以下一项以上的变化：侵蚀、硬化、关节间隙变宽或狭窄、关节部分强直。

Ⅳ级严重异常，关节完全强直、间隙消失。

（8）实验室检查：缺乏特异性指标。虽然 90%以上的强直性脊柱炎患者 HLA-B27 为阳性，这是说明本病的发生与 HLA-B27 有密切关系，但并不能将此作为诊断本病的主要依据。

三、强直性脊柱炎的诊断标准是什么？

答： 强直性脊柱炎诊断标准为 1984 年修订的纽约标准。

（1）腰痛 3 个月以上，活动可缓解症状，休息不能改变症状。

（2）腰部屈伸和侧弯受限。

（3）胸廓扩展范围小于同年龄和同性别人的正常值。

（4）双侧骶髂关节炎 X 线表现为 2～4 级，或单侧 3～4 级。

如患者有（4）再加上（1）～（3）中任何一项则可确诊。

1997 年，我国制定了一个初步标准：当 CT 检查骶髂关节为Ⅱ级以上（X 线片Ⅲ级），又具有以下临床表现中任一条者即可确诊为本病：胸、腰、腹股沟、臀部或下肢酸痛不适；夜间痛或晨僵；活动缓解；不对称性外周大关节炎，尤其是下肢单关节炎；足跟痛或其他肌腱附着点病；急性眼葡萄膜炎。

四、强直性脊柱炎的治疗原则是什么？

答：同其他风湿性疾病一样，强直性脊柱炎的治疗主要以保守治疗为主，早期主要是控制症状，改善全身健康状况，防止畸形的发生和发展；但对于严重屈曲畸形的患者，可选择适当的手术治疗。

五、强直性脊柱炎有哪些治疗方法？

答：本病病因不明，目前尚无特效疗法。以综合性保守治疗为主，手术治疗为辅。保守治疗包括一般治疗和药物治疗。一般治疗有休息，适当运动锻炼，定期做背部伸展运动，注意保持良好的体位和姿势，主张睡硬板床并去枕平卧，最好是仰卧或伸背俯卧，避免卷曲侧卧。

药物治疗包括非甾体消炎镇痛药物（NSAID）、糖皮质激素，病情缓解药物如柳氮磺吡啶（SSZ 或 SASP）、甲氨蝶呤（MTX）、帕米膦酸盐、阿米替林及沙利度胺等。

手术疗法主要适用于晚期有严重脊柱强直和畸形、需做矫形的患者，或者出现 AS 脊柱骨折的患者。

六、强直性脊柱炎行手术治疗的目的是什么？

答：手术本身不能改变强直性脊柱炎的进程，只能达到矫正畸形的目的，这一点在术前须向患者解释清楚。强直性脊柱炎行手术治疗的目的如下。

（1）减轻脊柱后凸畸形，使患者直立，双目能直视前方。

（2）解除胸腹腔压迫，改善呼吸、循环和消化三大系统功能。

（3）从美学观点出发，改善外观，纠正患者体态，解除心理压力。

七、手术矫正强直性脊柱炎后凸畸形的适应证是什么？

答：手术矫正强直性脊柱炎后凸畸形的适应证如下。

（1）年龄＜50 岁，个别身体健康、体质较好者可放宽至 60 岁。

（2）患者一般情况良好，心、肺、肾功能正常，能耐受手术。

（3）中度肺功能减退不是手术禁忌证。术后腹腔容积扩大，膈肌运动幅度提高，肺功能可望明显改善。

（4）如有中度以上贫血和高血压者，应治疗好转后方可手术。

八、手术矫正强直性脊柱炎后凸畸形的禁忌证是什么？

答：手术矫正强直性脊柱炎后凸畸形的禁忌证如下。

（1）心、肺、肾功能差，严重贫血、高血压，体弱消瘦及高龄患者，无法耐受手术，应列为禁忌证。

（2）曾行腹腔深部 X 线放疗、主动脉硬化、脊柱结核患者，有可能发生大血管与脊柱粘连、血管伸缩性差者，不宜手术。

（3）腹部曾行大手术者，亦在禁忌之列。

九、强直性脊柱炎术后护理要点有哪些？

答：强直性脊柱炎术后护理要点同腰椎手术后护理要点。

十、强直性脊柱炎的患者日常生活中应注意什么？

答：强直性脊柱炎的患者在日常生活中应注意以下几点。

（1）避免负重，避免长时间维持同一姿势，如需长时间保持同一姿势时，应每间隔 1 小时活动 10 分钟。

（2）平卧、睡硬板床，保持脊柱直立。

（3）有晨僵症状者，可热敷或热水浴改善症状。

（4）戒烟。

（5）防止外伤。

（6）保暖：在寒冷、潮湿季节时尤需注意。

（7）避免胃肠道及泌尿系统炎症，以防诱发脊椎炎，故需注意饮食卫生，多饮水等。

（8）早发现，早治疗：本病存在遗传因素，需注意家族成员有无症状，如出现晨僵、腰背酸痛等应尽早就医。

第六十四章　布鲁氏菌性脊柱炎

一、什么是布鲁氏菌病?

答：布鲁氏菌病是一种人畜共患的传染病，是由布鲁氏菌感染引起的系统性、感染性及变态反应性疾病。

二、布鲁氏菌病的发病原因是什么?

答：布鲁氏菌为不活动、微小、球状，多形性革兰阴性杆菌，在外界环境中生存能力较强，但生长缓慢。布鲁氏菌病的传染源主要为病畜，常见为羊、牛和猪，也有宿主为犬的传染病例报告，其中以羊型布鲁氏菌病最常见，病菌存在于病畜的组织、排泄物、乳汁、分泌物、羊水及胎盘中。布鲁氏菌病可通过多种途径感染人体，可通过直接接触后经皮肤黏膜进入，也可因饮用未消毒的病畜乳制品经口染病，还可以通过呼吸道、眼角膜及性器官黏膜侵入而感染，进入人体的病菌通过血液循环途径到达脊柱造成脊柱炎。

三、布鲁氏菌病的临床表现主要有哪些?

答：布鲁氏菌性脊柱炎的临床表现为三联征。

（1）腰背疼痛：是布鲁氏菌性脊柱炎最常见的症状，疼痛在静息时存在，活动时加重，疼痛较为剧烈甚至难以忍受，类似于椎间隙感染所致的腰背部疼痛。

（2）发热：发热时腰背部疼痛明显加重，典型的发热为间歇性高热，发生在午后至凌晨，体温一般都在 38.5℃以上，甚至到达 40℃，高热经用解热镇痛药缓解，也可自行缓解，并伴有大汗和乏力。

（3）椎间隙及椎体感染症状：发作期腰椎活动受限，病变节段脊柱有明显的压叩痛。

四、布鲁氏菌性脊柱炎的治疗有哪些?

答：非手术治疗：局部制动和药物治疗。最常采用的是多烯环素和利福平联合治疗，用药周期通常为 3～6 个月。

手术治疗：手术的方式可采用前或后路病灶清除植骨内固定术，术后继续多烯环素和利福平口服 3 个月，至症状彻底消失，连续血沉和 C 反应蛋白正常，血培养阴性，影像学表现局部病灶稳定为临床治愈。

五、布鲁氏菌性脊柱炎的治疗后护理要点有哪些?

答：同腰椎手术后的护理要点。

第六十五章　骨　质　疏　松

一、什么是原发性骨质疏松症？

答：中年以后，随着年龄的增加，人体器官逐渐发生生理性退变，如生物活性降低，生理功能衰退，脏器萎缩等改变，性腺、甲状腺、肾脏等与骨代谢相关组织器官功能衰退对骨代谢的调节作用减弱，影响骨重建。骨组织随年龄增加也发生逐渐的钙丢失，骨密度下降，骨松质骨小梁变细、断裂，骨皮质板层结构紊乱，多孔等退行性改变。这种在自然衰老过程中人体组织器官系统生理性退行性改变在骨骼系统中出现的骨质疏松称为原发性骨质疏松。

原发性骨质疏松症分为Ⅰ型（绝经后骨质疏松症）和Ⅱ型（老年性骨质疏松症）。

Ⅰ型：骨质疏松为妇女绝经后导致加速的骨丢失（主要是骨小梁），这种骨丢失主要是由绝经后雌激素缺乏引起的。绝经后女性骨质疏松发病率可高达 25%～50%，并随着年龄增长发病率增高，绝经 20 年以上者可达 53.62%～57.89%，平均为 56.67%。椎骨压缩和桡骨远端骨折常见。

Ⅱ型：与年龄有关，骨质疏松累及 70 岁以上的男性和女性，它是随着年龄的增长必然发生的一种生理性退行性病变，具有骨小梁的骨皮质均逐渐丢失的特点。在患者有Ⅱ型骨质疏松的妇女中，雌激素缺乏也是总体骨量丢失的原因之一。骨折以髋部居多，其中 30%尚合并有椎体骨折。

二、骨质疏松主要分为哪几类？

答：根据骨质疏松症的病因可将其分为原发性骨质疏松、继发性骨质疏松和特发性骨质疏松。

三、骨质疏松症与哪些因素有关？

答：骨质疏松症的发生与以下因素有关。

（1）内分泌因素：性激素直接影响骨的代谢，雌激素、雄激素和孕激素抑制骨吸收，促进骨形成，对维持骨量起重要作用。雌激素可作用于肠和肾小管，增加钙的吸收；还可作用于成骨细胞和破骨细胞，能阻止骨的再吸收。因此，绝经期雌激素迅速下降可引起早期快速骨丢失。雄激素可阻止男性性功能低下者骨质进一步丢失，但不能充分恢复骨量，须有雌激素的协调作用。孕激素可减少骨皮质的丢失，维持骨皮质骨量但不能增加脊柱骨密度。降钙素抑制破骨细胞活性，减少骨吸收，同时通过神经中枢起镇痛作用。

（2）营养因素：老年人由于牙齿脱落及消化功能降低，多有营养缺乏，致使蛋白质、钙、磷、维生素及微量元素摄入不足。

（3）失用因素：随着年龄增长，户外活动减少也是老年人易患骨质疏松症的重要原因。长期坚持有规律的负重行走或跑步、爬楼梯，可以增加椎体的骨密度。若卧床 1 周椎骨矿信号降低 0.9%，当骨矿物质含量减少 30%时极易发生骨折，因此，老年人手术后或脑卒中等，要避免长期绝对卧床，提倡早日下床活动。老年人行动不便，户外活动及日照减少，使维生素 D 合成降低，维生素D 合成降低可使肠道钙磷的吸收下降，使骨形成及骨矿化降低。

四、骨质疏松症有哪些临床表现？

答：骨质疏松症的临床表现如下。

（1）疼痛：以腰背痛最多见。疼痛的原因是由于骨吸收增加，在吸收过程中骨小梁破坏、消失和骨膜下骨皮质吸收均会引起疼痛。其特征是难以明确指出何处疼痛，疼痛的性质从酸痛至剧痛不等，后者常出现在发生骨折时。

（2）身长缩短、驼背：脊柱椎体由骨松质组成，且负重量大，尤其在胸腰段易受压变形，使脊柱前倾，形成驼背，随着年龄增长，骨质疏松加重驼背曲度加大。老年人骨质疏松时椎体压缩，每节椎体可缩短 2cm 左右，身长平均可缩短 3～6cm。

（3）骨折：骨质疏松性骨折的发生可在轻微外力（扭转身体、跌倒、室内日常生活等）作用下即发生骨折。以脊柱压缩性骨折发生率最高，主要发生在胸椎或腰椎移行处，以第 12 胸椎最多见，其次为第 1 腰椎和第 12 腰椎。此外，骨折常见部位还有股骨上端、桡骨远端、肱骨近端和踝关节骨折。

（4）呼吸系统障碍：骨质疏松症、腰椎压缩性骨折导致胸廓畸形，可引起多个脏器的功能变化，其中呼吸系统的表现最为突出，肺功能测定发现肺活量和最大换气量减少。

五、骨质疏松症的治疗原则是什么？

答：骨质疏松症治疗原则主要包括减缓骨丢失率和恢复已丢失的骨量，以缓解症状，预防骨折等并发症。

六、如何预防骨质疏松症？

答：预防骨质疏松症应注意以下方面。

（1）均衡营养，适当补钙。注意从饮食中补充钙，每日钙摄入量不小于 1.2g，需要一定量的维生素 D。食品中含钙最多的是牛奶、小鱼和海带，牛奶不仅含有丰富的钙也含有相应比例的磷，对骨骼生长十分有益。

（2）坚持体育锻炼，增加成年骨的储备。年轻人的骨骼对运动的敏感性比老年人强，所以 35 岁时就应开始进行有规律的锻炼，最好是负重活动，增加骨量储备。运动可促进人体的新陈代谢，平时多做户外活动，多晒太阳，有利于钙的吸收。运动中肌肉收缩直接作用于骨骼的牵拉，会有助于增加骨密度。

（3）戒烟。吸烟会影响骨峰的形成，过量饮酒不利于骨骼的新陈代谢，浓咖啡增加了尿钙排泄、影响身体对钙的吸收，摄取过多的盐及蛋白质亦会增加钙流失。

（4）积极治疗与骨质疏松症有关的疾病，如糖尿病、类风湿关节炎、甲亢、甲状旁腺功能亢进、慢性肝炎、肝硬化等。

（5）保护肝肾功能，有利于活性维生素 D_3 的形成，有利于骨骼的矿化。

（6）预防骨折，对老年患者的活动场所要做到有较好的照明，地面要干燥，以防跌倒。如已发生骨折，应积极治疗，避免长期卧床。

（7）加强对骨质疏松高危人群的监测。如有遗传因素的人，过于消瘦的人，做了子宫卵巢切除、闭经早的人，嗜好烟酒的人，患有内分泌疾病长期服用皮质激素等药物长期卧床的人等，都属高危人群，要定期监测骨密度。女性在绝经后有一个骨密度快速下降的时期，要注意补充雌激素。

七、骨质疏松症患者的饮食指导有哪些？

答：骨质疏松症患者需合理均衡搭配膳食，多进食含丰富钙、磷、维生素 D 及微量元素（锌、铜、锰）、蛋白质、低钠的饮食。主要是多食维生素 D、钙含量丰富的食物，如鱼类、蘑菇类、蛋类等；牛奶、奶制品、小鱼类、蔬菜、藻类等。

八、骨质疏松症的药物治疗种类有哪些？

答：骨质疏松患者的药物治疗有以下几种。

（1）矿化类制剂。

1）钙制剂：已成为骨质疏松症患者的基础治疗用药，通过补钙，达到改善骨吸收和骨代谢的平衡。常用钙剂分为无机钙和有机钙两类。无机钙含钙高，作用快，但对胃肠刺激性大，如氯化钙、碳酸钙。有机钙生物利用度高、吸收率较高，如葡萄糖酸钙、乳酸钙、活性钙、碳酸钙 D_3。由于人体不能吸收和储存过量的钙，且钙的吸收率与服用钙剂量的对数成正比，因此，补钙应注意不间断的长期均衡剂量，分次服用，效果较好。

2）骨活化剂：骨质疏松患者负钙平衡的原因之一是肠道对钙的吸收障碍，具有活性的维生素 D 能加强肠道内钙磷的吸收，调节甲状旁腺激素（PTH）分泌及骨细胞的分化，促进骨的形成；与钙剂合用时，剂量宜小，防止高钙血症的发生，如钙三醇（罗钙全）、阿法骨化醇。需长期服用。

（2）骨吸收抑制剂

1）性激素类制剂：包括雌激素、孕激素和替勃龙片（利维爱）。雌激素对维持女性绝经后骨量有重要的作用，主要有降低 PTH 的促骨吸收、增加降钙素的分泌、促进肾脏中活性维生素 D_3 的产生。其制剂如雌二醇、复方雌激素、尼尔雌醇、利维爱。长期服用雌激素有可能增加乳腺癌的发病率。

2）降钙素：内源性降钙素由甲状旁腺滤泡旁细胞分泌，主要抑制骨盐溶解，使原始细胞转变成破骨细胞的过程受到抑制，此外，降钙素还有较强的镇痛作用，尤其对老年性骨质疏松所致的腰腿痛、骨病引起的骨痛有特效。长期使用降钙素可防止骨矿含量的进一步丢失，并使骨密度有一定程度的增加。

3）双膦酸盐类：其作用机制是通过抑制体内破骨细胞活性，使骨转化率下降，从而减少骨质的丢失。阿仑膦酸盐能抑制骨吸收而不抑制骨形成，可促进骨质疏松症患者的骨密度上升。服用时应注意餐前服药，多饮水，保持直立位至少 30 分钟，有助减少食管炎的发生和增加药物的吸收。

（3）骨形成促进药

1）甲状旁腺激素：其生理作用是调节血钙浓度，保持血钙浓度的相对稳定。与抗骨吸收药（雌激素、降钙素、双膦酸盐）合用可降低骨皮质分解反应。

2）氟制剂：近年来的研究表明氟不仅作用于特异性骨源细胞以促进骨组织的合成代谢，还能作用于骨祖细胞和未分化的成骨细胞，以合成大量的生长因子，促进骨细胞的增殖。但临床应用观察发现单一的氟制剂不良反应多，主要是胃肠道反应和关节痛。

3）雄性激素和蛋白同化激素：这类药虽有促进骨形成，增加骨量的作用，但由于其不良反应较多，如导致血浆中低密度脂蛋白升高，高密度脂蛋白降低，增加了心血管病的发病率，且女性长期应用还可导致男性化，故这类药目前仅用于老年男性的骨质疏松患者。

九、治疗骨质疏松症使用唑来膦酸钠（密固达）时的注意事项是什么？

答：治疗骨质疏松症使用唑来膦酸钠（密固达）时应注意以下几点

（1）用药前注意事项

1）严重肾功能不全患者、肌酐清除率<35ml/min、血清钙<2.5mmol/L、妊娠、对双膦酸盐过敏、近半年使用唑来膦酸≥4mg 的患者禁用；肌酐清除率及血清钙恢复正常可用药。

2）以下情况不建议使用：有其他严重并发症（如恶性肿瘤、心脏病等）；短期内有牙科手术史（如拔牙等）；存在影响肾功能的危险因素（如接受化疗的肿瘤患者）。

3）给药前必须对患者进行适当的补液或嘱多饮水，建议用药前 2 小时补液量或饮水量需达到 500ml 以上，对于老年患者和接受利尿药治疗的患者尤为重要。

4）药物滴注时间至少在 15 分钟以上，建议为 1 小时。

（2）用药后注意事项

1）每日遵医嘱补充钙剂和维生素 D。

2）如有抽搐、手足麻木等低钙血症表现，需立即检测血钙水平。

3）部分患者用药后会出现发热、肌肉痛、流感样症状等，一般 3 天可自行缓解，可也使用非甾体抗炎药缓解症状。

4）用药后 1 年需复查骨密度以明确治疗效果。

5）此药物需连续使用 3 年效果最佳。

十、使用唑来膦酸钠（密固达）时最常见的不良反应主要有哪些？

答：使用密固达主要的不良反应有发热（18.1%）、肌痛（9.4%）、流感样症状（7.8%）、关节痛（6.8%）、头痛（6.5%），多数出现于用药后 3 天内。如需要，可在给药后短时间内服用对乙酰氨基酚或布洛芬，可以使本品给药后前 3 天内出现用药后症状的发生率降低约 50%。

十一、被用于治疗骨质疏松性胸腰椎压缩性骨折的手术方式是什么？

答：经皮穿刺骨水泥灌注椎体成形术。

十二、什么是经皮椎体成形术？

答：经皮椎体成形术（PVP）是一种微侵入手术，被认为是治疗椎体骨质疏松症、压缩性骨折等疾病的常用方法。其基本原理是把液态的骨水泥注入椎体内，以达到迅速止痛和恢复椎体强度的目的。该手术创伤小，并发症少。

十三、椎体成形手术后的并发症有哪些？

答：椎体成形术后骨水泥渗漏是主要并发症，骨水泥向外渗漏的后果与渗漏方向有关，骨水泥向椎体后方渗漏，可以入椎管，由于骨水泥在凝固期的发热及压迫可以损伤脊髓造成截瘫；向椎体前渗漏可以到达胸腹部的主动脉或下腔静脉，损伤血管出血或血管内血栓。向椎体两侧或椎间隙渗漏，可损伤椎旁静脉丛、血管栓塞。

十四、骨质疏松症患者的护理要点是什么？

答：骨质疏松症患者的护理要点如下。

（1）改变以往不健康的生活方式，戒烟、减少饮酒量。

（2）行走或运动时请注意安全，预防跌倒再次导致骨折。

（3）不可滥用皮质激素类药物，如为治疗其他疾病而需使用激素时，应咨询医生，按医嘱使用，不可长期应用，并定期检查骨密度。

（4）进行适当的运动：散步、慢跑、打太极拳、游泳等。多晒太阳，太阳光中的紫外线照射可在人体内转化为维生素 D_3，促进钙吸收。

（5）均衡饮食，应注意多食富含钙、磷、维生素的食物，尤其是钙质丰富的食物，如牛奶、豆腐、虾皮等。不要偏食，主食以米、面为主，粗细搭配。推荐食材：牛奶、豆类、豆制品、鱼、鸡、牛肉、虾皮、鸡蛋、海带、菠菜、芹菜、菜花、动物内脏、杂粮、芝麻、核桃。禁忌食材：茶、咖啡、烟。

第六十六章　功能锻炼指导

一、功能锻炼的原则是什么?

答:功能锻炼的原则:循序渐进,由易到难,主动为主,被动为辅,因人而异,注意个体差异。即要求训练要从简单到复杂,从小肌群训练到大肌群训练,从局部到全身,训练时间从短到长,训练次数从少到多的原则。切不可强求效果而不顾及个体差异导致损伤,强度以不感到疲劳为度。时间以上午、中午午睡后、晚睡前为宜。

二、脊柱骨折患者的康复功能指导有哪些原则?

答:(1)单纯脊柱骨折:促进骨折愈合,运动锻炼防治脊柱周围肌肉萎缩,增加脊柱的稳定性和柔韧性,防治慢性疼痛,消除长期卧床对机体的不利影响。

(2)合并脊髓损伤的脊柱骨折:促进骨折愈合,恢复脊柱序列及稳定性的同时积极开展脊髓损伤的康复治疗,争取尽量恢复功能,重新回归社会。

三、什么叫功能位?

答:功能位是指能使肢体发挥最大功能的位置。

四、躯体各关节的功能位如何摆放?

答:人体各大关节的主要功能位:肩关节,外展45°,前屈30°,外旋15°。肘关节,屈曲90°左右。腕关节,背屈20°～30°。髋关节,外展10°～20°,前屈15°～20°,外旋5°～10°。膝关节,伸直180°。踝关节:功能位即它的中立位,不背伸或跖屈,不外翻或内翻,足底平面不向任何方向偏斜。

五、如何指导患者行呼吸练习?有何作用?

答:指导患者用鼻吸气用口呼气。

方法:慢慢深吸一口气,在吸气末屏息1～2秒,再慢慢呼气,呼气时口唇缩拢似吹口哨状,吸与呼时间之比为1:2或1:3。深呼吸练习可帮助肺扩张,促进肺部气体交换,预防肺炎和肺不张。

六、如何指导患者行有效咳嗽、咳痰练习?

答:咳嗽、咳痰的目的是预防术后肺部感染、肺不张及坠积性肺炎。

在患者自行咳痰前先行叩背排痰法:手弯曲成叩杯状,腕部弯曲,轻轻叩击胸背部,使黏稠的痰液脱落,咳嗽时容易咳出。

自行咳嗽、咳痰法:指导患者进行深而慢的呼吸,先缓慢深吸气,在吸气末稍屏气3～5秒,通过口慢慢呼出,尽可能呼尽,再做第二次深呼吸,吸气末屏气3～5秒,然后用腹部的力量,爆发性咳嗽,用力将痰从肺部咳出。一次吸气可连续咳嗽3次,重复多次可促使分泌物排出。

七、卧床及颈椎术后患者上肢可行哪些主动运动?

答:卧床患者可主动行以下运动:如双上肢上举、双上肢负重上举、双上肢对抗运动(掰手腕)、肩关节内收外旋、屈伸肘、腕关节旋转、手指屈伸活动、手指抓握活动、手指精细活动等。

八、为什么腰椎术后要行腰部及双下肢的功能锻炼?

答:腰椎术后行腰部及双下肢的功能锻炼有如下作用。

(1)减轻脊柱的承载负荷,降低手术部位上下邻近节段的退变速度。强有力的腰背肌肉可防止腰背部软组织损伤,增加脊柱的稳定性,减轻腰椎的承载负荷。

（2）促进中断的神经纤维与运动器官神经通路的修复。早期进行肢体的功能锻炼，尤其是下肢的功能锻炼能有效改善血液循环，促进损伤部位神经修复，使神经系统与运动器官间一度中断的联系得以并逐渐恢复，改善手术前神经压迫症状。

（3）防止神经根粘连：下肢早期活动对可支配的神经根进行上下牵拉活动，从而防止手术伤口愈合期间神经根与周围软组织瘢痕的粘连。

（4）防止肌肉萎缩：通过肢体肌力训练，可改善肌肉力量，防止肌肉萎缩，甚至可使已经萎缩的肌肉群恢复正常肌力。

（5）防止下肢深静脉血栓：肢体活动、肌肉收缩可加快血液流动的速度，促进血液循环，从而防止血液流速慢诱发的下肢深静脉血栓的形成。

九、什么叫肌肉的等长收缩？

答：所谓等长收缩，指的就是肌肉在收缩时，肌肉的长度不变，不会产生关节的运动，只是肌肉内部张力增加。因为肢体和关节不用动，所以又称静力性收缩。

十、如何做股四头肌的等长收缩？有何作用？

答：患者平卧或者坐在床上，下肢伸直平放于床上，使大腿肌肉群收缩，并保持这种紧张状态，直至大腿感到疲劳为止，再放松休息。如此重复循环，可防止大腿肌肉萎缩和肌力减退、恢复大腿肌力、促进下肢静脉回流、预防深静脉血栓。

十一、什么叫踝泵运动？如何行踝泵运动？

答：踝泵运动是指通过踝关节的运动，像泵一样促进下肢血液循环和淋巴回流。可分为屈伸和绕环两组动作。

屈伸动作：患者平卧或坐于床上，大腿放松，然后缓慢地尽最大角度做踝关节跖屈动作，也就是向上勾起足尖，让足尖朝向自己，维持 10 秒左右，之后再向下做踝关节背伸动作，也就是向踩，让足尖向下，保持 10 秒左右，循环反复地屈伸踝关节。目的是让小腿肌肉能够持续收缩。

绕环动作：就是踝关节的跖屈、内翻、背伸、外翻组合在一起的"环绕运动"，分顺时针、逆时针两个方向，交替时行，对于增加股静脉血流峰速度的方面要比单独进行踝关节屈伸运动练习更好。

十二、如何做直腿抬高锻炼？

答：具体方法如下。

（1）直腿抬高锻炼：平卧位，双腿伸直于床面，自然抬高一条腿，使踝、膝关节离开床面，尽个人最大力量抬高，膝关节避免弯曲。

（2）加强直腿抬高：足部背屈进行直腿抬高。

（3）对抗性直腿抬高：当完成单纯直腿抬高无困难时，可由工作人员教会家属将手掌加力压在其膝关节上，给予一定的阻力，嘱其进行抬高活动，以增加运动的强度和难度。

（4）侧卧直腿抬高：侧卧位，下腿弯曲，上腿伸直，向上抬高，角度依个人耐受程度而定，左右侧交替进行。

十三、如何做"4"字运动？

答：平卧位，一条腿伸直，另一条腿屈膝屈髋，踝关节搭在伸直腿的膝关节处，使屈曲的大腿外侧尽量向床面靠近。

十四、如何做屈膝屈髋运动？

答：双手抱单膝屈膝，屈髋，尽量让膝关节向胸前靠拢，以感觉有坐骨神经牵拉为宜。

十五、如何做空中蹬车运动？

答：平卧位，双腿屈膝上举，左右足交替向空中踩踏，类似蹬车活动。

十六、如何做支撑抬臀运动？

答：开始时护理人员在床旁双手放在臀部左、右两侧给予辅力，嘱其双腿屈曲、双上肢屈肘，头部顶枕，头部、四肢同时用力，将臀部抬高，离开床面，高度及持续时间因人而异，该动作难度较大，每天上、下午各进行一个周期训练即可。最终达到可自行抬高臀部为佳。五点支撑法是以头、双肘及双足部为支点。三点支撑法是以头及双足部为支点，完成该动作。

十七、如何做左右摆腿运动？

答：平卧位，双膝屈曲，双手平放于身体两侧，上身保持水平不动，左右摆动双腿，以越过身体中线为度，不可过分向床面靠拢，避免引起下腰椎局部的扭转。

十八、如何做高抬腿活动？

答：双足自然分开站立，与肩同宽，进行抬腿屈膝屈髋活动，屈膝角度以90°为宜，双腿交替进行。

十九、如何做下蹲运动？

答：双足自然分开站立，与肩同宽，双手扶住扶手，双腿同时下蹲，腰部保持直立。需注意安全，防止摔倒。

二十、如何做向后甩腿运动？

答：双手扶栏杆或叉腰，向后甩腿，勿屈膝，角度尽量达到最大。

二十一、如何弓步运动？

答：两足自然分开与肩同宽，左足向前迈开一大步，右腿向后绷直，展拉弓箭样拉开，身体重心压向左腿，然后放松，如此反复10~20下。换腿交替进行。

二十二、佩戴颈围有哪些注意事项？

答：颈围的作用是固定、保护颈部，以及限制颈部活动。颈围常用于颈椎疾病的保守治疗，颈椎疾病手术治疗后，斜颈术后，颈部皮肤烧伤后预防瘢痕挛缩、粘连等，在佩戴期间需注意以下几点。

（1）颈围需根据患者颈部的长短、粗细选择合适的型号，佩戴时需大小、松紧适宜，以既可固定、保护颈部，又不引起颈部不适或呼吸不顺畅为宜。

（2）颈围分前后两片，佩戴时前后片的中线需对准颈椎纵轴线，患者下颌部需放置于颈围前片的凹槽处。

（3）针对颈椎疾病行内固定手术治疗术后的患者，颈围需佩戴3个月，在起床前佩戴好，卧床后方可解除颈围，卧床时不需要佩戴。

（4）佩戴颈围期间不可长期低头伏案工作或颈部长时间处于同一种姿势，如因特殊原因，可在同一姿势时每间隔1小时活动颈部一次，约5分钟。

（5）如颈围使用时间过长已失去原有的硬度，则有失去保护作用的风险，如因病情仍虽佩戴者，需重新更换新的颈围。

（6）保持颈围清洁。

（7）病情不同，佩戴时长也不同，因此佩戴时长请遵医嘱，不可过度佩戴。

二十三、佩戴腰围有哪些注意事项？

答：腰围的作用是保护、固定、支撑腰部，以及限制腰部的活动。腰围常用于腰椎疾病患者的保守治疗及腰椎疾病患者手术治疗后的保护等。在佩戴期间，需注意以下几点。

（1）选择合适的腰围，如用于腰椎疾病患者术后的保护，腰围需有一定的宽度及硬度，请遵医嘱选择。

（2）腰围佩戴时需大小、松紧适宜，不可过松，以免起不到保护作用；不可过紧，以免压迫胸、腹部，引起不适。

（3）腰围佩戴时，腰围的中线需对准腰椎纵轴线。

（4）如用于腰椎疾病患者术后的保护，腰围需卧床时佩戴好再起床活动，卧床后方可解除腰围，卧床期间不需要佩戴。

（5）因腰围的材质问题，腰围使用一段时间后会出现松懈、紧度下降等现象，如病情需要仍需佩戴腰围者，建议更换腰围，以保证腰围的作用。

（6）因腰椎内固定术后需佩戴腰围者，在佩戴期间建议进行腰背肌的功能锻炼，以防腰背肌萎缩。

（7）腰围不可过度佩戴，以免引起腰背肌萎缩，腰椎内固定术后患者需佩戴 3 个月或遵医嘱佩戴，其他患者请遵医嘱佩戴。

（8）保持腰围清洁。

二十四、腰椎疾病患者手术出院后该如何进行康复训练？

答：腰椎疾病患者手术出院后应注意以下几点。

（1）卧硬板床。

（2）腰围或支具保护至少 3 个月，以待骨质完成愈合达到一定的强度。尤其是在乘船坐车时，遇到颠簸较多的情况下，佩戴腰围，以防发生意外损伤。

（3）继续进行上述床上、床下活动，适当增加难度和强度。训练时应避免过伸、过屈、过度旋转及脊柱用力不当。

（4）日常生活活动指导：所谓"日常生活活动"（ADL）指的是日常生活中最基本的活动，如吃饭、洗澡、穿衣、如厕和体位变换。

（5）体位变换

1）床上转身：同术后体位变换的方法，限制脊柱旋转并能完成从平卧到侧卧的自由转身。必要时可在床边增加可抓持的护栏。

2）坐位到站立位的变换：起立时，臀部先移于椅子的前 1/3 处，再用手支撑站立起来。坐下时，应先将双腿紧靠椅子前沿，用双手扶到椅子面后再垂直坐下，保持腰部直立 90° 的位置。最佳的坐姿是保持上身直立 90°，不可斜靠在椅子上，必要时，也可在后背使用枕头增加支持作用，减轻疲劳感。

3）水平和非平地行走（上下楼梯）：在腰围保持下，保持脊柱在直立 90° 的范围内缓慢行走。如果有平衡障碍者，可适当使用助行器和拐杖。避免使用大重量的助行器械，因为反复的提拿可能给下腰部增加不必要的应力。鼓励在家中每次增加行走距离。

4）穿衣：指导患者在平卧位下穿衣，穿鞋袜，因为此时对脊柱所产生的负荷最小，不可在坐位时直接弯腰下去穿鞋、袜。

5）防水椅，可坐在椅子上进行洗浴。出院 3 个月内沐浴时，可先将腰围解开，迅速冲洗完毕后，擦干后再将腰围戴上，可避免发生损伤。

6）如厕：建议尽量用坐式马桶，如果没有可使用简易坐式便器架上，以避免蹲式如厕。

7）驾驶：掌握正确进出轿车的方法。进出轿车时上身尽量保持直立 90°。在进行长时间驾驶时，应注意调整座椅的位置，并间歇进行短暂休息，3 个月以上者必要时佩戴腰围保护。

8）日常生活中避免弯腰、扭腰动作，应保持腰部直立下蹲，以减轻腰部负荷。

（6）定期复查，有不适时及时就诊。

二十五、日常生活中应避免哪些不良姿势？

答：日常生活中，需避免以下不良姿势，以免引起或加重脊柱疾病（图 66-1～图 66-3）。

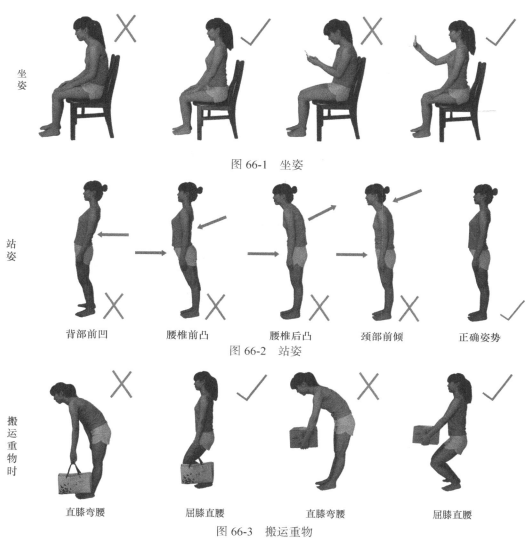

图 66-1　坐姿

图 66-2　站姿

背部前凹　　腰椎前凸　　腰椎后凸　　颈部前倾　　正确姿势

直膝弯腰　　屈膝直腰　　直膝弯腰　　屈膝直腰

图 66-3　搬运重物

"×"代表不良姿势，"√"代表正确姿势

二十六、腰椎疾病患者康复期可行哪些功能锻炼?

答: 如图 66-4 所示的功能锻炼操适用于腰椎损伤性疾病（如腰椎间盘突出症、退行性腰椎病

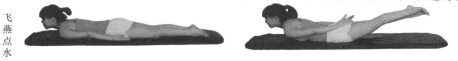

俯卧，以胸腹为支撑点，将头，腿上举，胳膊后伸，形似飞燕点水

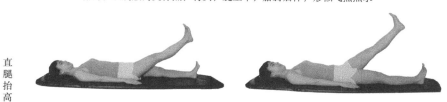

仰卧，双膝伸直，抬起左/右大腿，动作轻松稍快，不引起疼痛为度，
维持3~5秒，左右腿交替进行

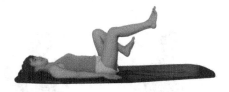

空中蹬车

仰卧，双膝屈膝上举，左右脚交替向空中踩踏，类似蹬车活动

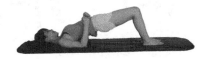

五点支撑

仰卧，去枕屈膝，双肘尖贴床，肘关节屈曲60°将腰背臀抬起，持续3～5秒

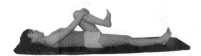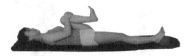

抱膝屈髋

仰卧，双手抱单膝、屈髋，尽量让膝关节向胸前靠拢，以感觉有坐骨神经牵拉为宜

图 66-4　适用于腰椎损伤疾病的功能锻炼操

变、腰椎管狭窄、腰椎滑脱、强直性脊柱炎等）的辅助治疗和康复期功能锻炼；此功能锻炼操有很好的预防与保健作用，因此健康人亦可练习。

锻炼的次数和强度要因人而异，应循序渐进，每天可逐渐增加锻炼量。锻炼时不宜突然用力过猛，以防因锻炼而伤及腰部。此锻炼操是一种静力性的训练，只需缓缓用力即可；如锻炼后次日感到腰部酸痛、不适、僵硬等，应适当减少锻炼的强度和频率，或停止锻炼，以免加重症状。

锻炼体位多为仰卧位，每天可锻炼2～3次，每次选1～2个动作，每个动作可做5～8遍。反复进行，每次锻炼时间以5～10分钟为宜。病情较重的患者，应在医生指导下进行。

二十七、颈椎疾病患者康复期可行哪些功能锻炼？

答：如图 66-5 所示的功能锻炼操适用于颈椎损伤疾病（如颈椎病、颈椎间盘突出、颈椎管狭窄等）的辅助治疗与康复期功能锻炼；此功能锻炼操有很好的预防与保健作用，无论在办公室、家里、会议期间、旅行中都可随时随地进行锻炼。

锻炼的次数和强度要因人而异，应循序渐进，每天可逐渐增加锻炼量。如锻炼后次日感到颈部酸痛、不适、僵硬等，应适当减少锻炼的强度和频率，或停止锻炼，以免加重症状。

锻炼体位多为站立位或坐位，每天可锻炼 2～3 次，每次选 1～2 个动作，每个动作可做 5～8 遍。反复进行，每次锻炼时间以 5～10 分钟为宜。病情较重的患者，应在医生指导下进行。

前后点头

将颈尽量向前伸，停留3~5秒，再向后仰，停留3~5秒，前后交替进行

左顾右盼

头向左转90°，停留3~5秒，再向右转，停留3~5秒。左右交替进行

手头相抗

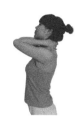

双手交叉紧贴颈后，用力顶头颈，
头颈向后用力，互相抵抗3~5次

颈项争力

左手放在背后，右手手臂放在胸前，手掌立起向左平行推出。
同时头部向右看。保持3~5秒钟，左右手交替进行

旋头舒颈

左右，前后，360°旋转3~5次，再反方向旋转3~5次，交替进行

旋肩舒颈

双手置两侧肩部，掌心向下，两臂先由后向前旋转3~5次，再由前向后旋转3~5次，交替进行

图 66-5

参 考 文 献

白跃宏，2013. 人工全膝关节置换术后康复[M]. 北京：人民军医出版社.

蔡郑东，纪方，2004. 实用骨肿瘤学[M]. 北京：人民军医出版社.

陈安民，田伟，2014. 骨科学[M]. 北京：人民卫生出版社.

陈栗夏，2015. 人工膝关节置换术后的康复训练与出院指导[J]. 临床心身疾病杂志，21（s2）：13.

陈义泉，袁太珍，2016. 临床骨关节病学[M]. 北京：科学技术文献出版社.

陈仲强，刘忠军，党耕町，2013. 脊柱外科学[M]. 北京：人民卫生出版社.

樊奥光，2013. 中医骨伤科学 2 版. [M]. 北京：人民卫生出版社.

冯岚，林爱玲，2009. 临床急诊护理学[M]. 北京：科学技术文献出版社.

高书图，2008. 骨病[M]. 北京：人民卫生出版社.

高小雁，陈雅芬，韩冰，2015. 积水潭脊柱外科护理[M]. 北京：北京大学医学出版社.

郭会利，张敏，程敬亮，2005. 跟腱损伤的 MRI 诊断及临床分析[J]. 实用放射学杂志，21（11）：1176.

贺爱兰，张明学，2004. 骨科分册（实用专科护理丛书）[M]. 长沙：湖南科学技术出版社.

胡永年，郝玉芳，2012. 护理心理学[M]. 9 版. 北京：中国中医药出版社.

化前珍，2007. 老年护理学[M]. 2 版. 北京：人民卫生出版社.

黄人健，李秀华，2011. 护理学高级教程[M]. 北京：人民军医出版社.

黄天雯，何翠环，陈晓玲，等，2011. 骨科无痛病房护理工作模式的建立[J]. 中华护理杂志，3（46）：223

黄宇加，2008. 浅析跟腱损伤的机理与处理[J]. 体育研究与教育，23（s2）：150-151.

姜楠，相大勇，余斌，2013. 急性跟腱断裂治疗的研究进展. 中国修复重建外科杂志，（5）：628-632.

金大地，2004. 脊柱椎间关节形成术[M]. 北京：科学技术文献出版社.

金秋芳，张丽娟，2014. 关节镜治疗半月板损伤护理组[J]. 实用中医药杂志，30（12）：1166.

李舒，2015. 护理干预用于截肢患者的护理体会[J]. 中国卫生标准管理，6（33）：201-203.

刘嵘，张海英，2010. 诺酮类药物引起的跟腱损伤[J]. 药物不良反应杂志，12（6）：406-409.

明星，赵继军，2012. 疼痛管理的相关影响因素研究进展及展望[J]. 护理学报，3（19）：26-28.

丘如诚，2007. 临床骨科并发症学[M]. 北京：中国医药科技出版社.

石凤英，2006. 康复护理学[M]. 2 版. 北京：人民卫生出版社.

陶天遵，2002. 新编临床骨科学[M]. 北京：北京科学技术出版社.

王和鸣，2007. 中医骨伤科学[M]. 2 版. 北京：中国中医药出版社.

王晶莹，解晰，武建忠，2012. 骨盆肿瘤切除人工半骨盆置换术围手术期护理[J]. 河北医药，34（12）：1899-1900.

王丽，2013. 高龄股骨粗隆间骨折患者术后并发症的预见性护理[J]. 中国医学创新，（1）：62-63.

王巧，常青，麻会玲，等，2014. 保守治疗成人髋关节滑膜炎的护理[C]. 河南省骨伤护理学术交流会.

王亦璁，刘沂，姜保国，2007. 骨与关节损伤[M]. 北京：人民卫生出版社：1491.

吴孟超，吴在德，黄家驷，2011. 外科学[M]. 7 版. 北京：人民卫生出版社.

肖鸿鹄，陈世益，陈家烨，等，2012. 关节镜下盂唇修补合并改良 Remplissage 术治疗伴 Hill-Sachs 损伤肩关节前方不稳的临床对照研究. 中国运动医学杂志，31（5）：379-385.

胥少汀，葛宝丰，徐印坎，2005. 实用骨科学[M]. 3 版. 北京：人民军医出版社：816.

胥少汀，葛宝丰，徐印坎，2011. 实用骨科学[M]. 4 版. 北京：人民军医出版社.

杨晓蓉，于瑞英，赵建华，2006. 骨科伤病护理知识问答[M]. 重庆：重庆大学出版社.

元建洪，郭其勇，孔祥清，2013. 骨关节畸形矫形外科学[M]. 北京：人民军医出版社.

张晗，徐义明，白跃宏，2011. 周围神经损伤后物理治疗及进展[J]. 中国康复，26（5）：376-379

张义龙，田德虎，张英泽，2008. 综合措施治疗周围神经损伤的疗效观察[J]. 中国康复医学杂志，23（11）：1001-1003

赵家博，桑雅荣，2008. 跟腱损伤的 MR 诊断[J]. 中国医药导报，5（4）：75-76.

赵立君，杨小玉，李红群，等，2006. 运动性跟腱损伤的临床流行病学特点[J]. 中国组织工程研究，10（28）：10-12.

郑洁，2007. 体操运动中的跟腱损伤原因和防治措施[J]. 南京体育学院学报（自然科学版），6（3）：69-71.

周谋望，2013. 人工髋关节置换术后康复[M]. 北京：人民军医出版社.

Boileau P, Villalba M, Hery JY, et al, 2006. Risk factors for recurrence of shoulder instability after arthroscopic Bankart repair. J Bone Joint surg Am, 88（8）：1755-1763.

Burkhart SS, De Beer JF, 2000. Traumatic glenohumeral bone defects and their relationship to failure of arthroscopic Bankart repairs：significanca of the inverted-pear glenoid and the humeral engaging Hill-Sachs lesion. Arthroscopy, 16（7）：677-694.

Duckworth T, Blundell CM, 2014. 临床笔记：骨科学[M]. 4 版. 山东科学技术出版社.

Flinkkila T, Hyvonen P, Ohtonen P, et al, 2010 Arthroscopic Bankart repair: Results and risk factors of recurrence of instability. Knee surg sports Traumatol Arthrosc, 18（12）：1752-1758.

Hattrup SJ, Johnson KA, 1985. A review of ruptures of the Achilles tendon[J]. Foot Ankle, 6（1）：34.

Ma GW, Griffith TG, 1977. Percutaneous repair of acute closed ruptured achilles tendon：a new technique. Clin Orthop Relat Res, 128（128）：247-255.

Ochoa E Jr, Burkhart SS, 2009. Glenohumeral bone defects in the treatment of anterior shoulder instability. Instr Course Lect, 58：323-336.

Purchase RJ, Wolf EM, Hobgood ER, et al, 2008. Hill-sachs "remplissage": an arthroscopic solution for the engaging Hill~sachs lesion. Arthroscopy, 24（6）：723-726.

Rowe CR, Zarins B, Ciullo JV, 1984. Recurrent anterior dislocation of the shoulder after surgical repair. Apparent causes of failure and treatment. J Bone Joint surg Am, 66（2）：159-168.

Voos JE, Livermore RW, Feeley BT, et al, 2010. Prospective evaluation of arthroscopic Bankart repairs for anterior instability. Am J sports Med, 38（2）：302-307.